高职高专药学类专业系列教材

药用有机化学

主 编 仲继燕 吴 旭 林 丽

重庆大学出版社

内容提要

本书结合高职高专基础化学教学特点和编者多年的教学经验编写而成。本书充分考虑药学相关专业的特点,以化学知识为主线,用药学专业实例,讲解化学知识在医药领域的应用,主要内容有烷烃、不饱和烃、芳香烃、醇和酚、醛和酮、羧酸及其衍生物、含氮有机化合物、甾体化合物、杂环化合物、生物碱、糖类及有机化学实验等。

本书主要用作高职高专院校药学类、化学类、药品经营与管理类、分析检验类等专业的教学用书,也可供相关专业的中职学生选用,还可作化学及药学相关领域工作人员的参考用书。

图书在版编目(CIP)数据

药用有机化学 / 仲继燕,吴旭,林丽主编. -- 重庆:
重庆大学出版社,2021.1
高职高专药学类专业系列教材
ISBN 978-7-5689-2486-3

Ⅰ. ①药… Ⅱ. ①仲… ②吴… ③林… Ⅲ. ①药物化
学—有机化学—高等职业教育—教材 Ⅳ. ①R914.4

中国版本图书馆 CIP 数据核字(2020)第 230487 号

药用有机化学

主 编 仲继燕 吴 旭 林 丽
策划编辑:袁文华

责任编辑:张红梅 版式设计:袁文华
责任校对:万清菊 责任印制:赵 晟

*

重庆大学出版社出版发行
出版人:饶帮华
社址:重庆市沙坪坝区大学城西路 21 号
邮编:401331
电话:(023) 88617190 88617185(中小学)
传真:(023) 88617186 88617166
网址:http://www.cqup.com.cn
邮箱:fxk@ cqup.com.cn(营销中心)
全国新华书店经销
重庆巍承印务有限公司印刷

*

开本:787mm×1092mm 1/16 印张:15 字数:376 千
2021 年 1 月第 1 版 2021 年 1 月第 1 次印刷
印数:1—2 000
ISBN 978-7-5689-2486-3 定价:38.00 元

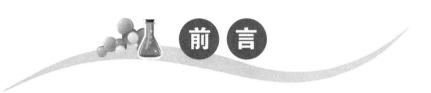

前　言

　　本书结合高职高专基础化学教学特点和编者多年教学经验编写而成。为拓展药学相关专业学生对化学药物的认识，突出药学类专业特点，本书内容的选择紧密结合有机化学前沿新知识、化学药物性质及应用等方面，更加契合现阶段高职高专药学类专业人才培养的目标和需求。本书共 16 章，包括绪论，烷烃，烯烃和二烯烃，炔烃，芳香烃，脂环烃，卤代烃，醇、酚、醚，醛和酮，羧酸及其衍生物，含氮有机化合物，甾体化合物，杂环化合物和生物碱，旋光异构，糖类和有机化学实验。

　　本书编写符合高职高专的教学特点，内容丰富、语言简练、通俗易懂。内容编写信息量较大，联系了生产、生活、药学发展实际，有利于职业能力的培养，实用性较强。书中采用了现行国家标准规定的术语、符号和单位，化合物的命名依据 IUPAC 及中国化学会提出的命名原则，体现了思想性、科学性、创新性、启发性和先进性，更利于学生掌握基本知识、基本理论和基本技能。

　　本书由重庆能源职业学院仲继燕（第一章、第七章至第十二章、第十六章）、吴旭（第十三章至第十六章）、林丽（第二章至第六章）共同编写完成，最后由仲继燕统稿。

　　由于编者水平有限，书中难免有不妥之处，敬请使用本书的同行及广大读者批评指正。

编　者

2020 年 3 月

目 录 CONTENTS

第一章 绪 论

📖【知识要求】

> 掌握:有机化学及有机化合物的含义;有机化合物构造式的书写方法;有机化合物重要官能团的结构。

> 熟悉:有机化合物共价键的形成及有机化合物的分类。

> 了解:有机化合物中碳的类型;有机化学与药学的关系。

📖【能力要求】

会识别有机化合物的类别;能指出常见化合物的官能团。

绝大多数含碳的化合物(CO、CO_2、碳酸、碳酸盐及金属碳化物等除外)称为有机化合物。绝大多数有机化合物还含有氢元素,有的还含有氮、氧、硫和卤素等元素。有机化学是一门研究有机化合物的组成、结构、性质、合成、反应机理以及化合物之间相互转化的规律的学科。

人们对有机化合物的认识是在生活和生产实践中逐渐发展起来的,早在18世纪末,人们已能从动植物中分离得到许多化合物,如酒石酸、尿酸和乳酸等。这些化合物与从矿物中得到的化合物相比,有很大的差别,如大多数易燃烧、对热不稳定、加热易分解等。当时人们认为只有来自生物体,在神秘"生命力"作用下产生的化合物才有这些特性,同时为区别这两类不同来源的化合物,便将它们分别称为有机化合物和无机化合物。

有机化学是化学中极重要的一个分支学科,与人类生活有着极为密切的关系。"有机化学"这一名词于1806年首次由瑞典化学家贝采利乌斯提出,当时的有机化学是作为无机化学的对立物而命名的。"有机"(organic)一词来源于"有机体"(organism),即有生命的物质。19世纪20年代,德国化学家弗里德里希·维勒首次用无机化合物氰酸铵合成了有机化合物尿素。维勒的实验结果打破了只能从有机体获得有机化合物的"生命力"学说,开辟了人工合成有机化合物的新时期。

$$NH_4CNO \xrightarrow{\triangle} NH_2CONH_2$$
$$\text{氰酸铵} \qquad\qquad \text{尿素}$$

随后化学家们又陆续合成了不少有机化合物,有机化合物不再只是来自有机体的含义,但由于习惯原因,有机化合物一词一直沿用至今。

第一节　有机化合物的特性

碳元素在自然界中的含量较少,但在已发现或人工合成的物质中,含碳元素的有机化合物占绝大多数,例如粮食中的淀粉、木材中的纤维素、动植物体内的蛋白质、石油和天然气中的各种碳氢化合物。这些物质对人类的健康成长、人类物质生活的丰富、科学技术的进步和社会经济的发展都有着十分重要的作用。有机化合物性质各异,但大多数具有共同的特性,大致表现为以下几个方面。

1.难溶于水,易溶于有机溶剂

水是一种强极性物质,所以以离子键结合的无机化合物(如氯化钠、硫酸镁等)大多易溶于水,不易溶于有机溶剂。而有机化合物一般是共价键型化合物,极性较弱或无极性,所以大多数有机化合物在水中的溶解度都很小,但易溶于弱极性或非极性的有机溶剂(如乙醚、苯、丙酮等),这就是"相似相溶"的经验规律。正因为如此,有机反应常在有机溶剂中进行,但也有一些有机化合物易溶于水,如甲醛、乙醇、乙酸、甘油、蔗糖等。

2.易燃烧

有机化合物一般都容易燃烧。人类常用的燃料大多是有机化合物,如气体燃料天然气(主要成分是甲烷)等;液体燃料酒精、汽油等;固体燃料炭等。而无机化合物一般是不易燃烧的,这一性质常用于区别有机化合物和无机化合物。

3.熔点、沸点低

在室温下,绝大多数无机化合物都是高熔点的固体,而有机化合物通常为气体、液体或低熔点的固体,大多数有机化合物的熔点在 400 ℃以下。例如,相对分子质量相近的氯化钠和丙酮,二者的熔点、沸点相差很大,氯化钠的熔点为 801 ℃,而丙酮的熔点为 −94.6 ℃。一般来说,纯有机化合物都有固定的熔点和沸点,因此,熔点和沸点是有机化合物的重要物理常数,人们常通过测定熔点和沸点来鉴定有机化合物。

4.副反应多,产物复杂

有机化合物的反应速率一般都比较慢,例如,酯化反应常需要几个小时才可以完成,而化石燃料煤、石油则需在地层下经历漫长的变化才可以形成。同时,有机化合物的反应常伴有副反应,产物复杂,除了生成主要产物以外,还常常生成副产物,因此,产物常须经分离和提纯才能得到纯的化合物。

5.同分异构现象较普遍

分子的组成,分子中原子相互结合的顺序、方式以及原子相互间的立体位置,化学键的结合状态等,均会影响有机化合物的结构。同分异构体是指具有相同的分子组成而结构不同的化合物。例如,乙醇和甲醚的分子式都是 C_2H_6O,但结构不同、理化性质各异,是两个互为同分异构体的化合物。这种分子式相同而结构不同的现象称为同分异构现象。

$$H_3C\!-\!O\!-\!CH_3 \qquad\qquad H_3C\!-\!CH_2\!-\!OH$$

甲醚 乙醇

在有机化合物中,同分异构现象是普遍存在的,这也是有机物种类繁多、数目庞大的主要原因之一。

第二节　有机化合物的结构特点

仅由氧元素和氢元素构成的化合物,至今只发现了两种:H_2O 和 H_2O_2;而仅由碳元素和氢元素构成的化合物却超过了几百万种,形成了极其庞大的含碳元素的化合物"家族"。同为两种元素,但构成化合物的种类却相差如此巨大,其主要原因是碳原子的成键特点和碳原子间的结合方式不同。我们知道,碳原子最外层有 4 个电子,不易失去或获得电子,但碳原子自身结合能力强,可以以单键、双键、三键的形式相互结合,形成碳原子数目不同的碳链或碳环,碳原子还可以通过共价键与氢、氧、氮、硫、磷等多种非金属元素形成共价化合物。

一、化学键

1916 年,德国化学家柯塞尔和美国化学家路易斯等提出了化学键的概念。根据稀有气体原子的电子层结构特别稳定这一事实,他们认为元素的原子进行化学反应时,每个原子总是试图通过得失电子或共用电子对使其最外层具有 8 个电子的稳定结构,即"惰性气体结构"。原子间通过电子转移产生阳离子(正离子)和阴离子(负离子),两者又通过静电作用形成离子键(如氯化钠的形成)。成键的 2 个原子各提供 1 个(或 2 个、3 个)电子,通过共用电子对相互结合的化学键称为共价键。有机化合物中的化学键绝大多数是共价键。

用黑点代表价电子(即最外层 s、p 轨道上的电子),可以表示原子形成分子时共用一对或若干对电子以满足稀有气体原子的电子结构。为了方便,常用短线代替黑点,用"—"表示共用 1 对电子形成的共价单键,用"="表示共用 2 对电子形成的共价双键,"≡"表示共用 3 对电子形成的共价三键。原子单独拥有的未成键的电子对称为孤对电子。例如:

$$\overset{\cdot}{\underset{\cdot}{\cdot}}C\cdot \;+4H\cdot \longrightarrow H\!:\!\overset{H}{\underset{H}{\overset{\cdot\cdot}{C}}}\!:\!H \qquad\qquad 2\cdot\overset{\cdot}{C}\cdot\;+4H\cdot\longrightarrow H\!:\!\overset{\overset{H}{}}{\underset{}{C}}\!::\!\overset{\overset{H}{}}{C}\!:\!H$$

$$\begin{array}{c} H \\ | \\ H\!-\!C\!-\!H \\ | \\ H \end{array} \qquad\qquad \begin{array}{c} H\!-\!C\!=\!C\!-\!H \\ \;\;\;| \;\;\;| \\ \;\;\;H \;\;\;H \end{array}$$

$$2\cdot\overset{\cdot}{C}\cdot\;+2H\cdot\longrightarrow H\!:\!C\!:::\!C\!:\!H$$

$$H\!-\!C\!\equiv\!C\!-\!H$$

二、碳原子轨道的杂化

核外电子在一般状态下总是处于一种较为稳定的状态,即基态。碳原子在基态时,只有两个未成对电子($2p_x^1$、$2p_y^1$),根据价键理论,碳原子只能形成两个共价键,但大量事实证明,有机物中碳原子一般是四价的,而且在饱和有机物中,碳的四价都是等同的。为了解决这类矛盾,1931 年,美国化学家鲍林在电子配对的基础上提出了杂化轨道理论。杂化轨道理论认为,碳原子在成键过程中可以吸收能量变为一个较活跃的状态,即激发态。激发态的碳原子和周围的原子成键时,所使用的轨道不是原来的 s 轨道和 p 轨道,而是二者混杂、叠加而成的"杂化轨道",这种杂化轨道在能量和方向的分配上都是均衡的。如碳原子的 sp^3 杂化(图 1-1)。碳原子的外层电子构型为 $2s^2 2p_x^1 2p_y^1$,其中 $2s^2$ 中的 1 个 2s 电子激发到 $2p_z$ 轨道中,然后 1 个 2s 轨道和 3 个 2p 轨道线性组合得到 4 个能量相等的 sp^3 杂化轨道。

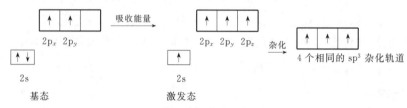

图 1-1　碳原子轨道的 sp^3 杂化

这种轨道重新组合的方式称为杂化,杂化后形成的新轨道称为杂化轨道,杂化轨道的数目等于参与杂化的原子轨道数目,并包含原子轨道的成分。这种杂化轨道理论能很好地解释有机化合物碳原子呈四价和甲烷分子呈四面体结构的事实。

三、有机化合物中碳原子的成键特点

1861 年,俄国化学家布特列洛夫提出了有关有机化合物的结构理论。他认为分子中的原子不是简单地堆积,而是通过复杂的化学结合力按一定顺序连接起来的整体,这就是分子的化学结构。1875 年,人们对有机化合物的立体结构有了初步认识,荷兰化学家雅可比·亨利克·范霍夫发表了《空间化学》一文,提出分子的空间立体结构假说,首创"不对称原子"概念,以及碳的四面体构型假说(又称范霍夫-勒贝尔模型),即 1 个碳原子连接 4 个不同的原子或基团,初步解决了物质的旋光性与结构的关系。如二氯甲烷从平面结构看应有两种同分异构体(图 1-2),但实际只有一种(图 1-3)。

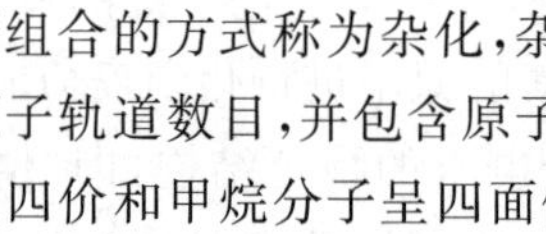

图 1-2　二氯甲烷平面结构猜想 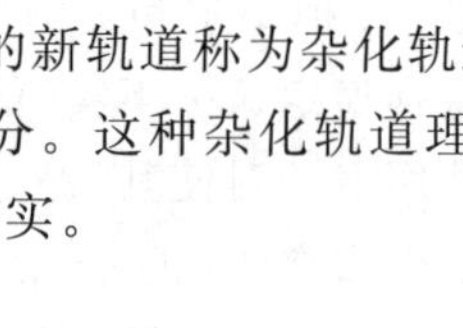　　图 1-3　二氯甲烷的立体结构

科学实验证明:甲烷分子里,1 个碳原子与 4 个氢原子形成 4 个共价键,构成以碳原子为中心,4 个氢原子位于 4 个顶点的正四面体立体结构(图 1-4)。基于这一论点就可以理解为什

么二氯甲烷只有一种结构了。

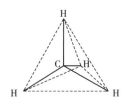
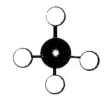
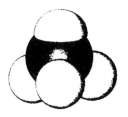

正四面体结构示意图　　　　球棍模型　　　　　　　比例模型

图 1-4　甲烷分子的正四面体结构示意图、球棍模型及比例模型

科学实验还表明：在甲烷分子里，4 个碳氢键是等同的，它们的键长均为 109.3 pm（1 pm＝10^{-12} m），两个碳氢键间的夹角均为 109°28′，键能均为 413.4 kJ/mol。这是由于甲烷分子中的碳原子的最外层的两个 s 轨道的电子和两个 p 轨道的电子发生了 sp^3 杂化，形成了 4 个完全相同的 sp^3 杂化轨道，当它们分别与 4 个氢原子的 1s 轨道重叠时，就形成了 4 个完全相等的 C—H 键，所以 C—H 键的键长、键角、键能等参数也相等。

第三节　有机化合物的分子结构

一、碳原子的结合方式

由于碳原子的成键特点，每个碳原子不仅能与氢原子或其他原子形成 4 个共价键，而且碳原子之间也能以共价键相结合；多个碳原子可以相互结合成长短不一的碳链或碳环，碳链也可以带有支链，还可以和碳环相互结合（图 1-5）；另外，碳原子也可以与其他原子形成杂环。

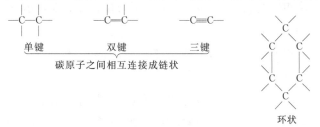

图 1-5　碳原子的结合方式

二、有机化合物的构造式

分子中原子间相互连接的次序和方式称为分子的构造。反映有机物分子中原子之间连接的次序及方式的式子称为有机化合物的构造式。常用的有机化合物构造式的表示方法有 3 种，即短线式、缩简式和键线式（图 1-6）。

1.短线式

短线式又称蛛网式。该表示方法是把组成有机物的各元素的原子用短线相连，1 根短线表示 1 对电子，2 根短线表示 2 对电子，3 根短线表示 3 对电子，每个碳原子可以有 4 个共价键,氧原子可以有 2 个共价键,氮原子可以有 3 个共价键,氢原子可以有 1 个共价键。

2.缩简式

在短线式的基础上,不再写出碳、氮、氧等与氢原子之间的短线;碳原子与碳原子之间的短线若为单键也可不写,但双键或三键一定要写。

3.键线式

只用键线表示碳架,分子中与碳原子相连的氢原子均省略,而其他杂原子及与杂原子相连的氢原子可保留,每个端点和拐角处都代表一个碳原子。

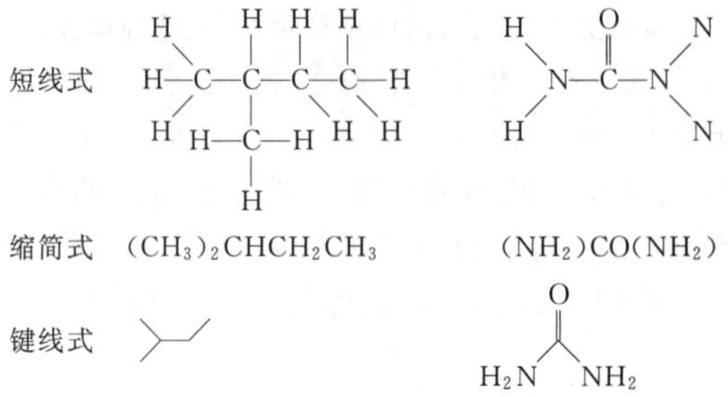

图 1-6　有机化合物构造式的常用 3 种表示方法

三、有机化合物的碳原子类型

在烃分子中,碳原子所在的位置不同,它所连接的碳原子的数目也不同,根据碳原子连接的数目,可以将其分为 4 类。

1.伯碳原子

仅与 1 个碳原子直接相连的碳原子,也称一级碳原子,常用 $1°$ 来表示。

2.仲碳原子

与 2 个碳原子直接相连的碳原子,也称二级碳原子,常用 $2°$ 来表示。

3.叔碳原子

与 3 个碳原子直接相连的碳原子,也称三级碳原子,常用 $3°$ 来表示。

4.季碳原子

与 4 个碳原子直接相连的碳原子,也称四级碳原子,常用 $4°$ 来表示。

与伯、仲、叔碳原子相连的氢原子分别称为伯、仲、叔氢原子;季碳上没有氢原子,因此没有季氢。氢原子的类型不同,在化学反应中活性也不同。

有机化合物中,碳、氢原子的类别如图 1-7 所示。

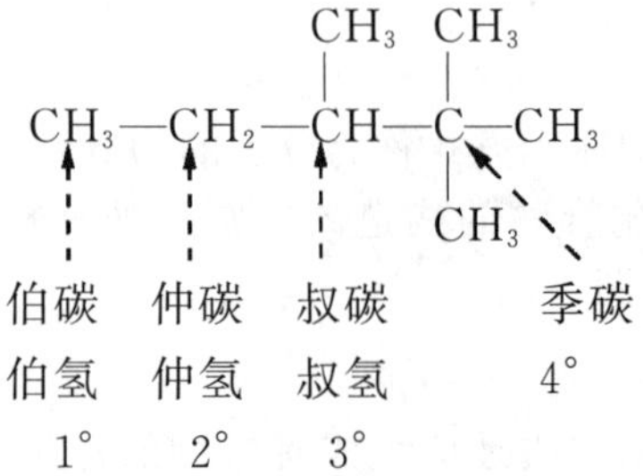

图 1-7　碳、氢原子的类别

第四节　有机化合物的分类

有机化合物的种类繁多,为了研究方便,习惯上根据有机化合物的结构进行分类。分类方法一般有两种:一是按照构成有机化合物分子的碳骨架来分类;二是按反映有机化合物主要理化性质的特定原子团(官能团)来分类。

一、按碳骨架分类

按照构成有机化合物分子的碳骨架不同,将有机化合物分为链状化合物和环状化合物。其中,根据构成环的元素是否只有碳原子,环状化合物又可分为碳环化合物(如环己烷、苯等)和杂环化合物(如呋喃、噻吩等);碳环化合物还可根据碳的连接方式不同分为脂环化合物(如环己烷、环戊烷等)和芳香族化合物(如苯、甲苯等)。

1.链状化合物

这类化合物分子中碳原子相互连接成链状,故称链状化合物,又由于这类化合物最初在脂肪中发现,因此又称脂肪族化合物。

$$H_3C—CH_3 \qquad H_3C—OH \qquad H_2C=CH_2 \qquad H_3C—C≡CH$$

饱和链 不饱和链

2.脂环化合物

这类化合物分子中含有由 3 个及以上碳原子连接成的碳环,环的数目可以是一个,也可以是多个。这类化合物包括脂肪烃及其衍生物,它们的性质与相应的链状化合物相似。

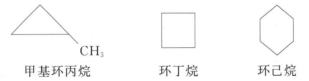

甲基环丙烷 环丁烷 环己烷

3.芳香族化合物

这类化合物含有由 6 个碳原子组成的苯环,它们的性质与脂肪族化合物、脂环化合物不同,由于最初是从香树脂中发现的,所以称其为芳香族化合物。

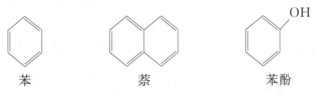

苯 萘 苯酚

4.杂环化合物

在这类环状化合物中,组成环的原子除了碳原子,还有其他元素的原子(如氮、氧、硫等)。其中,环中氮、氧、硫等非碳原子称为杂原子,杂环上可以有一个杂原子,也可以有两个或多个杂原子。

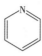 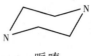

| 噻吩 | 呋喃 | 吡啶 | 哌嗪 |

二、按官能团分类

有机化合物中的氢原子可以被其他原子或原子团取代,衍生出一系列新的化合物,如 CH_4 中的氢原子被氯原子取代得到 CH_3Cl,CH_3Cl 还可以经过化学反应转变为其他有机化合物,如甲醇(CH_3OH)、乙酸(CH_3COOH)等。这些化合物从结构上都可以看作是碳氢化合物的衍生物。这些衍生物中取代氢的原子或原子团往往决定了化合物的一些理化性质,如甲烷在常温下为气体,几乎不溶于水;甲醇沸点较高,常温下为液体,能和水以任意比例混溶,还能与羧酸反应生成酯。

官能团是指分子中比较活泼而易发生反应的原子或原子团,它决定化合物的主要性质和特殊性质,含有相同官能团的化合物具有相似的性质。由于双键和三键决定了烯烃和炔烃的化学性质,因此也被看成是一种官能团。根据有机化合物分子中所含的官能团进行分类,有利于学习和认识它们的共性。一些常见官能团的名称、结构及其化合物代表如表 1-1 所示。

表 1-1 　有机化合物的主要类别、官能团和典型有机化合物

主要类别	官能团	典型有机化合物
烯烃	碳碳双键 　C=C	乙烯　CH_2=CH_2
炔烃	碳碳三键 　—C≡C—	乙炔　CH≡CH
芳香烃	大 π 键	甲苯
卤代烃	—X(X 表示卤素原子)	溴乙烷　CH_3CH_2Br
醇	羟基 　—OH	乙醇　CH_3CH_2OH
酚	酚羟基 　—OH	苯酚
醚	醚基 　—O—	乙醚　CH_3OCH_3
醛	醛基 　$-\overset{O}{\overset{\|}{C}}-H$	乙醛　CH_3CHO
酮	羰基 　$-\overset{O}{\overset{\|}{C}}-$	丙酮　CH_3COCH_3

主要类别	官能团	典型有机化合物
羧酸	羧基 $\overset{\displaystyle O}{\overset{\|}{-C}}-OH$	乙酸 CH_3COOH
酯	酯基 $\overset{\displaystyle O}{\overset{\|}{-C}}-O-$	乙酸乙酯 $CH_3COOCH_2CH_3$
胺	氨基 $-NH_2$	苯胺 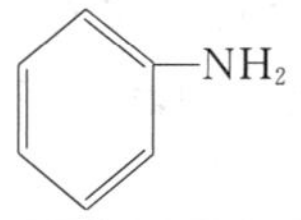
酰胺	酰胺基 $\overset{\displaystyle }{-C}-NH_2$ $\overset{\|}{O}$	苯酰胺 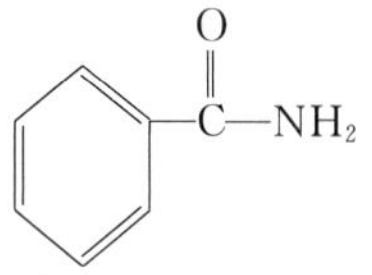
磺酸	磺酸基 $-SO_3H$	苯磺酸 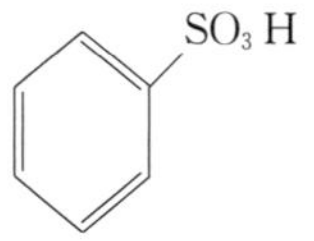
硝基化合物	硝基 $-NO_2$	硝基苯 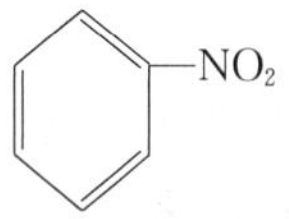

第五节 有机化学与药学的关系

有机化学与药学的关系非常密切。在绝大多数药物中,不管是西药还是中药,主要成分都是有机化合物,有机化学的每一次发展都会促使中西药的发展,而中西药的每一次突破也会带动有机化学的突破。早在公元前1600年,古埃及人就有使用强心苷类药物的记载:小剂量能使心肌收缩的作用加强、脉搏加速;大剂量能使心脏中毒而导致心搏骤停。目前用于防治疾病的西药,绝大多数是通过化学途径合成的有机化合物,如解热镇痛药对乙酰氨基酚(扑热息痛)、乙酰水杨酸(阿司匹林)、抗菌药喹诺酮类(环丙沙星、氧氟沙星)等。

我国有着世界上最丰富的中草药资源,自古以来中草药就被广泛用于治疗各种疾病。有机化学工作者通过分离、提取中草药中的有效成分,再根据有效成分的化学结构和理化性质,分析和寻找其他动植物中是否含有该成分,从而扩大药源。然后根据有效成分的结构特点进行人工合成或结构改造,进一步扩大药源并创制出低毒高效的新药物,如:我国科学家从植物黄花蒿中提取抗疟药青蒿素;盐酸哌替啶成为镇痛药物吗啡的合成代用品,它既保留了吗啡镇痛的有效结构,又使成瘾性比吗啡小很多。

> **知识拓展**
>
> **青蒿素**
>
> 　　青蒿素,无色针状晶体,是一种从复合花序植物黄花蒿茎叶中提取的有过氧基团的倍半萜内酯,其分子式为 $C_{15}H_{22}O_5$,由中国药学家屠呦呦在 1971 年发现。青蒿素具有速效和低毒的特点,是继氯喹、伯氨喹之后最有效的抗疟特效药,对脑型疟疾和抗氯喹疟疾尤其有效,曾被世界卫生组织称作"世界上唯一有效的疟疾治疗药物"。2015 年 10 月,屠呦呦因创制新型抗疟药——青蒿素和双氢青蒿素,与另外两位科学家获 2015 年诺贝尔生理学或医学奖。

习　题

1.选择题。

(1)根据当代化学的观点,有机化合物应该是(　　　)。

A.来自动植物的化合物　　　　　　B.来自自然界的化合物

C.人工合成的化合物　　　　　　　D.含碳的化合物

(2)1828 年,维勒合成尿素使用的是(　　　)。

A.碳酸铵　　　　B.醋酸铵　　　　C.氰酸铵　　　　D.草酸铵

(3)有机化合物的结构特点之一就是多数有机物都以(　　　)。

A.配价键结合　　B.共价键结合　　C.离子键结合　　D.氢键结合

(4)下列化合物中属于有机化合物的是(　　　)。

A. CO_2　　　　B. $CaCO_3$　　　　C. $(NH_2)_2CO$(尿素)　　D. $NaHCO_3$

(5)下列共价键中极性最强的是(　　　)。

A. H—C　　　　B. C—O　　　　C. H—O　　　　D. C—N

(6)下列溶剂中极性最强的是(　　　)。

A. $C_2H_5OC_2H_5$　　B. CCl_4　　　　C. C_6H_6　　　　D. CH_3CH_2OH

(7)下列溶剂中最易溶解离子型化合物的是(　　　)。

A.庚烷　　　　B.石油醚　　　　C.水　　　　D.苯

(8)有机化合物分子中发生化学反应的主要结构部位称为(　　　)。

A.键　　　　B.氢键　　　　C.所有碳原子　　　　D.官能团(功能基)

2.什么是有机化合物?

3.简述有机化合物的一般特点。

4.圈出下列化合物的官能团,并说出其名称。

$CH_3CH_2CH_2Br$　　　　　　CH_3CH_2COOH

$H_3C—CH_2—\overset{\overset{\displaystyle O}{\|}}{C}H$

$H_3C—CH_2—Cl$　　$H_3C—CH_2—O—\overset{\overset{\displaystyle O}{\|}}{C}—CH_2CH_3$　　$H_3C—\overset{\overset{\displaystyle O}{\|}}{C}—CH_3$

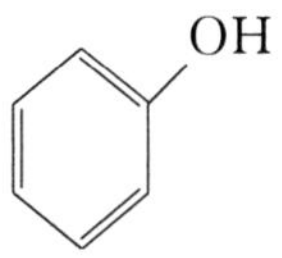

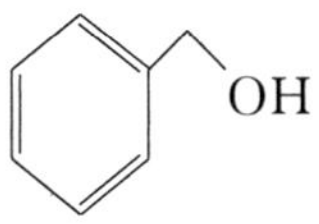

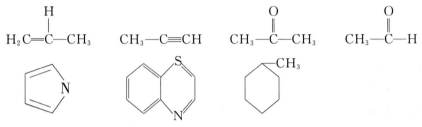

5.按碳架结构分类,下列有机化合物属于哪一类?

$H_2C═\overset{\overset{\displaystyle H}{|}}{C}—CH_3$　　$CH_3—C≡CH$　　$CH_3—\overset{\overset{\displaystyle O}{\|}}{C}—CH_3$　　$CH_3—\overset{\overset{\displaystyle O}{\|}}{C}—H$

6.将下列化合物的缩简式改为键线式。

$CH_3\underset{\underset{\displaystyle Br}{|}}{C}H\overset{\overset{\displaystyle CH_3}{|}}{C}HCH_3$

$CH_3\underset{\underset{\displaystyle OH}{|}}{C}HCH_2CH═CHCOOH$

$CH_3CH_2C≡CCH_2Br$

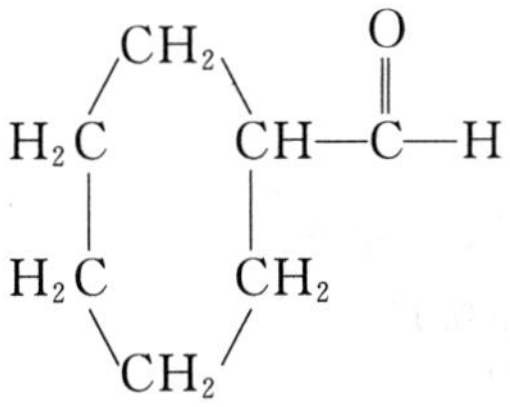

第二章 烷烃

📖【知识要求】

➤掌握：烃的分类；烷烃的主要化学性质。

➤熟悉：取代反应的特点；加成反应的特点。

➤了解：烃的物理性质；烃的立体结构；σ键的特点。

📖【能力要求】

能用系统命名法进行烷烃的命名；学会小分子烷烃同分异构的写法。

仅由碳、氢两种元素组成的有机化合物称为碳氢化合物，简称烃。

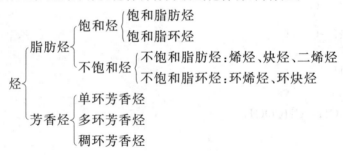

一、烷烃的结构和同系列

在烷烃分子中，碳原子皆以单键相连，剩余的键为氢原子所饱和，因此烷烃亦称为饱和烃，是最简单的一类有机化合物。在所有烷烃中，CH_4 是最简单的烃。

1.烷烃的结构

以 CH_4 为例，甲烷分子为正四面体构型（图 2-1），碳原子处于四面体中心，4 个 C—H 键完全相同，键角为 $109.5°$。根据轨道理论可知，甲烷在成键时形成的是 sp^3 杂化。

在成键时，C 原子的 sp^3 杂化轨道与 H 原子的 s 轨道是沿着对称轴方向重叠形成的，这种沿轨道对称轴方向形成的共价键称为 σ 键。σ 键的特点是轨道重叠的程度大，成键比较牢固，并且成键原子可以绕键轴相对自由旋转。其结构如图 2-2 所示。

其他烷烃的空间结构与甲烷分子相似，也是正四面体结构。如乙烷分子中含有 2 个碳原子，其 C—C 键是由 2 个 sp^3 轨道以头碰头的方式形成的，每个碳原子余下的 3 个 sp^3 轨道分别与 3 个氢原子的 1s 轨道重叠形成 3 个 C—H(σ)键。乙烷分子中 6 个 C—H 键都是等同的。

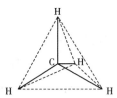
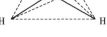

图 2-1 甲烷的结构

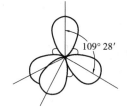
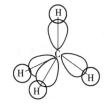

图 2-2 甲烷的 sp^3 杂化和 σ 键

由于 sp^3 杂化碳原子的几何构型为正四面体,键角为 $109.5°$,所以丙烷以上的高级烷烃碳原子的排列不是直链形的,而是锯齿形的,以保持正常的键角。由于 σ 键可以自由旋转,因此可形成多种曲折形式。为了方便,一般在书写构造式时,仍写成直链形,如辛烷。

$$CH_3—CH_2—CH_2—CH_2—CH_2—CH_2—CH_2—CH_3$$

2.烷烃的通式及其同系列

在烷烃类物质中,碳原子和氢原子之间有一定的关系,具体如表 2-1 所示。

表 2-1 部分烷烃 C、H 原子的数目

序 号	烷烃及化学式	C 原子数目	H 原子数目
1	甲烷 CH_4	1	4
2	乙烷 C_2H_6	2	6
3	丙烷 C_3H_8	3	8
4	丁烷 C_4H_{10}	4	10
5	戊烷 C_5H_{12}	5	12

由表 2-1 可知:从甲烷开始,每增加 1 个碳原子,就相应地增加 2 个氢原子,即碳原子与氢原子的关系为 C_nH_{2n+2},这个式子即为烷烃的通式。

甲烷、乙烷等有机化合物具有同一通式、在组成上相差一个或多个 CH_2,这一系列有机化合物称为**烷烃的同系列**。同系列中各有机化合物互称为同系物,CH_2 则称为同系差。由于同系物的结构和化学性质相似,物理性质也呈规律性变化,因此,掌握同系列中几个典型化合物的结构和性质,就可以推测同系列中其他化合物的结构和性质。

二、烷烃的命名

烃分子失去一个氢原子后剩下的基团称为烃基。烷烃失去一个氢原子后剩下的基团称为烷基,以"—R"表示。例如,甲烷(CH_4)分子失去一个氢原子后剩下的基团"—CH_3"称为甲基,乙烷(CH_3CH_3)分子失去一个氢原子后剩余的基团"—CH_2CH_3"称为乙基。

烷烃的命名是有机化合物命名的基础,其他有机化合物的命名原则是在烷烃命名原则的基础上延伸出来的。

1.普通命名法

普通命名法又称习惯命名法,具体规则如下:

（1）根据分子里所含碳原子数目命名为"某烷"。碳原子数在十以内的用天干字"甲、乙、丙、丁、戊、己、庚、辛、壬、癸"来表示，例如 CH_4 称为甲烷、C_5H_{12} 称为戊烷。碳原子数在十以上的用数字来表示，例如 $C_{17}H_{36}$ 称为十七烷。

（2）为了区别异构体，可用"正""异""新"来区别，如戊烷的 3 种异构体：

| 正戊烷 | 异戊烷 | 新戊烷 |

（3）烷基的命名。烷基的名称根据相应的烷烃命名，常见烷基的名称见表 2-2。

表 2-2 常见烷基的名称

烷　基	普通命名法			IUPAC 命名法	
	中文名	英文名	简写	中文名	英文名
—CH_3	甲基	methyl	Me	甲基	methyl
—CH_2CH_3	乙基	ethyl	Et	乙基	ethyl
—$CH_2CH_2CH_3$	正丙基	n-propyl	n-Pr	丙基	propyl
—$CH(CH_3)_2$	异丙基	isopropyl	i-Pr	1-甲乙基	1-methylethyl
—$CH_2(CH_2)_2CH_3$	正丁基	n-butyl	n-Bu	丁基	butyl
—$CH(CH_3)CH_2CH_3$	仲丁基	sec-butyl	sec-Bu	1-甲丙基	1-methylpropyl
—$CH_2CH(CH_3)_2$	异丁基	isobutyl	i-Bu	2-甲丙基	2-methylpropyl
—$C(CH_3)_3$	叔丁基	tert-butyl	t-Bu	1,1-二甲乙基	1,1-dimethylethyl
—$CH_2C(CH_3)_3$	新戊基	neopentyl	n-Pe	2,2-二甲丙基	2,2-dimethylpropyl

2. 系统命名法

由于烷烃分子中碳原子数目越多，结构越复杂，同分异构体也越多，所以习惯命名法在实际应用上有很大的局限性。因此，在有机化学中广泛采用系统命名法命名。下面以带支链的烷烃为例，初步介绍系统命名法的命名步骤。

（1）选定分子中最长的碳链为主链，当有多条最长碳链时，选取含有支链最多的最长碳链为主链，根据主链中碳原子数目称作"某烷"。

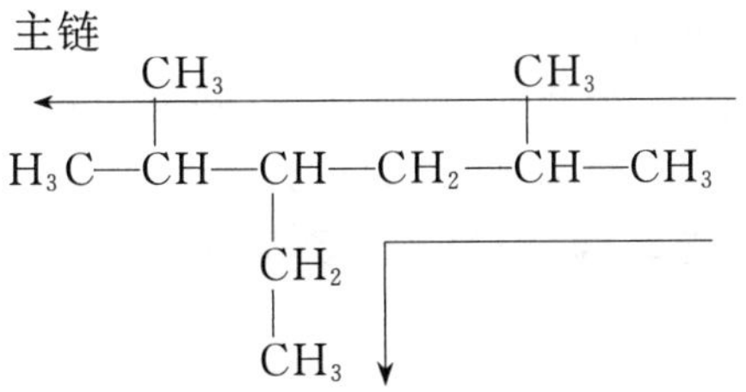

主链

$$CH_3 \quad\quad\quad CH_3$$
$$H_3C-CH-CH-CH_2-CH-CH_3$$
$$CH_2$$
$$CH_3$$

（2）选主链中离支链最近的一端为起点，用1、2、3等阿拉伯数字依次给主链上的各个碳原子编号定位，以确定支链在主链中的位置。如果两边的第一个支链位置相同，则比较第二个支链，即遵守最低序列规则。

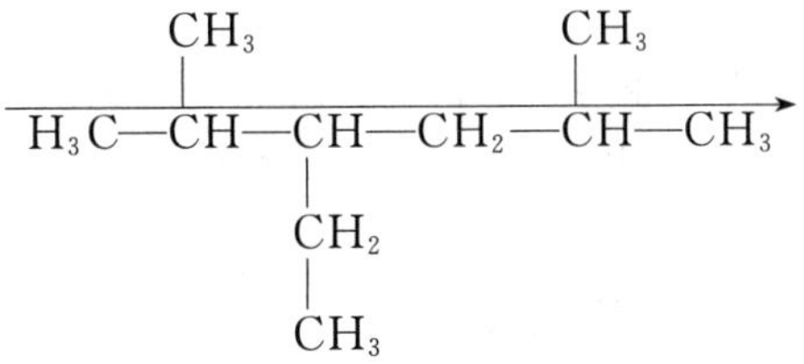

$$CH_3 \quad\quad\quad CH_3$$
$$H_3C-CH-CH-CH_2-CH-CH_3$$
$$CH_2$$
$$CH_3$$

（3）将支链的名称写在主链名称的前面，在支链的前面用阿拉伯数字注明它在主链上所处的位置，并在数字与名称之间用横线"一"隔开。如果主链上有相同的支链，则将支链合并起来，用"二""三"等数字表示支链的个数；两个表示支链位置的阿拉伯数字之间需用"，"隔开。

（4）如果主链上有几个不同的支链，则把简单的写在前面，复杂的写在后面，中间用横线"-"隔开。因此

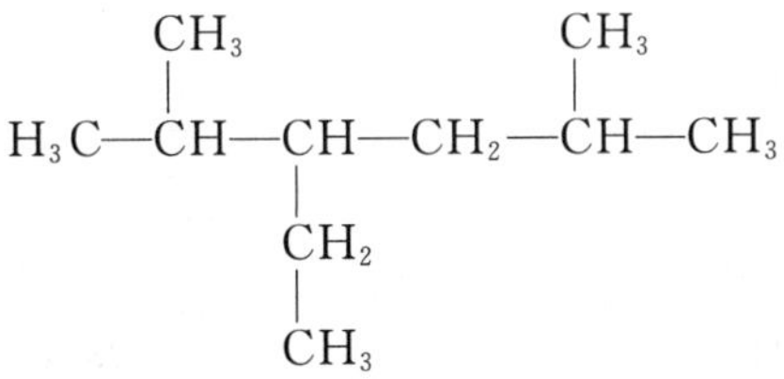

$$CH_3 \quad\quad\quad CH_3$$
$$H_3C-CH-CH-CH_2-CH-CH_3$$
$$CH_2$$
$$CH_3$$

命名为：2,5-二甲基-3-乙基己烷。

例 用系统命名法命名下列有机化合物。

①

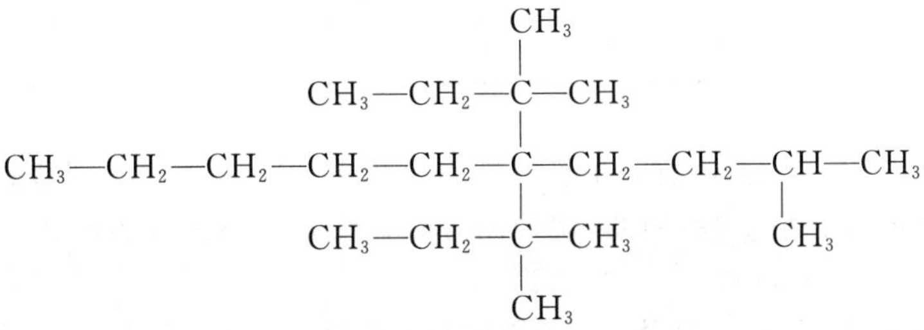

$$CH_3$$
$$CH_3-CH_2-C-CH_3$$
$$CH_3-CH_2-CH_2-CH_2-CH_2-C-CH_2-CH_2-CH-CH_3$$
$$CH_3-CH_2-C-CH_3 \quad\quad CH_3$$
$$CH_3$$

②
$$C_2H_5 \quad CH_3$$
$$H_3C-CH_2-CH_2-CH-CH_2-CH-CH_3$$

③
$$CH_3$$
$$CH_3CHCHCH_2CH_2CHCH_2CH_3$$
$$CH_3 \quad\quad CHCH_3$$
$$CH_3$$

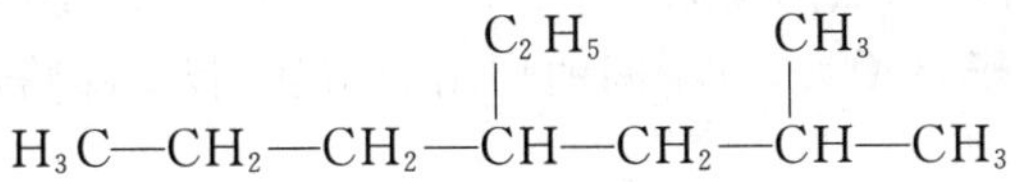

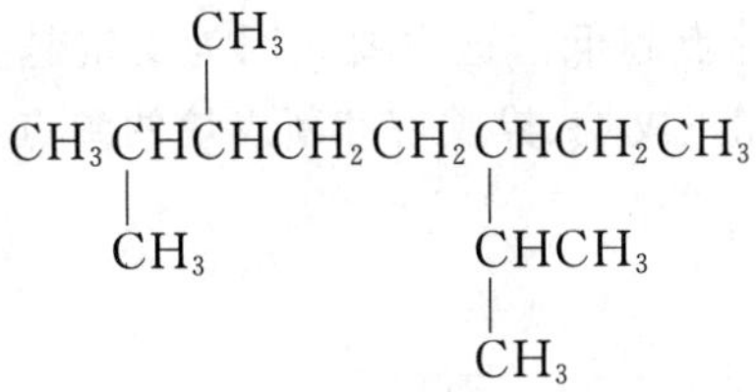

解析:根据系统命名法的步骤进行。

以上物质的命名结果为:①2-甲基-5,5-二(1,1-二甲基丙基)癸烷

②2-甲基-4-乙基庚烷

③2,3,7-三甲基-6-乙基辛烷

三、烷烃的性质

1.物理性质

(1)物态与溶解度

①物态　常温下,C_1—C_4的烷烃为气态;C_5—C_{16}的烷烃为液态;C_{17}以上的烷烃为固态。

②溶解度　烷烃分子没有极性或极性很弱,因此难溶于水,易溶于有机溶剂。

(2)熔点、沸点与相对密度

部分烷烃的熔点、沸点及相对密度见表 2-3。

表 2-3　部分烷烃的熔点、沸点和相对密度

名　称	分子式	熔点/℃	沸点/℃	相对密度
甲烷	CH_4	−182.6	−161.5	—
乙烷	C_2H_6	−172.0	−88.6	—
丙烷	C_3H_8	−187.1	−42.2	0.500 5
丁烷	C_4H_{10}	−135.0	−0.5	0.578 8
戊烷	C_5H_{12}	−129.3	36.1	0.626 4
己烷	C_6H_{14}	−94.0	68.7	0.659 4
庚烷	C_7H_{16}	−90.5	98.4	0.683 7
辛烷	C_8H_{18}	−56.8	125.6	0.702 8
壬烷	C_9H_{20}	−53.7	150.7	0.717 9
癸烷	$C_{10}H_{22}$	−29.7	174.0	0.729 8

①熔点　烷烃的熔点基本上也是随着分子量的增加而升高。一般情况下,偶数碳原子的烷烃比相邻的奇数碳原子熔点高一些,因此,烷烃的熔点曲线是两条渐进的曲线,如图 2-3所示。

②沸点　由图 2-4 可以看出,直链烷烃的沸点随碳原子个数的增加而升高,这是因为烷烃是非极性分子,随着分子量的增加,相对分子量增大,分子间的作用力增强,若要沸腾汽化,则需要更多的能量。

在碳原子数目相同的同分异构体中,支链越多,沸点越低。这主要是因为支链越多,分子间的空间阻力越大,分子间作用力越小,沸点越低。如正戊烷、异戊烷和新戊烷的沸点:

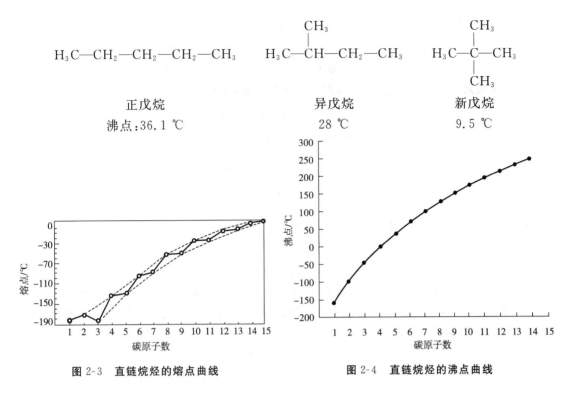

图 2-3　直链烷烃的熔点曲线　　　　　图 2-4　直链烷烃的沸点曲线

2.烷烃的化学性质

烷烃分子中的 C—C σ 键和 C—H σ 键结合得比较牢固,因此其化学性质相对较稳定。通常情况下,烷烃不与强酸(如浓盐酸、浓硫酸)、强碱(氢氧化钠、氢氧化钾)、强氧化剂(高锰酸钾、重铬酸钾)等物质发生化学反应。但在适当的温度、压力、光照、催化剂等条件下,烷烃也能发生化学反应。

(1)卤代反应　烃分子中的氢原子被其他原子(或原子团)取代的反应称为**取代反应**。有机化合物分子中的氢原子被卤素原子(如 F、Cl、Br)取代的反应称为卤代反应。烷烃的卤代反应通常是指氯代反应或溴代反应;氟代反应一般过于剧烈,难以控制;碘代反应难以发生且碘代产物也不稳定,易分解。

烷烃与氯或溴在室温或黑暗中并不反应,但在强光照射下则可发生剧烈反应。例如:甲烷与氯气在强光照射下发生爆炸反应,生成碳和氯化氢。

$$CH_4 + 2Cl_2 \xrightarrow{\text{强光}} C + 4HCl$$

若在漫射光照射下或加热(400~450 ℃)条件下,甲烷上的氢可以逐渐被氯原子取代,生成一氯甲烷、二氯甲烷、三氯甲烷(氯仿)和四氯甲烷(四氯化碳)。二氯甲烷、氯仿和四氯化碳都是很好的有机溶剂。

$$CH_4 + Cl_2 \xrightarrow{\text{光照}} CH_3Cl + HCl$$

$$CH_3Cl + Cl_2 \xrightarrow{\text{光照}} CH_2Cl_2 + HCl$$

$$CH_2Cl_2 + Cl_2 \xrightarrow{\text{光照}} CHCl_3 + HCl$$

$$CHCl_3 + Cl_2 \xrightarrow{\text{光照}} CCl_4 + HCl$$

烷烃的卤代反应是自由基反应,可以在不同的 C—H 键上发生,取代不同的氢原子。根据实验可知,不同类型的氢原子的活性是不同的,一般情况下,活性顺序是:叔氢＞仲氢＞伯氢。

（2）氧化反应　在有机化学中,在分子中引入氧原子或减少氢原子的反应称为氧化反应。

①部分氧化　在适当的条件下,烷烃发生部分氧化,生成醇、醛等有机化合物,例如:

$$CH_4 + O_2 \xrightarrow{NO} HCHO + H_2O$$

②完全氧化　烷烃在氧气中完全燃烧时,生产二氧化碳和水,同时放出大量的热,例如:

$$CH_4 + 2O_2 \xrightarrow{点燃} CO_2 + 2H_2O + 889.9 \text{ kJ/mol}$$

$$C_nH_{2n+2} + \frac{3n+1}{2}O_2 \longrightarrow nCO_2 + (n+1)H_2O + 热量$$

烷烃通常作为燃料在工业生产、居民生活中广泛使用,如天然气（甲烷）、液化气（丙烷、丁烷）已经成为居民生活必不可少的一部分;汽油（C_4—C_8 的多种烃类混合物）、煤油（C_9—C_{16} 的多种烃类混合物）作为汽车、飞机的燃料被广泛使用。

（3）裂化反应　在隔绝空气的高温下,烷烃发生裂解的过程称为裂化。烷烃的碳原子数越多,产物越复杂,反应条件不同产物也不同。裂化时,分子中 C—C 键、C—H 键发生断裂,由大分子变成小分子,例如:

$$CH_3CH_2CH_2CH_3 \xrightarrow{裂化} \begin{cases} CH_4 + CH_3CH{=}CH_2 \\ CH_3CH_3 + CH_2{=}CH_2 \\ H_2 + CH_3CH_2CH{=}CH_2 \end{cases}$$

石油裂化时,产物中最主要的是甲烷、乙烷、乙烯、丙烷、丙烯、丁烷等小分子烃,这些有机化合物可作为制备其他化学试剂的原料。

（4）异构化反应　异构化反应是指由有机化合物转变为其异构体的反应,例如:

$$CH_3CH_2CH_2CH_3 \xrightleftharpoons{AlCl_3, HCl} H_3C{-}CH{-}CH_3 \atop \qquad\qquad\quad | \atop \qquad\qquad CH_3$$

异构化反应在石油工业中具有重要意义。通过异构化反应,直链烷烃可转化为支链烷烃,提高汽油的辛烷值和润滑油的质量。

四、重要的烷烃

烷烃的主要来源为天然气和石油,天然气的主要成分是甲烷,同时还含有乙烷、丙烷、丁烷等,它们不仅是重要的能源,也是十分重要的化工原料。

1. 甲烷

甲烷是由 1 个碳原子和 4 个氢原子组成的最简单的有机化合物,易溶于乙醇、乙醚等有机溶剂,难溶于水。甲烷易燃烧,与空气混合易发生爆炸（甲烷在空气中的爆炸极限为 4.9%～16%）,俗称瓦斯爆炸。

富含甲烷的天然气和沼气是优良的气体燃料,除用作燃料外,甲烷也是一种重要的化工原料,可用于制造炭黑、甲醇、甲醛等。地球表面覆盖着甲烷、水、氨、氮,在阳光的辐射作用下,它们可以产生氢氰酸、甲醛、氨基酸等,进而缩合生成嘌呤、蛋白质、糖类、核酸等生命基础物质。

甲烷与水蒸气的混合物,在镍的催化作用下,可反应生成一氧化碳和氢气的混合物,俗称"合成气"(CO＋H₂),合成气是合成氨或尿素的原料。

$$CH_4 + H_2O \xrightarrow[725\ ℃]{Ni} CO + 3H_2$$

废弃物和农业副产物(枯枝叶、垃圾、粪便、污泥)经微生物发酵,可以得到含甲烷50%～70%(体积分数)的沼气,剩余的渣还可用作肥料。所以,在农村推广使用沼气可谓一举两得。

2.石油

石油主要是烷烃、环烷烃和芳香烃的混合物。石油经分馏可得到天然气、C_5—C_9的粗汽油、C_{10}—C_{18}的煤油、C_{16}—C_{20}的润滑油、C_{20}—C_{24}的石蜡及残余物沥青。石油的热裂解是一种将大分子烃类变为较小分子烃类的方法,近年来用催化裂解法可在较低的温度和压力下从石油中获取人类所需要的汽油。汽油的抗爆性是用辛烷值表示的,标准燃料由异辛烷和正庚烷的混合物组成。异辛烷用作抗爆性优良的标准,辛烷值定为100;正庚烷用作抗爆性低劣的标准,辛烷值为0。将这两种烃按不同体积比例混合,可配制成辛烷值由0到100的标准燃料。混合物中异辛烷的体积百分数越高,它的抗爆性能就越好。

有人认为,石油是古代动植物的遗体在压力和细菌作用下经长期的地质变化及各种氧化物催化而形成的。从石油中可分离出血红素、叶绿素、激素等有机化合物,也是该说法的有力证据。

目前,石油作为化工原料的主要来源,除了裂解得到较小的烃类分子外,还可经催化重整得到各种芳香烃化合物。

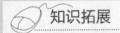知识拓展

几种医药上常用的烷烃

1.液体石蜡　液体石蜡的主要成分是C_{18}—C_{24}的液体烷烃的混合物,是不溶于水的无色透明液体。精制的液体石蜡在医药上常用作肠道润滑的缓泻剂,也用作配制滴鼻剂或喷雾剂的基质。

2.凡士林　凡士林是液体石蜡和固体石蜡的混合物,呈软膏状的半固体,不溶于水。化学性质稳定且不被皮肤吸收,不与软膏中的药物反应,因此,常用作软膏的基质。凡士林一般呈黄色,经脱色后可得白色凡士林。

3.石蜡　石蜡是C_{25}—C_{34}的固体烃的混合物,为白色蜡状固体,在医药上用于药丸包衣、调节软膏的硬度等。

习 题

1.选择题。

(1)下列有关甲烷物理性质的叙述正确的是( )。

A.甲烷是一种黄绿色气体

B.甲烷是一种有臭味的气体

C.收集甲烷时常用排水法,是因为甲烷的密度与空气的密度相近

D.甲烷能用排水法收集,是因为甲烷难溶于水

(2)下列烃的命名中,( )不符合系统命名法。

A.2-甲基-3-乙基辛烷　　　　B.2,4-二甲基-3-乙基己烷

C.2,3-二甲基-5-异丙基庚烷　　D.2,3,5-三甲基-4-丙基庚烷

(3)下列分子中,表示烷烃的是( )。

A.C_2H_2　　　　　　B.C_3H_8　　　　　　C.C_3H_6　　　　　　D.C_6H_6

(4)下列各组化合物中,属同系物的是( )。

A.C_2H_6和C_4H_8　　B.C_3H_8和C_6H_{14}　　C.C_8H_{16}和C_4H_{10}　　D.C_5H_{12}和C_7H_{14}

(5)在一定条件下,下列气体与其他3种气体都能发生反应的是( )。

A.氢气　　　　　B.乙烷　　　　　C.乙烯　　　　　D.氯气

2.用系统命名法命名下列烷烃。

(1)
$$CH_3-CH \begin{matrix} CH_3 \\ | \\ \end{matrix}$$
$$CH_2-CH-CH-CH_3$$
$$\quad\quad | \quad\quad | \quad$$
$$\quad\quad CH_3 \quad CH_3$$

(2)
$$CH_3-CH-CH_2-CH-CH-CH_3$$
$$\quad\quad | \quad\quad\quad\quad | \quad\quad |$$
$$\quad\quad CH_3 \quad\quad\quad CH_3 \quad CH_3$$

(3)
$$CH_3CH-CH-CH-CH-CH_3$$
$$\quad\quad | \quad\quad | \quad\quad |$$
$$\quad\quad CH_3 \quad\quad\quad CH_3$$

(4)
$$CH_3-CH-CH_2-CH-CH_3$$
$$\quad\quad | \quad\quad\quad\quad |$$
$$\quad\quad CH_3 \quad\quad H_3C-CH-CH_3$$

(5)
$$CH_3CH-CH-CH_2CH-CH_3$$
$$\quad\quad | \quad\quad | \quad\quad\quad |$$
$$\quad\quad CH_3 \quad CH_3 \quad CH_3$$

(6)
$$CH_3-CH-CH-CH$$
$$\quad\quad | \quad\quad | \quad\quad |$$
$$\quad\quad CH_3 \quad CH_3 \quad CH-CH_3$$
$$\quad\quad\quad\quad\quad\quad\quad\quad | $$
$$\quad\quad\quad\quad\quad\quad\quad\quad CH_3$$

(7)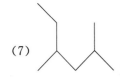

(8)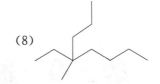

3.写出下列烷烃的缩简式和键线式。

(1)异丁烷

(2)2,3-二甲基戊烷

(3)2-甲基-3-乙基庚烷

(4)2,5-二甲基-3-丙基辛烷

(5)2,3,6-三甲基癸烷

第三章 烯烃和二烯烃

📖【知识要求】

➤掌握：烯烃的鉴别；烯烃的重要化学反应；烯烃的系统命名法。

➤熟悉：烯烃和二烯烃的异构现象。

➤了解：烯烃的物理性质；重要烯烃的应用。

📖【能力要求】

会用系统命名法命名简单的烯烃；能辨别烯烃的顺反异构体。

第一节 烯 烃

分子中含有碳碳双键的烃称为烯烃。同相同碳原子数的烷烃相比，烯烃的氢原子少，所以烯烃又叫不饱和烃。与同碳原子数的烷烃相比少两个氢原子的烯烃叫作单烯烃，其通式为 $C_nH_{2n}(n \geqslant 2)$。碳碳双键是烯烃的官能团，烯烃的化学反应多发生在不饱和键上。

一、烯烃的结构

1.平面构型

乙烯是最简单的烯烃。经结构研究表明，乙烯是平面型分子，即乙烯的 2 个碳原子和 4 个氢原子在同一平面内，键角 H—C—C 为 121.7°，H—C—H 为 116.6°，如图 3-1 所示。

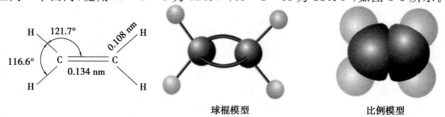

球棍模型　　　　　　比例模型

图 3-1 乙烯分子的平面构型

2. sp² 杂化

杂化轨道理论认为,乙烯分子中每个碳原子以 1 个 2s 轨道和 2 个 2p 轨道重新组成 3 个 sp² 杂化轨道。乙烯分子中碳原子的 sp² 杂化过程及杂化轨道可用图 3-2 表示。

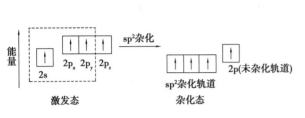

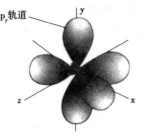

碳原子的 sp² 杂化过程   碳原子的 3 个 sp² 杂化轨道和 1 个 p 轨道

图 3-2   sp² 杂化

3. π 键

乙烯分子在成键时,两个 C 原子各以 2 个 sp² 杂化轨道与 2 个 H 原子的 s 轨道形成 C—H σ键。同时,一个 C 原子的 sp² 杂化轨道与另外一个 C 原子的 sp² 杂化轨道形成 C—C σ 键,剩余的两个 C 原子还各有一个未参与杂化的 p 轨道,这两个 p 轨道垂直于 sp² 杂化轨道所在的平面,彼此侧面重叠(也称为肩并肩重叠)形成另外一种共价键——π 键。因此,由原子轨道从侧面重叠形成的共价键就称为 π 键。由此可知,烯烃的碳碳双键是由一个 σ 键和一个 π 键共同组成的。π 键的形成及乙烯分子的结构如图 3-3 所示。

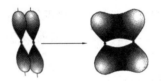

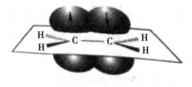

p 轨道从侧面重叠形成 π 键   乙烯分子的结构

图 3-3   π 键

根据实验可知,σ 键可绕键轴自由旋转,而 π 键不能够自由旋转,否则将破坏两个 p 轨道的平行状态,导致 π 键削弱或断裂(图 3-4),因此与双键碳原子相连的原子或原子团的空间排列方式是固定的。由于 π 键从侧面重叠,且其重叠程度较小,所以 π 键不如 σ 键稳定,因此,在发生化学反应时,双键中的 π 键一般优先断裂。

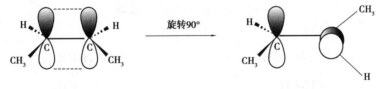

图 3-4   碳碳双键旋转使 p 轨道间不能重叠

二、烯烃的命名

1.普通命名法

以乙烯为母体，像烷烃那样命名，如乙烯、丙烯、异丁烯，该法仅用于结构简单的烯烃的命名。

2.IUPAC 命名法

IUPAC 命名法是系统命名有机化合物的方法。该命名法是由国际纯粹与应用化学联合会(ICPAC)规定的,其命名原则如下：

$$\begin{array}{ccc} & CH_3 & CH_3 \\ 主链 & | & | \\ \leftarrow H_3C-CH-CH-CH=C-CH_3 \\ & | \\ & CH_2 \\ & | \\ & CH_3 \end{array}$$

（1）选择含碳碳双键的最长碳链为主链,如果有多条相同长度的碳链时,应该选取包含碳碳双键最多、同时支链也最多的碳链为主链,称为"某烯"；十个碳以上的烯烃称"某碳烯",如十一碳烯。

（2）从靠近碳碳双键的一端开始编号,使表示双键位置的数字尽可能最小。

（3）将碳碳双键中编号较小的那个碳原子的序号写在母体名称之前,并加一短线,如"n-某烯"或"n-某碳烯"。

（4）取代基位次及名称的表示方法与烷烃类似。

例如：

$$\begin{array}{cccccc} & CH_3 & & & CH_3 & \\ 6 & |5 & 4 & 3 & |2 & 1 \\ H_3C-CH-CH-CH=C-CH_3 \\ & | \\ & CH_2 \\ & | \\ & CH_3 \end{array}$$

2,5-二甲基-4-乙基-2-己烯

$$\begin{array}{ccc} & CH_3 & \\ & |2 & 1 \\ CH_3{}^3CCH=CH_2 \\ & | \\ & CH_2CH_3 \\ & 4 \quad 5 \end{array}$$

3,3-二甲基-1-戊烯

$$\begin{array}{cccccc} 1 & & 2 & 3 & 4 & 5 & 6 \\ (CH_3)_2C=CHCH_2CHCH_3 \\ & & & & | \\ & & & & CH_3 \end{array}$$

2,5-二甲基-2-己烯

3.顺反异构

烯烃同其他烃类物质一样,存在着碳链异构和双键的位置异构,习惯上我们将碳链异构和位置异构统称为构造异构。在烯烃中,除了构造异构外还有一种异构叫作顺反异构,形成的原因是烯烃中的双键不能自由旋转,所以双键碳原子上的不同原子或基团可能产生不同的空间排列方式,如 2-丁烯就两种不同的空间排列方式:

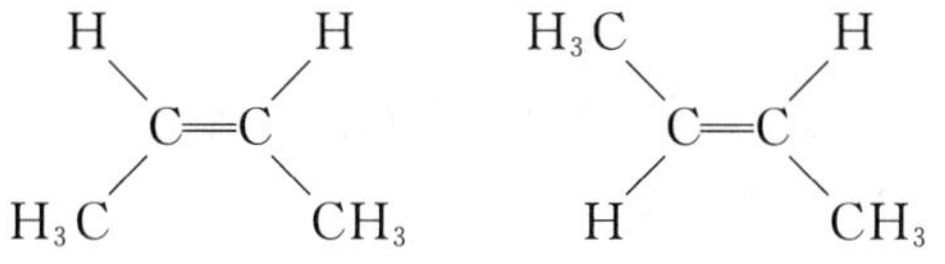

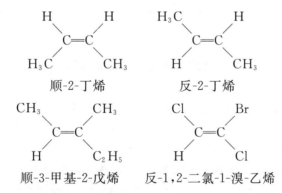

(a)中两个相同的原子或基团(如氢原子或甲基)在双键同侧,称为顺式。(b)中两个相同的原子或基团(如氢原子或甲基)在双键两侧,称为反式。

这种由于原子或基团的空间排列方式不同引起的异构称为顺反异构,这两种异构体叫作顺反异构体。需要注意的是,并不是所有的烯烃都存在顺反异构,存在顺反异构体的烯烃必须每个双键碳原子都连有不同的原子或基团。例如:

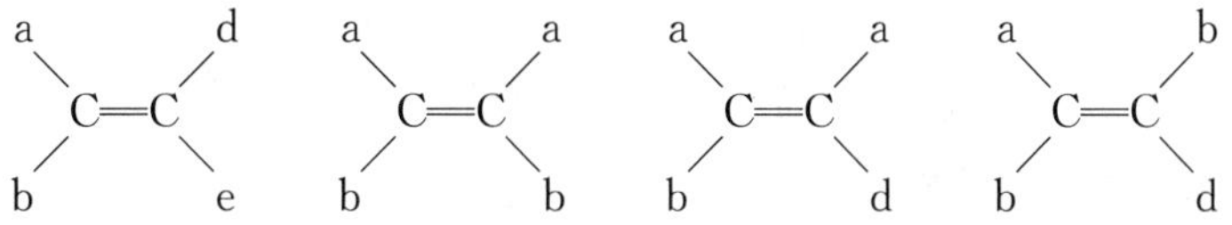

(a)(b)(c)有顺反异构体,而(d)无顺反异构体。

顺反异构的命名方法有两种,根据取代基情况分别标明顺、反(普通名称)或 Z、E。

当碳碳双键上的两个碳原子连有两个相同基团时,可用顺、反命名其几何异构体,相同基团在双键同侧的为顺式,在异侧的为反式。

(1)顺反异构的命名　在顺式异构体的前面加上"顺"字;在反式异构体的前面加上"反"字。例如:

顺-2-丁烯　　　　反-2-丁烯

顺-3-甲基-2-戊烯　　反-1,2-二氯-1-溴-乙烯

注意,在书写名称时,"顺"或"反"后要用"-"连接。

(2)Z/E 命名法　顺反异构命名法主要用于命名两个双键碳原子上连有相同的原子或基团的顺反异构体。如果两个双键碳原子上连有不同的原子(或基团),则需采用以"次序规则"为基础的 Z/E 命名法,例如:

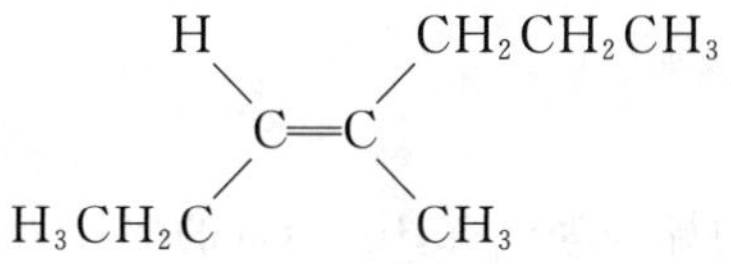

Z/E 命名法的基本原则如下:

a. 根据"次序规则"比较出双键每个碳原子上所连接的两个原子或基团的优先次序,大者成为"优先"基团;

b. 当两个原子上的"较优"原子或基团处于双键的同侧时,用 Z(德文 Zusammen 的缩写,意为"共同",指同侧)标记其构型。"较优"原子或基团在异侧时,用 E(德文 Entgegen 的缩写,意为"相反",指不同侧)标记其构型。

c. 书写时,将 Z 或 E 加括号放在烯烃名称之前,同时用半字线与烯烃名称相连。

必须注意的是:①Z/E 命名法和顺反命名法所依据的规则不同,彼此之间没有必然的联系。顺可以是 Z,也可以是 E,反之亦然。例如:

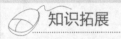

顺-2-戊烯　　　　　　　　顺-3-甲基-2-戊烯

（Z）-2-戊烯　　　　　　　（E）-3-甲基-2-戊烯

②确定基团排列先后次序规则为:

a. 将直接连在双键碳原子上的两个原子按照原子序数大小排列,原子序数大的优先,原子序数小的在后。例如,在顺-2-丁烯中,基团优先次序是—CH_3,—H,因此顺-2-丁烯又可命名为（Z）-2-丁烯。

b. 若与双键碳原子相连的两个原子相同,则比较连在这两个碳原子上的其他原子,原子数较大者优先,若所有第二个原子都相同,则比较第三个原子,依次类推。

③若双键碳原子上连接的都是碳原子,则比较碳上连接的氢原子的多少,氢少则优先级高,如—CH_2CH_3＞—CH_3;如果相同则比较下一个碳,规则同上,如—$CH_2CH_2CH_3$＞—CH_2CH_3。

🖱 知识拓展

顺式脂肪酸和反式脂肪酸

顺式脂肪酸分子结构中氢原子位于双键同一侧,食用植物油的脂肪酸基本上都是顺式脂肪酸,不稳定,易变质。有的顺式脂肪酸反而能降低心血管疾病的风险。

反式脂肪酸是所有含有反式双键的不饱和脂肪酸的总称,其双键上两个碳原子结合的两个氢原子分别在碳链的两侧。反复高温加热的油会出现反式脂肪酸,对人体有非常大的危害;反式脂肪酸也会直接影响人体内分泌,导致内分泌发生一些变化。

三、烯烃的性质

1. 物理性质

（1）物态与溶解度。

①物态　常温下,C_2—C_4 的烯烃为气态;C_5—C_{18} 的烯烃为液态;C_{19} 及以上的烯烃为固态。

②溶解度　同烷烃一样,烯烃难溶于水,易溶于有机溶剂。

（2）熔点、沸点与相对密度。

部分烯烃的熔点、沸点和相对密度见表 3-1。

表 3-1　部分烯烃的熔点、沸点和相对密度

名　称	分子式	沸点/℃	熔点/℃	相对密度
乙烯	$CH_2{=}CH_2$	-103.7	-169.2	0.570^*
丙烯	$CH_2{=}CHCH_3$	-47.4	-184.9	0.610^*
1-丁烯	$CH_2{=}CHCH_2CH_3$	-6.3	-183.4	0.625^*
(Z)-2-丁烯	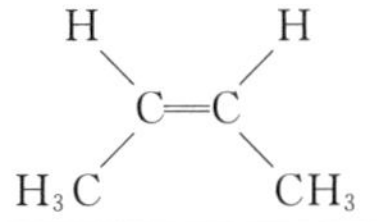	-3.7	-138.9	$0.621\ 3$
(E)-2-丁烯	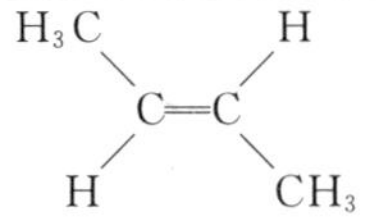	0.9	-105.6	$0.604\ 2$
1-戊烯	$CH_2{=}CHCH_2CH_2CH_3$	30	-138	$0.640\ 5$
(Z)-2-戊烯	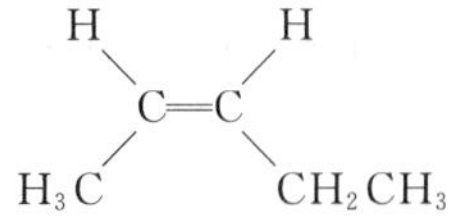	36.9	-151.4	$0.655\ 6$
(E)-2-戊烯	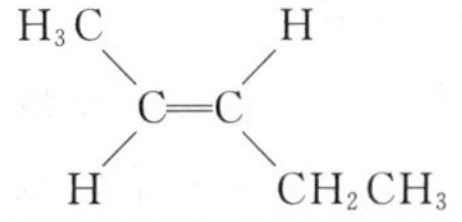	36.4	-136	$0.648\ 2$
1-庚烯	$CH_2{=}CHCH_2CH_2CH_2CH_2CH_3$	93.6	-119	0.697

＊是指在沸点时的相对密度。

由表 3-1 可知：烯烃熔、沸点的变化规律同烷烃相似，也是随分子中碳原子的数目增加而升高；烯烃的相对密度都小于 1，比水轻。

2. 化学性质

烯烃的化学性质比烷烃活泼，容易发生加成、氧化、聚合等反应。

（1）加成反应　烯烃能与某些物质发生加成反应，使双键中的 π 键断裂，某些物质的两个原子或基团分别加到不饱和碳原子断开的 π 键上。加成反应是烯烃的特征反应之一。

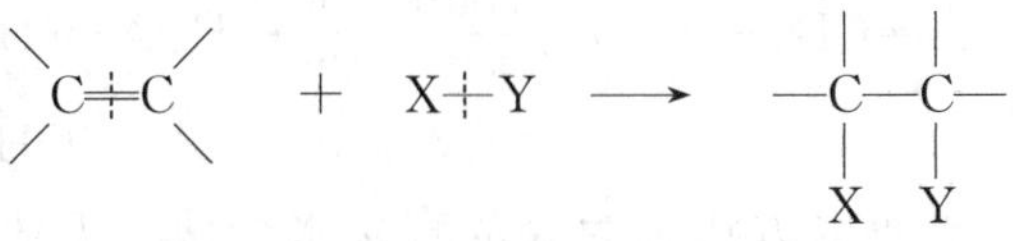

①加卤素　烯烃与卤素发生反应，生成邻位二卤代烷烃，如：

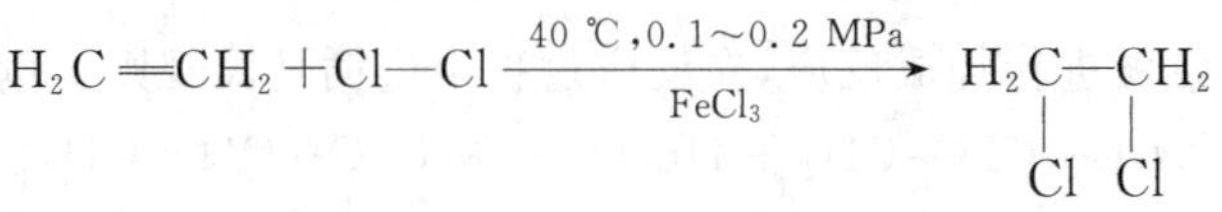

1,2-二氯乙烷

在常温、常压、不加催化剂的条件下,烯烃与溴的四氯化碳溶液或溴水可以迅速发生加成反应,生成二溴代烷烃,如:

$$H_3C—CH=CH_2 \quad + \quad Br_2 \quad \longrightarrow \quad \underset{\underset{Br}{|}}{H_3C}—\underset{\underset{Br}{|}}{CH}—CH_2$$

由于溴水或溴的四氯化碳溶液为红棕色,在反应中溶液迅速褪色。所以,用溴水或溴的四氯化碳溶液可以鉴别烯烃。

②加卤化氢　烯烃除了可以和卤素加成外,还可以和卤化氢进行加成反应,生成卤代烷烃,如:

$$H_2C=CH_2 \quad + \quad H—Cl \xrightarrow[\text{0.3~0.4 MPa}]{\text{无水 AlCl}_3\text{,30~40 ℃}} \underset{\underset{CH_2}{|}}{H_3C}\overset{\overset{Cl}{|}}{}$$

对于对称烯烃(如 2-丁烯等),由于双键上两个碳原子连接的原子或基团相同,所以,无论氢原子或卤素原子加到哪个碳原子上,所得的产物都相同。但对于不对称烯烃(如丙烯等),其在与卤化氢加成时,会生成两种不同的产物。

$$H_3C—CH=CH_2 + HCl \longrightarrow \begin{cases} H_3C—CH_2—\underset{\underset{Cl}{|}}{CH_2} \\ \\ H_3C—\underset{\underset{Cl}{|}}{CH}—CH_3 \end{cases}$$

那么这两种产物是一样多呢,还是其中一种产物更多呢?

1870 年,马尔科夫尼科夫(B. B. Markovnikov)经过大量实验发现:不对称烯烃与不对称小分子试剂加成时,加成试剂的正性基团(包括氢原子)将加在烯烃双键连氢较多(取代基较少)的碳原子上,而负性基团则加在连氢较少的双键碳原子上。这一规律被称为**马尔科夫尼科夫规则**,简称"马氏规则"。所以在丙烯与 HCl 的加成产物中, $H_3C—\underset{\underset{Cl}{|}}{CH}—CH_3$ 更多。

但是,当加成反应中有过氧化物存在时,不对称烯烃与 HCl 的加成产物是与马氏规则相反的。

$$H_3C—CH=CH_2 + HCl \xrightarrow{\text{过氧化物}} H_3C—CH_2—\underset{\underset{Cl}{|}}{CH_2}(占多数)$$

③与其他不对称物质加成　烯烃可以与水加成生产相应的醇。例如:

$$H_3C—CH=CH_2 + H_2O \xrightarrow[\text{300 ℃,7 MPa}]{\text{磷酸-硅藻土}} H_3C—\underset{\underset{OH}{|}}{CH}—CH_3$$

烯烃直接与水反应生成醇的方法称为烃的直接水合法。工业中常用这种方法生产异丙醇。

烯烃还可以与次氯酸进行加成反应,在反应过程中遵循马氏规则。例如:

$$H_3C—CH=CH_2 + HClO \longrightarrow H_3C—\underset{\underset{OH}{|}}{CH}—\underset{\underset{Cl}{|}}{CH_2}$$

在实际反应过程中，HClO 常用氯气和水代替。

另外，烯烃还可以与冷的浓硫酸加成，生产硫酸氢酯。硫酸氢酯易溶于硫酸，利用这一性质，可将混在烷烃中的少量烯烃除去。

$$H_3C—CH{=}CH_2 + H_2SO_4 \longrightarrow H_3C—CH_2—\underset{\underset{OSO_2OH}{|}}{CH_2}$$

硫酸氢酯与水共热可以发生水解反应，生成相应的醇和硫酸。

$$H_3C—CH_2—\underset{\underset{OSO_2OH}{|}}{CH_2} + H_2O \xrightarrow{\triangle} H_3C—CH_2—CH_2—OH + H_2SO_4$$

像这种烯烃与硫酸先发生加成反应，再水解生成醇的方法称为烯烃的间接水合反应。

（2）氧化反应　烯烃的双键非常活泼，容易发生氧化反应。当氧化剂不同时，氧化反应的产物也不同。

①完全氧化　烯烃可以在氧气中充分燃烧，生成 CO_2 和 H_2O。

$$CH_2{=}CH_2 + 3O_2 \xrightarrow{点燃} 2CO_2 + 2H_2O$$

②强氧化剂氧化　烯烃分子中的双键易被强氧化剂氧化，且氧化剂和氧化条件不同时，生成的产物就不同，如用高锰酸钾溶液作氧化剂时，高锰酸钾溶液的浓度、酸碱性、温度对产物的影响都很大。

当烯烃与冷的碱性高锰酸钾溶液作用时，烯烃 π 键断裂，生成邻二醇。同时，高锰酸钾的紫红色迅速褪去，并生成棕色的二氧化锰沉淀。

$$H_3C—CH{=}CH_2 + KMnO_4 + H_2O \longrightarrow H_3C—\underset{\underset{OH}{|}}{CH}—\underset{\underset{OH}{|}}{CH_2} + MnO_2\downarrow + KOH$$

烯烃在过量的、热的高锰酸钾溶液或酸性高锰酸钾溶液中强烈氧化时，双键（C＝C）中的π键和σ键全部断裂，生成相应的氧化产物。

$$H_3C—CH{=}CH—C_2H_5 \xrightarrow[\triangle]{KMnO_4/H^+} CH_3COOH + CH_3CH_2COOH$$

因此，根据氧化产物，可推知原来的烯烃的结构。其中具有 $CH_2{=}$ 结构的烯烃，氧化后生成 CO_2；具有 $RCH{=}$ 结构的烯烃，氧化后生成 RCOOH；具有 $R—\underset{\underset{R'}{|}}{C}{=}$ 结构的烯烃，氧化后生成 $R—\underset{\underset{R'}{|}}{C}{=}O$。因所得的羧酸或酮都是烯烃经氧化后双键断裂而生成的，所以把所得氧化产物分子中的氧都去掉，剩余部分经双键（C＝C）连接起来就是原来的烯烃。

例如：某烯烃经酸性高锰酸钾溶液氧化后生成 CO_2 和丙酮，试推测该烯烃的构造式。

解：根据题意，烯烃氧化后生成了 CO_2，由此可知烯烃结构中应该含有 $CH_2{=}$ 结构；由产物中有丙酮（ $H_3C—\overset{\overset{O}{\|}}{C}—CH_3$ ）可知烯烃结构中应该含有 $H_3C—\underset{\underset{CH_3}{|}}{C}{=}$ 结构。因此，该烯烃应

为 $H_3C-C=CH_2$（2-甲基-丙烯）。
$\quad\quad\;\;\; |$
$\quad\quad\;\; CH_3$

③催化氧化　在催化剂的作用下，烯烃可以被空气氧化。

$$H_2C=CH_2+\frac{1}{2}O_2 \xrightarrow[200\sim300\ ℃]{Ag} H_2C\overset{O}{\underset{}{\triangle}}CH_2$$

（3）聚合反应　在催化剂作用下，乙烯自身也能发生加成反应，生成分子量相对较大的化合物。

$$nCH_2=CH_2 \xrightarrow{催化剂} \left[CH_2-CH_2\right]_n（聚乙烯）$$

像这种烯烃自身加成的反应称为聚合反应。参与反应的烯烃称为单体，生成的物质称为聚合物，聚合物中的"n"称为聚合度。

聚乙烯是一种电绝缘性能好、耐酸碱、抗腐蚀、用途广的高分子材料，主要用于制造包装材料、电线电缆、管道等。用同样的方法也可由丙烯制得聚丙烯，聚丙烯广泛应用于机械、建筑、包装等领域。

（4）α-氢原子的反应　与双键相邻的碳原子称为α-碳原子（α-C），α-碳原子上的氢原子称为α-氢原子（α-H）。α-氢原子由于受到碳碳双键的影响比较活泼，容易发生取代反应和氧化反应。

①取代反应　在高温或光照条件下，烯烃中活泼的α-氢原子容易被卤素取代，生成α-卤代烯烃。例如：

$$H_3C-CH=CH_2+Cl_2 \left\{ \begin{array}{l} \xrightarrow{<300\ ℃} H_3C-\underset{Cl}{\overset{}{CH}}-\underset{Cl}{\overset{}{CH_2}}（加成反应） \\[3mm] \xrightarrow{>500\ ℃} H_2C=CH-\underset{Cl}{\overset{}{CH_2}}（取代反应） \end{array} \right.$$

②氧化反应　在催化剂的作用下，烯烃的α-氢原子可以被空气或氧气氧化。例如：

$$H_2C=CH-CH_3+O_2 \xrightarrow[300\sim400\ ℃]{Cu_2O} H_2C=CH-CHO+H_2O$$

$$H_2C=CH-CH_3+\frac{3}{2}O_2 \xrightarrow[300\sim400\ ℃]{磷钼酸铋} H_2C=CH-COOH+H_2O$$

四、重要的烯烃

乙烯、丙烯和丁烯都是重要的烯烃，是有机合成的重要原料。

1. 乙烯

乙烯是无色、稍带甜味的可燃性气体。工业上，乙烯主要来源于石油的裂化和裂解。实验室里，乙烯是用浓硫酸与乙醇混合加热到 $160\sim180\ ℃$，使乙醇脱水制得的，反应方程式如下：

$$CH_3CH_2OH \xrightarrow[170\ ℃]{浓\ H_2SO_4} CH_2=CH_2+H_2O$$

$\quad\quad\quad\quad$ 乙醇 $\quad\quad\quad\quad\quad\quad\quad\quad$ 乙烯

乙烯是生产乙醇、乙醛、环氧乙烷、苯乙烯、氯乙烯、聚乙烯的基本原料。目前乙烯的系列产品,在国际上占全部石油化工产品产值的一半以上。此外,乙烯还用作水果催熟剂等。

2.丙烯

丙烯是无色、易燃的气体,能与空气形成爆炸混合物。丙烯可由石油裂解得到。目前,丙烯在工业上得到了广泛的应用,可用来制备甘油、丙烯腈、氯丙醇、异丙醇、丙酮、聚丙烯等。这些产品可进一步制备塑料、合成纤维、合成橡胶等。

3.异丁烯

异丁烯是制备丁基橡胶的主要原料,也可用于合成有机玻璃、环氧树脂和叔丁醇等的原料。

第二节　二烯烃

分子中含有两个碳碳双键的烯烃称为二烯烃,其通式为 C_nH_{2n-2}。

一、二烯烃的分类

根据二烯烃中两个双键的相对位置不同,可将二烯烃分为以下 3 类:

(1)累积二烯烃　分子中两个双键连在同一个碳原子上的二烯烃,例如:丙二烯($CH_2{=}C{=}CH_2$)。这类化合物很不稳定,数目不多。

(2)孤立二烯烃　分子中两个双键被一个以上的单键所隔开的二烯烃,例如:1,4-戊二烯($CH_2{=}CH{-}CH_2{-}CH{=}CH_2$)。这类化合物的两个双键距离比较远,相互之间不影响,相当于两个独立的双键,其化学性质与单烯烃相似。

(3)共轭二烯烃　分子中两个双键被一个单键隔开的二烯烃,例如:1,3-丁二烯($CH_2{=}CH{-}CH{=}CH_2$)。这类化合物的两个双键由一个单键隔开,结构特殊,因此具有一些不同于单烯烃的化学性质。

二、共轭二烯烃的结构

1,3-丁二烯是共轭二烯烃中最简单的化合物,其分子中的 4 个碳原子和 6 个氢原子都在同一平面上。杂化轨道理论认为,该分子中的 4 个碳原子都是 sp^2 杂化。它们各以 sp^2 杂化轨道沿键轴方向相互重叠形成 3 个 C—C σ 键,另外 6 个 sp^2 杂化轨道分别与氢原子的1s 轨道沿键轴方向相互重叠形成 6 个 C—H σ 键,所有原子都在同一平面上,键角都接近 120°。

另外,每个碳原子中未参与杂化的一个 p 轨道均垂直于上述平面,这 4 个 p 轨道彼此平行,从侧面重叠,从而形成一个包括 4 个碳原子在内的大 π 键,这个大 π 键是一个整体,称为共轭 π 键。如图 3-5 所示。

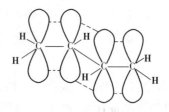

图 3-5　1,3-丁二烯分子中的共轭 π 键

三、二烯烃的命名

二烯烃的命名与烯烃的命名规则类似,其步骤如下:

(1)选择含有两个双键在内的最长碳链为主链,母体命名为"某二烯";

(2)从距离双键最近的一端开始编号;

(3)两个双键的位置用阿拉伯数字标明在前,中间用短线隔开;

(4)取代基的位次和书写遵循最小原则;

(5)若有顺反异构,在名称前标明。

例如:

$$H_2C=CH-C=CH_2$$
$$\qquad\qquad |$$
$$\qquad\qquad CH_3$$

2-甲基-1,3 丁二烯

$$H_3C-CH=CH-C=CH_2$$
$$\qquad\qquad\qquad |$$
$$\qquad\qquad\qquad H_2C-CH_3$$

2-乙基-1,3 戊二烯

(顺,顺)-1-苯基-1,3-戊二烯

(1Z,3Z)-1-苯基-1,3-戊二烯

(反,顺)-1-苯基-1,3-戊二烯

(1E,3Z)-1-苯基-1,3-戊二烯

四、二烯烃的性质

共轭二烯烃与单烯烃一样可以发生加成反应、氧化反应、聚合反应等,例如:

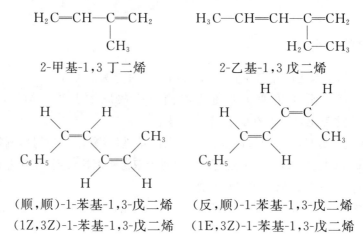

此外,共轭二烯烃由于共轭效应,还可发生一些特殊的反应。

1. 加成反应

共轭二烯烃与 1 mol 卤素或卤化氢等小分子加成时,根据反应条件的不同,既可以发生 1,2 加成反应,也可以发生 1,4 加成反应。例如:

$$H_2C\!=\!CH\!-\!CH\!=\!CH_2 + Br_2 \begin{cases} \xrightarrow{1,2\,\text{加成}} H_2C\!-\!CH\!-\!CH\!=\!CH_2 \\ \qquad\qquad\quad \underset{Br}{|}\ \underset{Br}{|} \\[2mm] \xrightarrow{1,4\,\text{加成}} H_2C\!-\!CH\!=\!CH\!-\!CH_2 \\ \qquad\qquad\quad \underset{Br}{|}\qquad\qquad \underset{Br}{|} \end{cases}$$

1,2 加成和 1,4 加成是同时发生的,反应的主次主要取决于反应的温度、反应物的结构和溶剂的极性等。一般情况下,低温、非极性溶剂有利于 1,2 加成;较高温度或在极性溶剂中有利于 1,4 加成。共轭二烯烃在加成时也遵守马氏规则。例如:

$$CH_2\!=\!CH\!-\!CH\!=\!CH_2 + HBr \begin{cases} \xrightarrow[-80\,℃]{\text{醚}} \underset{H}{\overset{|}{C}}H_2\!-\!\underset{Br}{\overset{|}{C}}H\!-\!CH\!=\!CH_2 + \underset{H}{\overset{|}{C}}H_2\!-\!CH\!=\!CH\!-\!\underset{Br}{\overset{|}{C}}H_2 \\ \qquad\qquad\quad 80\% \qquad\qquad\qquad\qquad 20\% \\[3mm] \xrightarrow[40\,℃]{\text{醚}} \underset{H}{\overset{|}{C}}H_2\!-\!\underset{Br}{\overset{|}{C}}H\!-\!CH\!=\!CH_2 + \underset{H}{\overset{|}{C}}H_2\!-\!CH\!=\!CH\!-\!\underset{Br}{\overset{|}{C}}H_2 \\ \qquad\qquad\quad 20\% \qquad\qquad\qquad\qquad 80\% \end{cases}$$

2. 狄尔斯-阿尔德反应

狄尔斯-阿尔德反应,又称双烯加成,是指在一定条件下,共轭二烯烃与烯烃或炔烃进行 1,4 加成反应。其中生成六元环状化合物的反应,是有机化学合成反应中非常重要的形成碳碳键的方法之一。其中共轭二烯烃叫作双烯体,与双烯体反应的化合物叫作亲双烯体。在反应中,如果亲双烯体上连有吸电子基团($-NO_2$、$-COOH$ 等)或双烯体上连有供电子基团($-CH_3$、$-OCH_3$ 等)时,则反应更容易进行。

习 题

1.选择题。

(1)乙烯分子中的碳原子是 sp^2 杂化的,其构型为(　　)。

A.正四面体　　B.平面型　　C.直线形　　D.三角锥形

(2)乙烯分子中碳碳键的键长为 0.134 nm,比乙烷中碳碳键的键长(0.154 nm)短,这是因为(　　)。

A.乙烯分子比乙烷分子多了一个碳碳 σ 键

B.乙烯分子比乙烷分子多了一个碳碳 π 键

C.乙烯分子比乙烷分子多了一个碳碳氢键

D.乙烯分子比乙烷分子多了一个碳碳离子键

(3)由于 π 键不能单独存在和自由旋转,所以(　　)。

A.烯烃分子存在顺反异构现象

B.烯烃分子存在碳架异构现象

C.烯烃分子存在双键位置异构现象

D.烯烃分子存在吸电子诱导现象

2.写出下列化合物的缩简式。

(1)2,4-二甲基-2-戊烯　　　　(2)2-丁烯

(3)3,3,5-三甲基-1-庚烯　　　(4)2-乙基-1-戊烯

(5)3,4-二甲基-2-戊烯　　　　(6)2-甲基-3-丙基-2-庚烯

3.用系统命名法命名下列烯烃。

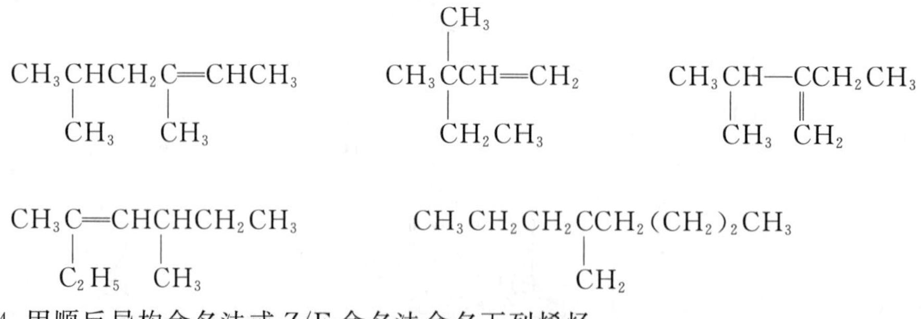

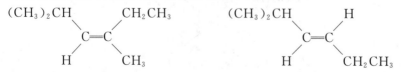

4.用顺反异构命名法或 Z/E 命名法命名下列烯烃。

5.写出下列反应的主要产物。

(1)$CH_2\!\!=\!\!CH\!-\!CH\!\!=\!\!CH_2 + HBr \xrightarrow{\text{低温}}$

(2)$CH_3CH\!\!=\!\!CH\!-\!CH\!\!=\!\!CH_2 + Br_2 \xrightarrow{CCl_4}$

(3) 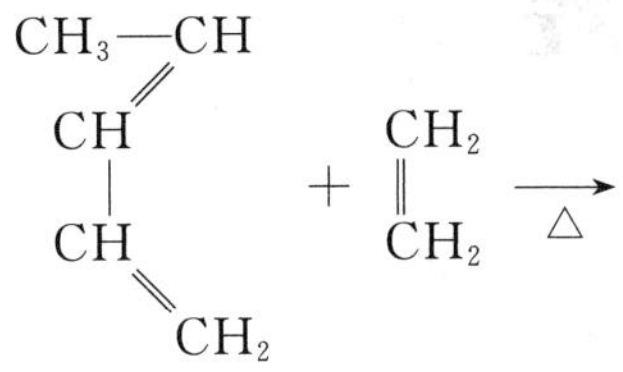
$$
\begin{array}{c}
CH_3\!-\!CH \\
| \\
CH \\
| \\
CH \\
| \\
CH_2
\end{array}
\;+\;
\begin{array}{c}
CH_2 \\
\| \\
CH_2
\end{array}
\;\xrightarrow{\triangle}
$$

(4)$CH_3CH_2\underset{\underset{CH_3}{|}}{C}\!\!=\!\!CHCH_3 \xrightarrow[H^+]{KMnO_4}$

(5)$CH_2\!\!=\!\!CHCH_2CH_2CH\!\!=\!\!\underset{\underset{CH_3}{|}}{C}CH_3 \xrightarrow{HCl(1\ mol)}$

(6)$CH_3\underset{\underset{Br}{|}}{\overset{\overset{Br}{|}}{C}}CH_3 \xrightarrow[C_2H_5OH/\triangle]{KOH}$

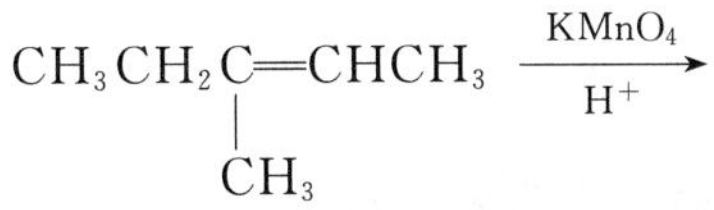

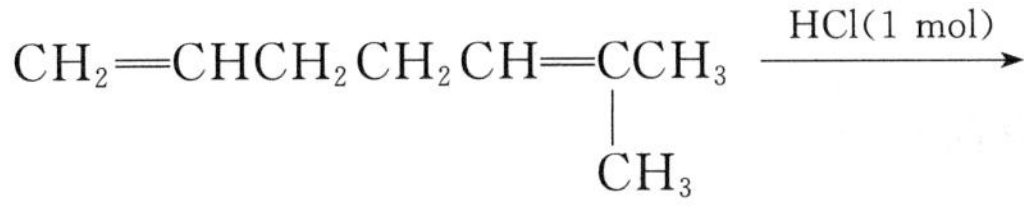

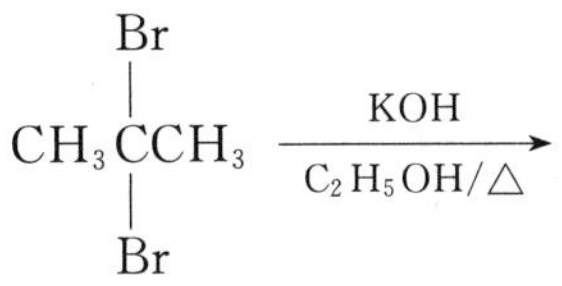

第四章 炔 烃

📖【知识要求】
➢掌握:炔烃的结构特点;炔烃的系统命名法;炔烃的主要化学性质。
➢熟悉:炔烃的鉴别方法。
➢了解:炔烃的化学反应在实际生产中的应用。

📖【能力要求】

会简单炔烃的命名;能利用炔烃的特殊反应进行化合物的鉴别。

炔烃是分子中含有碳碳三键(—C≡C—)的烃。单炔烃的通式为 $C_nH_{2n-2}(n \geqslant 2)$,单炔烃与相同碳原子的二烯烃互为同分异构体。

一、炔烃的结构

乙炔是最简单的炔烃,分子式为 C_2H_2。乙炔分子中的两个碳原子与两个氢原子在同一条直线上,是直线型分子(图 4-1)。杂化轨道理论认为,乙炔分子中碳原子(炔碳原子)为 sp 杂化(图 4-2)。每个碳原子各以一个 sp 杂化轨道互相重叠形成一个 C—C σ 键;另外一个 sp 杂化轨道分别与氢原子的 1s 轨道重叠形成 C—H σ 键;碳原子上剩下两个未参与杂化的 p 轨道分别从侧面重叠,形成两个 π 键(图 4-3),使得炔键 π 电子云呈圆筒形分布。

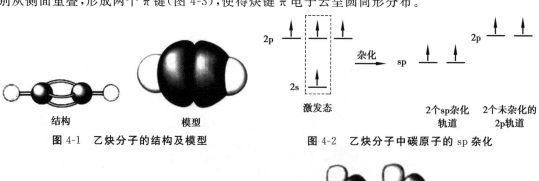

结构　　　模型

图 4-1　乙炔分子的结构及模型　　　　　图 4-2　乙炔分子中碳原子的 sp 杂化

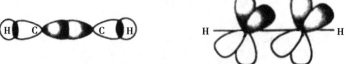

图 4-3　乙炔分子的 σ 键和两个 π 键

二、炔烃的命名

炔烃的系统命名法的命名原则与烯烃类似。例如：

$$CH_3$$
$$H_3C—CH—CH—C\equiv C—CH_3$$
$$CH_2$$
$$CH_3$$

$$CH_3$$
$$H_3C—H_2C—CH—CH—C\equiv C—CH_3$$
$$CH_3$$

5-甲基-4-乙基-2-己炔　　　　　　　　4,5-二甲基-2-庚炔

注意：如果分子中同时含有 C═C 和 C≡C，则选择含有双键和三键在内的最长碳链为主链，编号时从靠近不饱和键的一端开始，使烯、炔两个位次的数字和最小，书写时先烯后炔。若烯、炔的编号相同，应使双键具有最小的位次。例如：

$$CH_3C\equiv CCHCH_2CH═CH_2 \qquad HC\equiv CCH_2CH(CH_3)CH═CH_2$$
$$CH_2CH_3$$

4-乙基-1-庚烯-5-炔　　　　　　　　3-甲基-1-己烯-5-炔

三、炔烃的性质

1.物理性质

(1)物态与溶解度。

①物态　常温下，乙炔、丙炔和1-丁炔为气体。

②溶解度　炔烃同烷烃、烯烃相似，难溶于水，易溶于有机溶剂，如乙醚、四氯化碳等。

(2)熔点、沸点与相对密度。

部分炔烃的熔点、沸点和相对密度见表4-1。

表 4-1　部分炔烃的熔点、沸点和相对密度

名　称	分子式	熔点/℃	沸点/℃	相对密度
乙炔	$HC\equiv CH$	−81.5	−84.7(升华)	0.377 0
丙炔	$HC\equiv C—CH_3$	−102.7	−23.2	0.607 0
1-丁炔	$HC\equiv C—CH_2—CH_3$	−125.7	8.0	0.678 3
1-戊炔	$HC\equiv C—CH_2—CH_2—CH_3$	−90.0	40.1	0.690 1
1-己炔	$HC\equiv C—CH_2—CH_2—CH_2—CH_3$	−131.9	71.3	0.715 5
1-庚炔	$HC\equiv C—CH_2—CH_2—CH_2—CH_2—CH_3$	−81	99.7	0.732 8

续表

名　称	分子式	熔点/℃	沸点/℃	相对密度
1-辛炔	HC≡C—CH₂—CH₂—CH₂—CH₂—CH₂—CH₃	−79.3	126.3	0.746 1
2-丁炔	H₃C—C≡C—CH₃	−32.2	27	0.691
2-戊炔	H₃C—C≡C—CH₂—CH₃	−109.3	56.1	0.705 8
2-己炔	H₃C—C≡C—CH₂—CH₂—CH₃	−89.6	84.5	0.731 5
3-己炔	H₃C—CH₂—C≡C—CH₂—CH₃	−103	81.0	0.723 1

由表 4-1 可知：

①炔烃熔、沸点的变化规律同烷烃相似，也是随分子中碳原子数目的增加而升高。一般情况下，炔烃的熔、沸点比相对应的烷烃、烯烃略高。

②炔烃的相对密度都小于1，比水轻。

2.化学性质

炔烃的化学性质与烯烃相似，容易发生加成、氧化、聚合等反应。炔烃和烯烃一样都属于不饱和烃，分子中都有 π 键，但三键碳原子的杂化状态和电子云分布等与双键有不同之处，因此除某些反应的活性有差别外，最大区别是与炔碳相连的氢（简称炔氢）具有弱酸性。

（1）加成反应　由于炔烃分子里含有不饱和的碳碳三键，因此炔烃能与卤素（如溴、氯）发生加成反应。反应是分步进行的，先加一分子卤素生成二卤代烯，然后继续加成得到四卤代烷。

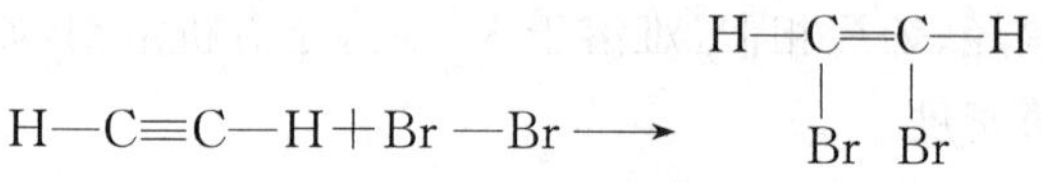

$$H—C≡C—H + Br—Br \longrightarrow \underset{\substack{| \quad |\\ Br \; Br}}{H—C=C—H}$$

1,2-二溴乙烯

$$\underset{\substack{| \quad |\\ Br \; Br}}{H—C=C—H} + Br—Br \longrightarrow \underset{\substack{| \quad |\\ Br \; Br}}{\overset{\substack{Br \; Br\\ | \quad |}}{H—C—C—H}}$$

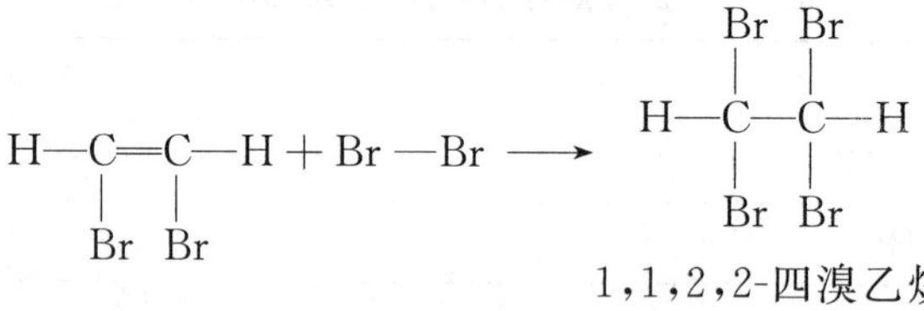

1,1,2,2-四溴乙烷

因为溴水或溴的四氯化碳溶液为红棕色，在反应中，炔烃与溴加成，使溴的颜色褪去，因此，用溴水或溴的四氯化碳溶液可以鉴别炔烃。

炔烃在催化剂的作用下也可与水、醇、有机酸等发生加成反应，在加成时符合马氏规则。

$$HC≡CH + HCl \xrightarrow[\triangle]{催化剂} H_2C=CHCl$$

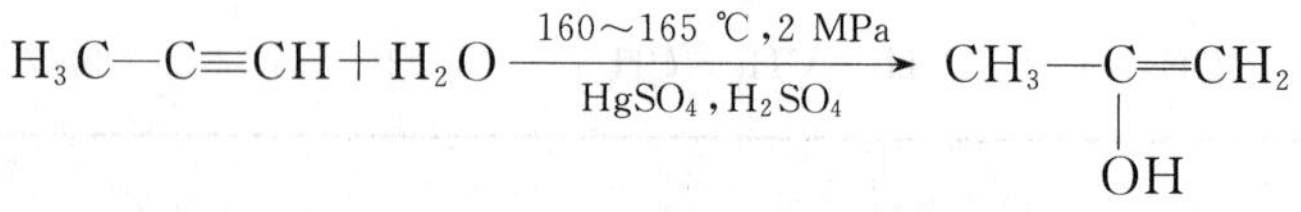

$$H_3C—C≡CH + H_2O \xrightarrow[HgSO_4, H_2SO_4]{160\sim165\ ℃, 2\ MPa} \underset{\substack{|\\ OH}}{CH_3—C=CH_2}$$

烯醇式一般不稳定，会很快发生异构化，形成酮式。烯醇式与酮式处于动态平衡，可相互转化。

$$CH_3-\overset{\displaystyle |}{\underset{\displaystyle OH}{C}}=CH_2 \rightleftharpoons CH_3-\overset{\displaystyle |}{\underset{\displaystyle O}{C}}-CH_3$$

$$HC\equiv CH+CH_3OH \xrightarrow{20\%NaOH} H_2C=CH-O-CH_3$$

（2）氧化反应　炔烃的三键较活泼,容易发生氧化反应。当氧化剂不同时,氧化反应的产物也不同。

①完全氧化　炔烃可以在氧气中充分燃烧,生成 CO_2 和 H_2O。例如：

$$2CH\equiv CH+5O_2 \xrightarrow{\text{点燃}} 4CO_2+2H_2O$$

②强氧化剂氧化　炔烃可以和强氧化剂,如酸性高锰酸钾（$KMnO_4$）溶液发生反应,炔烃三键断裂,生成羧酸或二氧化碳,同时高锰酸钾溶液紫色褪去,但高锰酸钾溶液褪色的速度比烯烃慢。

$$H_3C-C\equiv CH \xrightarrow[\triangle]{KMnO_4/H^+} CH_3COOH+CO_2\uparrow$$

$$H_3C-C\equiv C-C_2H_5 \xrightarrow[\triangle]{KMnO_4/H^+} CH_3COOH+CH_3CH_2COOH$$

在反应过程中,$KMnO_4$ 溶液由反应前的紫色到反应后的颜色褪去,颜色变化非常明显,因此可以用来鉴别炔烃。

在炔烃与酸性 $KMnO_4$ 溶液反应时,不同的炔烃可以生成不同物质。其中具有 $R-C\equiv$ 结构的炔烃,氧化后生成 $RCOOH$;具有 $H-C\equiv$ 结构的炔烃,氧化后生成 CO_2。因此,可以根据氧化后所得的产物推测出原炔烃的结构。

（3）聚合反应　同烯烃一样,炔烃可以发生聚合反应。随着聚合条件的不同,聚合产物也不同。例如：

$$nHC\equiv CH \xrightarrow{\text{齐格勒-纳塔}} \left[\!\!\!-HC=CH-\!\!\!\right]_n$$

$$2HC\equiv CH \xrightarrow[Cu_2Cl_2\text{-}NH_4Cl]{\text{少量盐酸},70\ ℃} H_2C=CH-C\equiv CH$$

$$3CH\equiv CH \xrightarrow[500\ ℃]{Ni(CO)_2,[(C_6H_5)_3P]_2} \bigcirc$$

（4）炔氢原子反应　乙炔和具有 $RC\equiv CH$ 结构特征的炔烃（端基炔烃）,均有直接与三键碳原子相连的氢原子。由于三键碳原子是 sp 杂化,杂化轨道中 s 成分越多,电子云就越靠近碳原子核,所以三键碳原子的电负性较大,从而使 C—H 键极性增加、氢原子活性增强,比较活泼,故乙炔和端基炔烃呈弱酸性,可以与某些金属原子发生反应,生成金属炔化物。

①被碱金属取代　乙炔和端基炔烃能与金属钠及氨基钠（$NaNH_2$）反应,生成炔化钠并放出氢气或氨气。

$$2HC\equiv CH+2Na \xrightarrow{110\ ℃} 2HC\equiv CNa+H_2$$

$$HC\equiv CH+2Na \xrightarrow{190\sim220\ ℃} NaC\equiv CNa+H_2$$

$$HC\equiv CH+NaNH_2 \xrightarrow{\text{液氨}} HC\equiv CNa+NH_3$$

生成的炔化钠是有机合成中非常有用的中间体,它可与卤代烷反应增长碳链,合成高级炔烃,这是有机合成中增长碳链的一个常用方法。

$$RC\equiv CNa + R'X \longrightarrow RC\equiv CR' + NaX$$

②被重金属取代　乙炔或端基炔烃能与硝酸银的氨溶液或氯化亚铜的氨溶液反应,分别生成白色的炔化银沉淀或棕红色的炔化亚铜沉淀。

$$HC\equiv CH + Ag(NH_3)_2NO_3 \longrightarrow HC\equiv CAg\downarrow + NH_4NO_3 + NH_3$$

$$HC\equiv CH + Cu(NH_3)_2Cl \longrightarrow HC\equiv CCu\downarrow + NH_4Cl + NH_3$$

上述反应很灵敏,现象明显,可用于鉴别含有活泼氢的炔烃。

习　题

1.选择题。

(1)下列不能使酸性 $KMnO_4$ 溶液褪色的是(　　)。

A.乙烯　　　　　　B.聚乙烯　　　　　　C.丙烯　　　　　　D.乙炔

(2)下列关于炔烃的描述,正确的是(　　)。

A.分子里含有碳碳三键的不饱和烃叫炔烃

B.炔烃分子里的所有碳原子都在同一直线上

C.炔烃易发生加成反应,也易发生取代反应

D.炔烃不能使溴水褪色,但可以使酸性高锰酸钾溶液褪色

(3)炔烃分子中三键碳原子上的氢具有(　　)。

A.强碱性　　　　　B.弱碱性　　　　　　C.弱酸性　　　　　　D.强酸型

(4)一化合物的分子式为 C_5H_8,该化合物可吸收两分子溴,不能与硝酸银的氨溶液作用,与过量的酸性高锰酸钾溶液作用时,生成两分子二氧化碳和一分子丙酮酸。据此推测该化合物的结构式为(　　)。

　　A. $CH_3C\equiv CCH_2CH_3$　　　　　　　　　B. $HC\equiv C-\underset{\underset{CH_3}{|}}{C}HCH_3$

　　C. $CH_2=CHCH=CHCH_3$　　　　　　　D. $H_2C=C-\underset{\underset{CH_3}{|}}{C}H=CH_2$

(5)下列物质能与 $Ag(NH_3)_2^+$ 反应生成白色沉淀的是(　　)。

A.乙醇　　　　　　B.乙烯　　　　　　C.2-丁炔　　　　　D.1-丁炔

(6)下列化合物中氢原子最易离解的是(　　)。

A.乙烯　　　　　　B.乙烷　　　　　　C.乙炔　　　　　　D.苯

2.命名下列化合物。

(1) $CH_3CH(C_2H_5)C\equiv CCH_3$

(2) $(CH_3)_3CC\equiv C\equiv CC(CH_3)_3$

$$
\begin{array}{c}
\qquad\quad CH_3 \\
\qquad\quad | \\
(3)\ CH{\equiv}CCHCH_2CH_3
\end{array}
$$

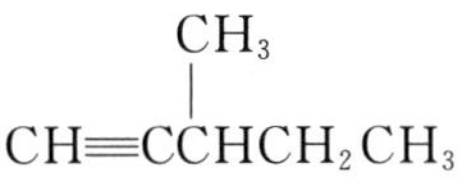

$$
\begin{array}{c}
\qquad\quad CH_3 \qquad\quad C{\equiv}CH \\
\qquad\quad | \qquad\qquad | \\
(4)\ CH_3CH_2CHCH_2CHCHCH_2CH_3 \\
\qquad\qquad\qquad\quad | \\
\qquad\qquad\qquad\quad CH_3
\end{array}
$$

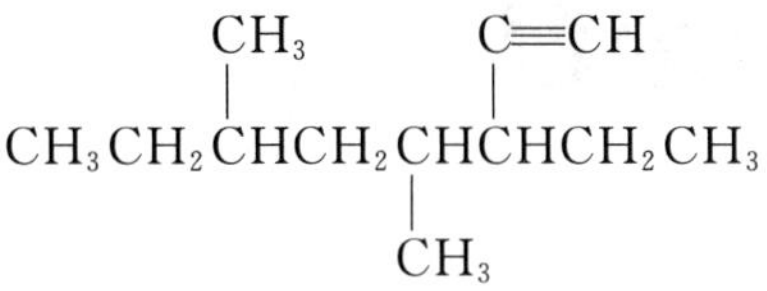

3. 写出下列化合物的缩简式。

(1)3-甲基-2-戊炔   (2)2-甲基-1-丁烯-3-炔

(3)2-甲基-1,3,5-己三烯   (4)3-甲基-3-己烯-1-炔

4. 写出下列反应的主要产物。

(1) $CH_3C{\equiv}CCH_3 + 2H_2 \xrightarrow[\triangle]{Pt}$

(2) $CH_3-C{\equiv}C-CH_3 + Br_2 \xrightarrow[-20\ ℃]{乙醚}$

(3) $CH_3-C{\equiv}C-CH_3 + Br_2 \xrightarrow[80\ ℃]{CCl_4}$

(4) $CH_3CH_2C{\equiv}CH + 2HCl \longrightarrow$

(5) $CH_3(CH_2)_7C{\equiv}C(CH_2)_7CH_3 \xrightarrow[pH=7.5]{KMnO_4/H_2O}$

第五章　芳香烃

➤掌握:苯的结构特点;单环芳烃的重要化学性质。
➤熟悉:苯环上取代反应的定位效应;单环芳烃的命名。
➤了解:单环芳烃的理化性质;萘的结构。

会对苯的衍生物进行命名;能理解与药物相关的苯的衍生物的性质。

很多含有一个或多个苯环结构、具有高度不饱和性却相当稳定的化合物,最初是从天然树脂、香精油中提取得到的具有芳香气味的一类化合物,基本上都含有苯环结构。为了与脂肪族化合物相区别,将此类化合物称为芳香族化合物。后来研究发现,许多含有苯环结构的化合物并无香味,甚至还具有难闻的气味,因而"芳香"一词已失去原有的含义。

第一节　单环芳烃

含有苯环的烃称为苯系芳烃,苯系芳烃分为单环芳烃和多环芳烃。在芳烃中,苯是最简单的单环芳烃。

单环芳烃:分子中仅含一个苯环的芳烃。例如:

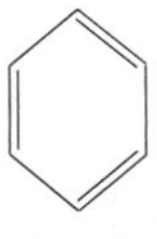

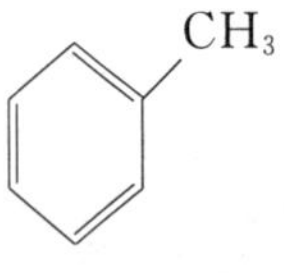

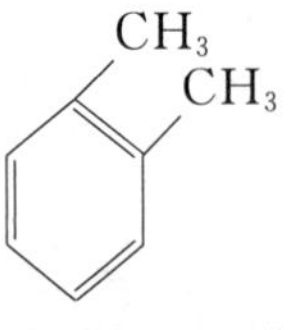

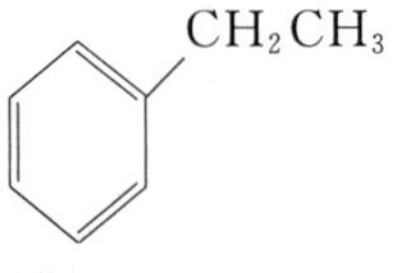

多环芳烃:分子中含两个或两个以上苯环的芳烃。例如:

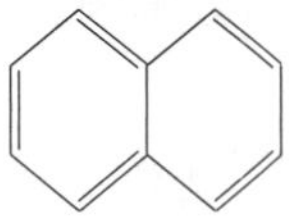

萘 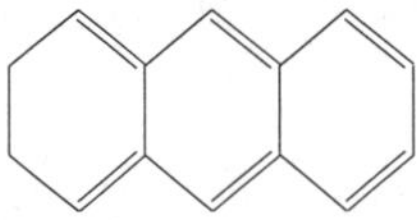　　　　　　蒽 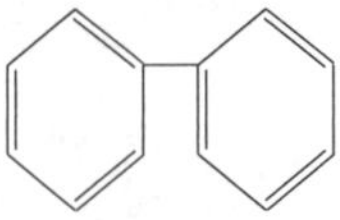　　　　　　联苯

一、单环芳烃的结构

以苯为例,苯的分子式为 C_6H_6。从其分子组成看,苯具有很大的不饱和性,应具有不饱和烃的性质,但实验表明,苯不能使酸性高锰酸钾溶液和溴的四氯化碳溶液褪色。由此可知,苯在化学性质上与烯烃和炔烃明显不同。

苯分子中 6 个碳和 6 个氢的结合方式,曾引起许多化学家的关注。1865 年,德国化学家凯库勒首先提出了苯环结构。他认为,苯的 6 个碳原子连接成一个平面环状六边形,每个碳原子和一个氢原子相连,碳碳键的键长完全相等,而且介于碳碳单键和碳碳双键之间。为了满足碳的四价,凯库勒将苯的结构表示为含有交替单、双键的六碳原子的环状化合物。

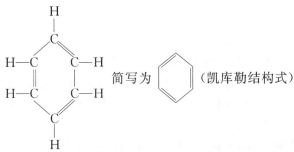

杂化轨道理论认为,苯分子中的 6 个碳原子都是 sp^2 杂化,每个碳原子的 3 个 sp^2 杂化轨道分别与相邻的两个碳原子的 sp^2 杂化轨道和 1 个氢原子的 s 轨道形成两个碳碳 σ 键和 1 个 C—H σ 键,所有的 σ 键都在同一个平面上,因此 6 个碳和 6 个氢原子均在同一平面上。此外,每个碳原子剩下的一个未参与杂化的 p 轨道的对称轴彼此平行,且垂直于上述平面,这样 6 个 p 轨道依次"肩并肩"平行重叠,形成一个 6 个电子的闭合的大 π 键共轭体系(图 5-1)。

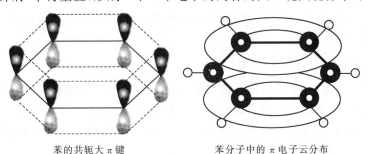

苯的共轭大 π 键　　　　苯分子中的 π 电子云分布

图 5-1　苯的共轭体系

由于共轭效应,π 电子高度离域,电子云完全平均化,碳碳键键长完全相同(均为 0.140 nm),故苯环上无单双键之分,难以发生加成反应和氧化反应,却容易发生取代反应;而且,苯环上的 6 个碳氢键(C—H)的地位是相同的,因此,苯的邻二卤代物只有一种。

现代文献常用 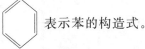(中间的圆圈表示 π 电子云为一个整体)表示苯的构造式,但是,由

于沿用已久,习惯上教科书仍用 ⬡ 表示苯的构造式。

二、苯环上取代反应的定位规律

苯环上,一个氢原子被其他原子或基团取代后生成的产物称为一元取代苯,两个氢原子被其他原子或基团取代后生成的产物称为二元取代苯。一元取代苯或二元取代苯再次发生取代时,反应按照一定规律进行。

在单环芳烃的取代反应中,一元取代苯发生取代时,反应是否容易进行、新取代基进入环上的哪个位置,主要取决于原有取代基的性质。习惯上,把原有的取代基称为定位基。

由上述可知,定位基有两个主要的作用:一是影响取代基反应进行的难易;二是影响新取代基进入苯环的位置。这两个作用统称为定位效应。

1.定位基的分类

根据定位基定位效应的不同,可以将定位基分为第一类定位基和第二类定位基。

(1)第一类定位基 又叫邻、对位定位基。这类定位基连接在苯环上时,能使新进入的基团主要进入其邻、对位。除少数基团(如卤素)外,该类定位基一般都能使反应容易进行。常见的第一类定位基有:$-O^-$、$-N(CH_3)_2$、$-NH_2$、$-OH$、$-OCH_3$、$-NHCOCH_3$、$-OCOCH_3$、$-R$、$-X(Cl,Br,I)$、$-C_6H_5$等。

这类定位基的特点是:负离子或与苯环相连的第一个碳原子是饱和的(苯基除外)。此类定位基的定位能力按上述顺序依次减弱。

(2)第二类定位基 又叫间位定位基。这类定位基连接在苯环上时,能使新进入的基团主要进入其间位。该类定位基一般都能使苯环钝化,从而使反应比苯难进行。常见的第二类定位基有:$-N^+(CH_3)_3$、$-NO_2$、$-CN$、$-SO_3H$、$-CHO$、$-COCH_3$、$-COOH$、$-COOCH_3$、$-CONH_2$等。

这类定位基的特点是:正离子或与苯环相连的第一个碳原子是不饱和的。此类定位基的定位能力按上述顺序依次减弱。

2.二元取代苯的定位规律

对于一元取代苯来说,新引入的基团主要根据上述定位基规律确定进入的位置。对于二元取代苯来说,新引入基团的位置要由两个定位基决定。通常有以下几种形式:

(1)两个定位基的定位效应一致 如果苯环上有两个定位效应一致的定位基,那么新基团进入两个定位基一致指向的位置,例如:

(2)两个定位基的定位效应不一致 当两个定位基的定位效应不一致时,一般由第一类定位基决定新基团的进入位置,例如:

（3）两个定位基的定位效应一致,但定位能力不同　当两个定位基的定位效应一致,但定位能力不同时,一般由定位能力强的定位基决定新基团的进入位置,例如：

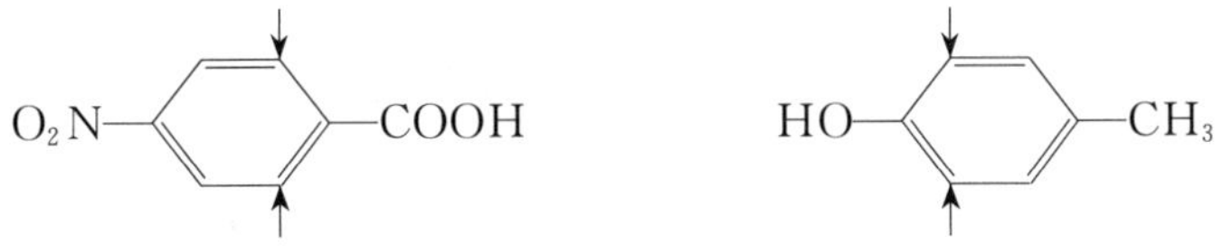

（4）定位规律的应用　掌握苯环上取代反应的定位规律,对预测产物、设计合成路线等具有非常重要的意义。

①预测产物。例如：写出下列化合物发生硝化时的主要产物。

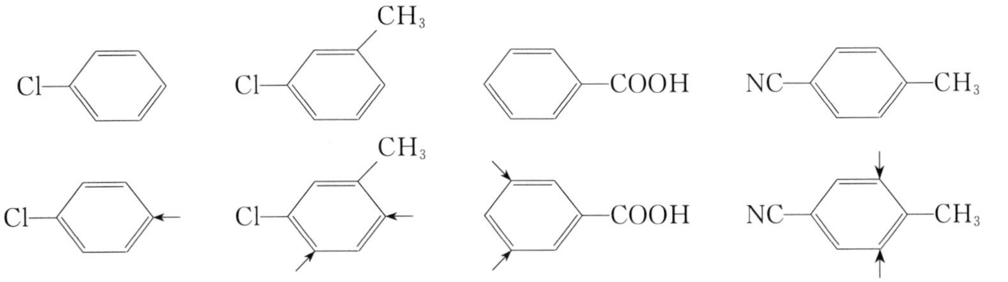

②设计合成路线。例如：由苯和必要的试剂合成对硝基苯甲酸。

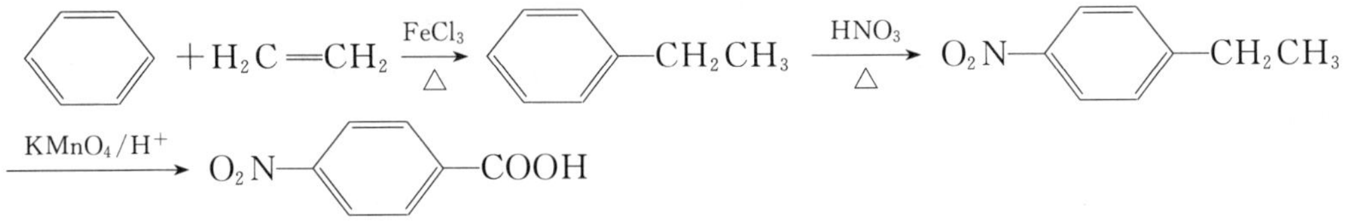

三、苯及其衍生物的命名

苯的同系物是指苯分子中的氢原子被烷基取代后的产物,且组成上与苯相差一个或若干个 CH_2,苯和苯的同系物的通式为 C_nH_{2n-6}（$n \geqslant 6$）。

1.烷基苯的命名

（1）简单烷基苯的命名　命名简单烷基苯时,将苯作为母体,将烷基看作取代基。

①一元取代　苯环上的一个氢原子被烷基取代后形成苯的一元取代物,苯的一元取代只有一种产物。例如：

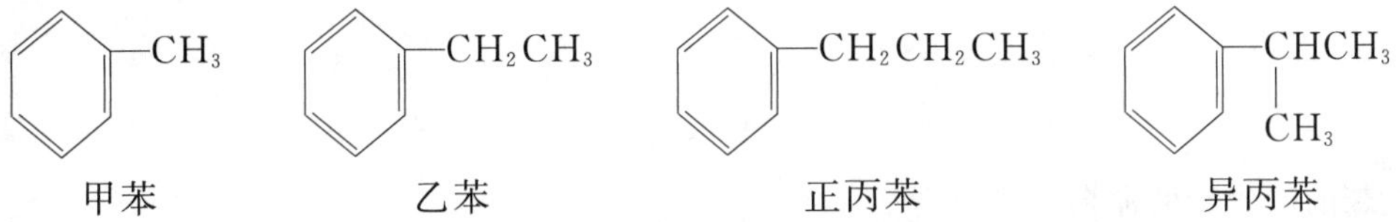

甲苯　　　　乙苯　　　　　　正丙苯　　　　　异丙苯

②二元取代　苯的二元取代有 3 种位置异构,如二甲苯有 3 种位置异构体。它们之间的差别在于两个甲基在苯环上的相对位置不同,可分别用"邻""间"和"对"来表示。例如：

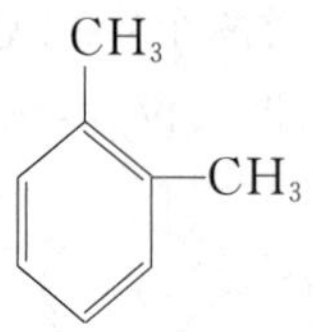

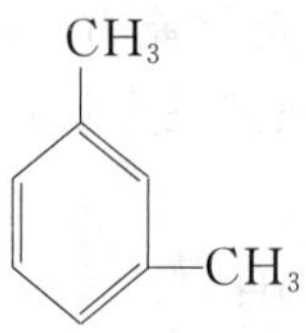

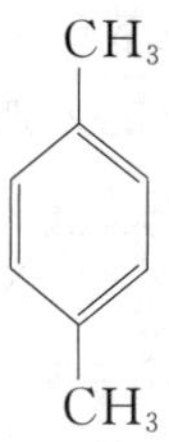

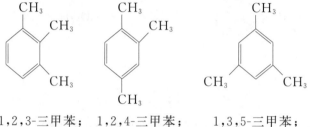

1,2-二甲苯；　　1,3-二甲苯；　　1,4-二甲苯；

邻二甲苯　　　　间二甲苯　　　　对二甲苯

③多元取代　当苯环上有 3 个或者更多取代基时,可用阿拉伯数字表示取代基的位置。取代基相同的三元取代物,也可用"连""偏""均"表示它们的相对位置。例如:

1,2,3-三甲苯；　　1,2,4-三甲苯；　　　1,3,5-三甲苯；

连三甲苯　　　　偏三甲苯　　　　　均三甲苯

（2）复杂烷基苯的命名　当苯环上连接复杂烷基时,可把苯基看作取代基,以烷烃为母体。例如:

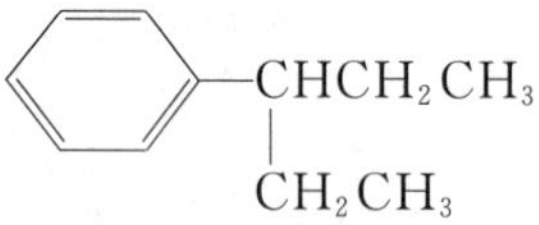

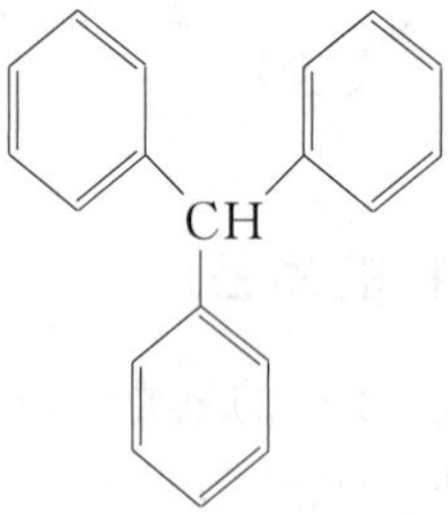

3-苯基戊烷　　　　　　　三苯甲烷

苯代不饱和脂肪链烃的命名也把苯基当作取代基,以不饱和链烃为母体。例如:

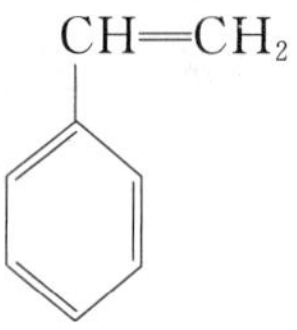

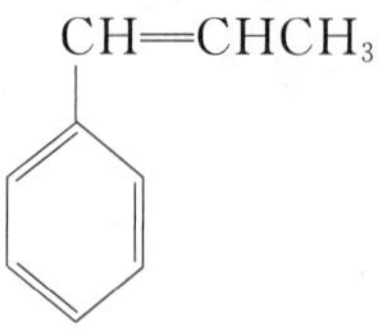

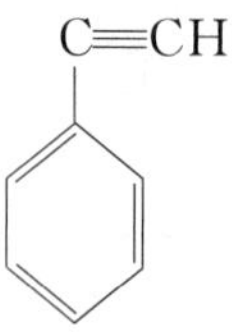

CH＝CH₂　　　　CH＝CHCH₃　　　　C≡CH

苯乙烯　　　　1-苯丙烯　　　　苯乙炔

2.苯的衍生物的命名

当苯环上含有两个不同基团（官能团）时,命名按下列顺序,排在前面的官能团为母体,排在后面的作为取代基,如羧基（—COOH）、醛基（—CHO）、羟基（—OH）、氨基（—NH₂）、烷氧基（—OR）、烷基（—R）、卤素（—X）、硝基（—NO₂）。例如:

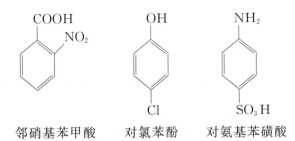

邻硝基苯甲酸　　对氯苯酚　　对氨基苯磺酸

四、单环芳烃的物理性质

1. 物态与溶解度

(1)物态　苯及苯的同系物都是无色、具有芳香气味的液体。

(2)溶解度　同烷烃类物质一样,单环芳烃不溶于水,可溶于醇、醚等有机溶剂。

2. 熔点、沸点与相对密度

(1)熔点　单环芳烃的熔点与分子的结构有一定的关系,若分子组成相同,则对称性越好,熔点越高,例如:

熔点:$H_3C-\text{〈〉}-CH_3 > \text{〈〉}(CH_3, CH_3) > \text{〈〉}(H_3C, CH_3)$

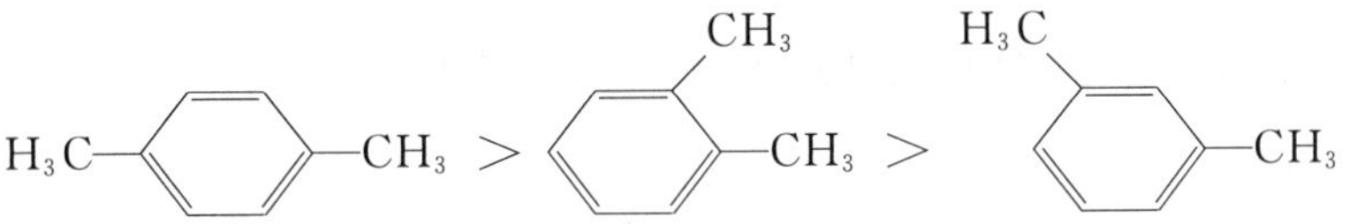

(2)沸点　单环芳烃的沸点随着原子数目的增加而升高;侧链的位置对其沸点没有大的影响。

(3)相对密度　单环芳烃的相对密度小于1,比水轻。

部分单环芳烃的熔点、沸点和相对密度如表5-1所示。

表 5-1　部分单环芳烃的熔点、沸点和相对密度

名　称	熔点/℃	沸点/℃	相对密度
苯	5.5	80	0.879
甲苯	−95	111	0.866
邻二甲苯	−25	144	0.881
间二甲苯	−48	139	0.864
对二甲苯	13	138	0.861
乙苯	−95	136	0.866 9
正丙苯	−99	159	0.862 1
异丙苯	−96	152	0.864
苯乙烯	−31	145	0.907 4
苯乙炔	−45	142	0.929 5

五、单环芳烃的化学性质

单环芳烃的结构比较稳定,但在一定条件(如催化)下,可以发生取代、加成和氧化等反应。

1.取代反应

(1)**卤代反应**　芳烃与卤素在不同的条件下可以发生不同的取代反应。

①苯环上的取代反应　在催化剂(铁粉或三卤化铁等)存在下,苯环上的氢原子被卤素原子取代生成卤代苯。常见的卤代反应有氯代反应和溴代反应。

$$\bigcirc +Cl_2 \xrightarrow[\triangle]{Fe} \bigcirc\!\!-Cl + HCl$$

$$\bigcirc +Br_2 \xrightarrow[\triangle]{FeBr_3} \bigcirc\!\!-Br + HBr$$

当苯环上有烷基时,卤素一般取代苯环的邻位或对位。

$$H_3C\!\!-\!\!\bigcirc +Cl_2 \xrightarrow[\triangle]{Fe} H_3C\!\!-\!\!\bigcirc\!\!-Cl + \bigcirc\!\!\begin{smallmatrix}CH_3\\Cl\end{smallmatrix}$$

②侧链上的取代反应　在光照或加热条件下,甲苯的卤代反应发生在苯环的侧链上,优先取代侧链的 α-H。

$$H_3C\!\!-\!\!\bigcirc +Cl_2 \xrightarrow{光照或加热} Cl\!\!-\!\!CH_2\!\!-\!\!\bigcirc$$

$$\begin{smallmatrix}CH_3\\HC\\CH_3\end{smallmatrix}\!\!-\!\!\bigcirc +Cl_2 \xrightarrow{光照或加热} \begin{smallmatrix}CH_3\\Cl\!\!-\!\!C\\CH_3\end{smallmatrix}\!\!-\!\!\bigcirc$$

③硝化反应　苯与混酸(浓硝酸与浓硫酸的混合物)作用时,硝基(—NO_2)取代苯环上的氢原子,生成硝基苯。在这个反应中浓硫酸既是催化剂,又是脱水剂。

$$\bigcirc +HNO_3(浓) \xrightarrow{浓 H_2SO_4} \bigcirc\!\!-NO_2 + H_2O$$

苯环上单硝基取代后,一般情况下不再继续发生硝化反应,如果需要继续硝化,就需使用发烟硝酸和发烟硫酸。

$$\bigcirc\!\!-NO_2 + HNO_3(发烟) \xrightarrow{发烟 H_2SO_4} \bigcirc\!\!\begin{smallmatrix}-NO_2\\ \\NO_2\end{smallmatrix} + H_2O$$

烷基苯比苯容易进行硝化反应,反应一般生成邻位和对位产物。

$$H_3C\!\!-\!\!\bigcirc +HNO_3(浓) \xrightarrow[30\ ℃]{浓 H_2SO_4} H_3C\!\!-\!\!\bigcirc\!\!-NO_2 + \bigcirc\!\!\begin{smallmatrix}CH_3\\NO_2\end{smallmatrix}$$

甲苯与浓硝酸和浓硫酸的混合酸在一定条件下也可以发生反应,生成2,4,6-三硝基甲苯。

$$\text{（甲苯）} + 3HNO_3 \xrightarrow[\triangle]{\text{浓 } H_2SO_4} \text{（2,4,6-三硝基甲苯）} + 3H_2O$$

2,4,6-三硝基甲苯简称三硝基甲苯,又叫梯恩梯（TNT）,是一种淡黄色的晶体,不溶于水。它是一种烈性炸药,广泛应用于国防、开矿、筑路、兴修水利等方面。

④磺化反应 苯与浓硫酸或发烟硫酸作用时,磺酸基（—SO$_3$H）取代苯环上的氢原子,生成苯磺酸,这个反应就是芳基的磺化反应。

$$\text{（苯）} + H_2SO_4 \text{（浓）} \xrightleftharpoons{70\sim80\ ℃} \text{（苯）}-SO_3H + H_2O$$

苯磺酸是一种结晶性固体,酸性强似硫酸,易溶于水。因此,常常利用磺化反应在有机化合物或药物中引入磺酸基以增大其水溶性。另外,磺化反应是一个可逆反应。苯磺酸加水煮沸或与稀硫酸共热时可水解脱去磺酸基生成苯和硫酸。

烷基苯的磺化反应比苯更容易进行,反应一般生成邻位或对位产物。但反应产物会受温度的影响。一般来说,提高温度有利于对位产物的生成。例如:

$$\text{（甲苯）} \xrightarrow{\text{浓 } H_2SO_4}$$

0 ℃ → H_3C-（苯）$-SO_3H$ + （邻甲苯磺酸）

43% 53%

100 ℃ → H_3C-（苯）$-SO_3H$ + （邻甲苯磺酸）

79% 13%

⑤傅克烷基化反应 在催化剂作用下,芳烃可以与烷基化试剂发生反应,苯环上的氢原子被烷基化试剂取代,这个反应叫作傅克烷基化反应。在傅克烷基化反应中,常见的催化剂有路易斯酸（FeCl$_3$、AlCl$_3$等）或质子酸（HF、H$_3$PO$_4$等）,常见的试剂有卤代烷烃、烯烃、醇等。

$$\text{（苯）} + CH_3\overset{O}{\overset{\|}{C}}-Cl \xrightarrow[70\sim80\ ℃]{\text{无水 } AlCl_3} \text{（苯）}-\overset{O}{\overset{\|}{C}}CH_3 + HCl$$

注:傅克烷基化反应在引入 3 个或 3 个以上的碳时,常因同分异构现象而得到不止一种产物。

$$\text{（苯）} + CH_3CH_2CH_2Cl \xrightarrow{\text{无水 } AlCl_3}$$

CH(CH$_3$)$_2$ 异丙苯（主要产物） + CH$_2$CH$_2$CH$_3$ 正丙苯（次要产物） + HCl

2.加成反应

苯环比较稳定,一般情况不能发生加成反应,但在催化剂(如镍)、高温、高压条件下,苯可发生加成反应,例如:

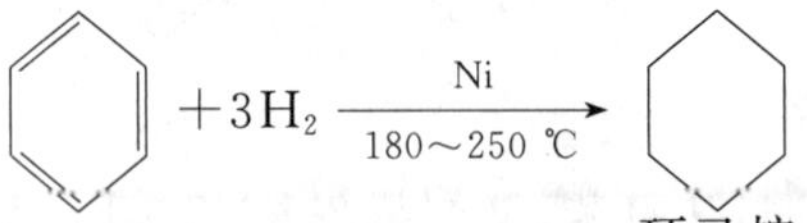

环己烷

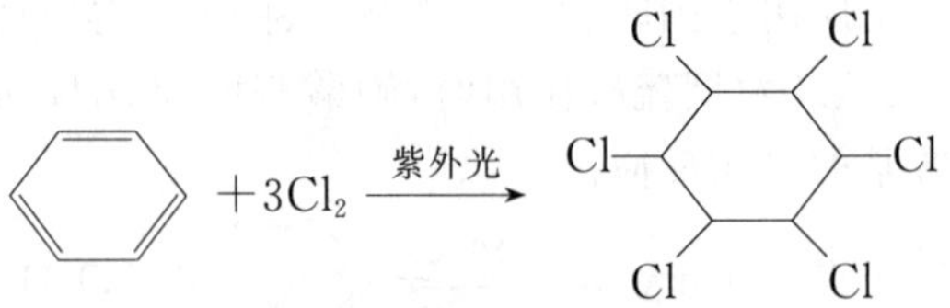

六氯环己烷(六六六)

3.氧化反应

(1)苯环氧化　一般情况下,苯环很难被氧化。但在高温和催化剂作用下,苯环可氧化开环,生成顺丁烯二酸酐。

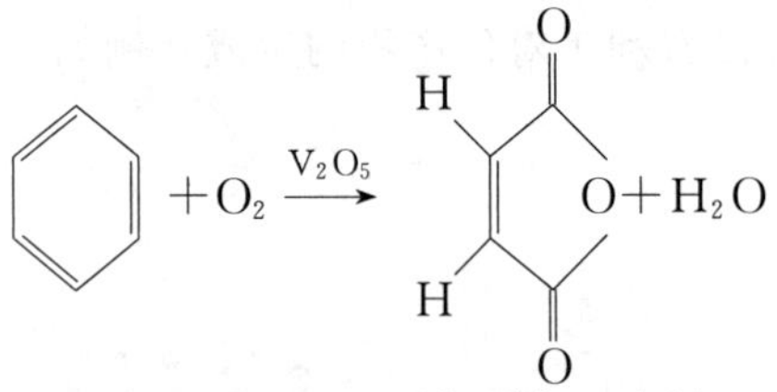

顺丁烯二酸酐

(2)侧链氧化　在含侧链的烷基苯中,受苯环影响,侧链的 α-H 变得比较活泼,易被氧化。所以在酸性高锰酸钾条件下,侧链被氧化成羧基。例如:

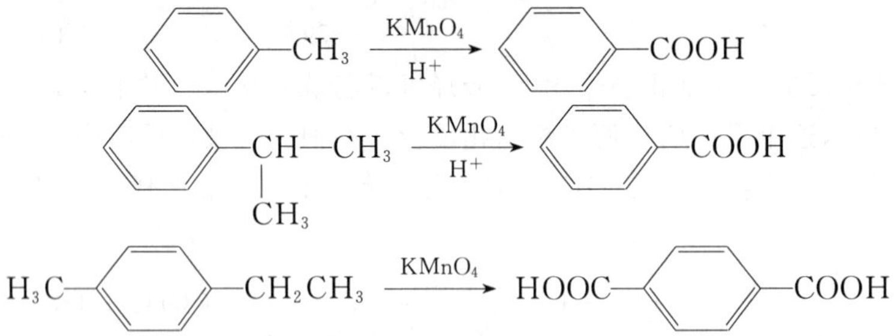

但是,若烷基苯的侧链不含 α-H,则侧链不发生氧化。例如:

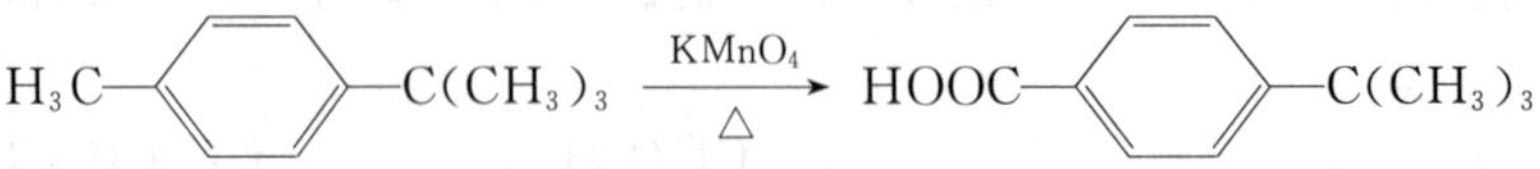

对叔丁基甲苯　　　　　　　　　　　　对叔丁基苯甲酸

六、重要的单环芳烃

1.苯

苯来源于炼焦工业,可从焦炉气和煤焦油中获得,在常温下是无色、可燃、易挥发、有致癌毒性的有芳香气味的透明液体。它难溶于水,易溶于乙醇、乙醚等有机溶剂,苯本身也可作有机溶剂。苯的蒸气有毒,且能与空气形成爆炸性混合物,爆炸极限为 1.5%~8.0%(体积分数)。

苯是一种石油化工基本原料,被广泛用于生产合成纤维、橡胶、塑料、农药、医药、染料和洗涤剂等。其产量和生产技术是一个国家石油化工发展水平的标志之一。

2.甲苯

甲苯是无色、可燃、可挥发的透明液体,有类似苯的芳香气味。甲苯的沸点为 110.6 ℃,相对密度为 0.866,极微溶于水,易溶于乙醇、乙醚等有机溶剂。甲苯的蒸气有毒,且能与空气形成爆炸性混合物,爆炸极限为 1.2%~7.0%(体积分数)。

甲苯是重要的化工原料之一,大部分从石油芳构化获得,还有一部分来自煤焦油。它主要用来制造三硝基甲苯(TNT)、苯甲醛和苯甲酸等重要物质。甲苯可用作溶剂,也可直接作为汽油的组分。

3.苯乙烯

苯乙烯为无色、易燃液体,其沸点为 145.2 ℃,相对密度为 0.906,难溶于水,易溶于乙醇和乙醚。苯乙烯有毒,在空气中的允许浓度为 0.1 mg/L 以下。苯乙烯易聚合成聚苯乙烯,故生产和储存期间,须加阻聚剂(如对苯二酚)以防止其聚合。

工业上,苯乙烯由乙苯经侧链脱氢得到。苯乙烯主要用于合成聚苯乙烯塑料、丁苯橡胶、ABS 工程塑料和离子交换树脂等。

第二节　多环芳烃

多环芳烃是指含两个或两个以上苯环的芳烃。根据苯环连接方式的不同,多环芳烃可分为联苯和联多苯、多苯代脂肪烃和稠环芳烃。

一、联苯和联多苯

这类多环芳烃是由两个或两个以上的苯环以 σ 键连接而成的化合物。联苯类衍生物及联多苯类化合物都是以联苯为母体来命名的。

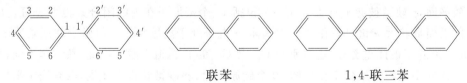

联苯　　　　　　　　　　1,4-联三苯

二、多苯代脂肪烃

这类多环芳烃可看作脂肪烃分子中的氢原子被两个或两个以上的苯基取代而形成的化合物。此类化合物以苯基为取代基,脂肪烃为母体来命名。

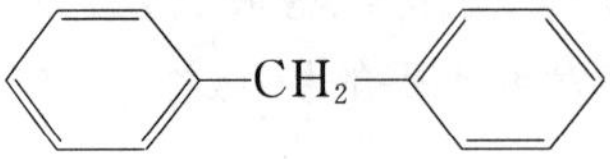

二苯甲烷 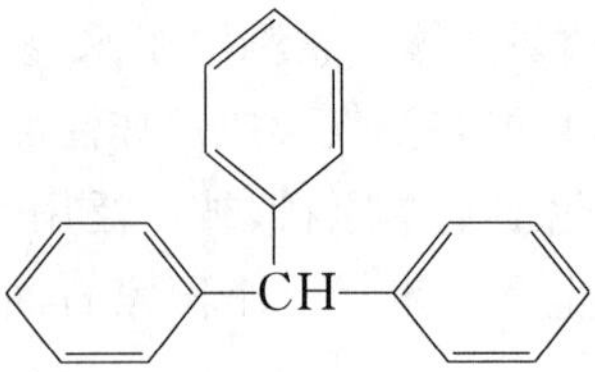   三苯甲烷

三、稠环芳烃

稠环芳烃是指由两个或两个以上的苯环共用两个相邻碳原子稠合而成的多环化合物。

1. 萘

萘是煤焦油中含量最多的化合物,高温煤焦油含萘约 10%。萘为白色片状晶体,熔点为 80 ℃,沸点为 218 ℃,可升华,不溶于水,能溶于乙醇、乙醚和苯等有机溶剂。萘有特殊气味,有防虫作用,市面上出售的卫生球就是萘的粗制品。

萘的分子式为 $C_{10}H_8$,由两个苯环共用相邻两个碳原子稠合而成。萘的构造式和环上碳原子的编号如下,其中 1、4、5、8 位碳原子相同,称为 α 位;2、3、6、7 位碳原子相同,称为 β 位。

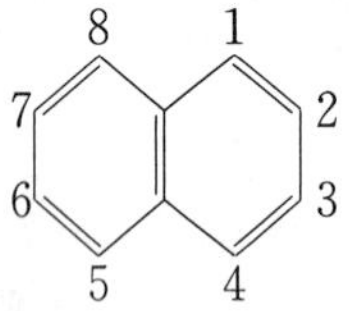

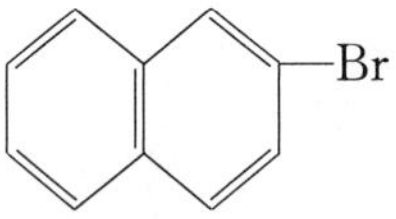

β-溴萘 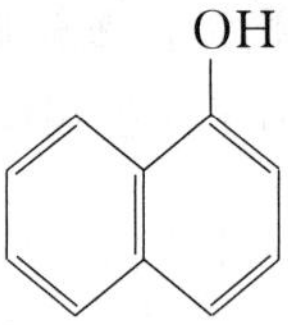   α-萘酚

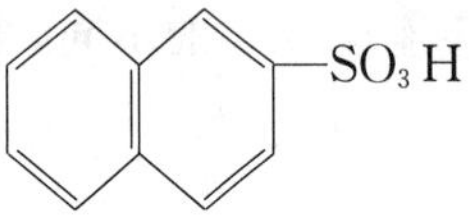

β-萘磺酸 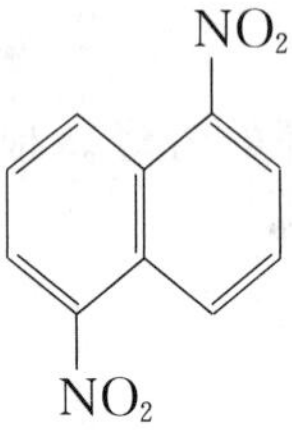   1,5-二硝基萘 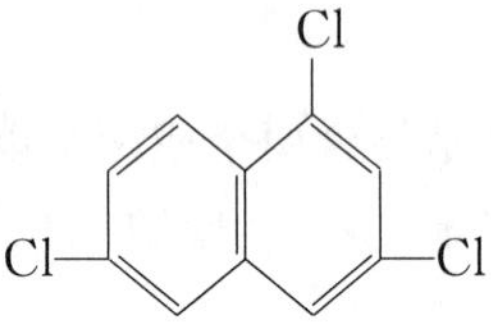   1,3,6-三氯萘

萘分子的成键形式与苯分子类似,也是每个碳原子以 sp^2 杂化轨道与其他 3 个原子(相邻的碳原子或氢原子)的 s 轨道形成 σ 键。碳原子没有参与杂化的 p 轨道的对称轴都垂直于萘环所在的平面,p 轨道彼此平行重叠成一个包括 10 个碳原子在内的闭合共轭大 π 键。由 p 轨道组成的平面环状大 π 键可看作两个六隅体,π 电子处于离域状态。但两个共用碳原子(稠合点)的 p_z 轨道除了彼此重叠外,还分别与 $C_{1,8}$ 及 $C_{4,5}$ 的 p_z 轨道重叠。因此,萘和苯不同,萘分子中 π 电子云并不是均匀地分布在环的 10 个碳原子上;各碳键长也有差别,没有完全平均化(图 5-2)。

萘分子结构中,不同碳原子上的电子云密度不同,这使萘环上不同位置的碳原子表现出不同的反应活性,如 α 位碳原子的电子云密度最高,β 位碳原子的低些,共用碳原子的最低。因此它们发生亲电取代反应的难易程度也不同。萘比苯更容易发生取代反应、氧化反应及加成反应。

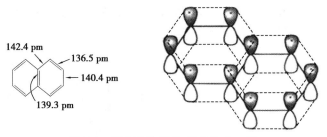

图 5-2　萘分子的键长、键角和大 π 键

（1）取代反应　由于萘分子中电子云分布不均匀，α 位上的电子云密度较高，因此亲电取代反应多发生在 α 位，且比苯更易发生卤代、硝化、磺化等取代反应。例如：

①在三氯化铁催化下，将氯气通入萘的苯溶液中，主要生成 α-氯萘；加热萘与溴的四氯化碳溶液可得到 α-溴萘。

$$
\text{萘} + Cl_2 \xrightarrow{FeCl_3} \text{α-氯萘(Cl)}
$$

α-氯萘

$$
\text{萘} + Br_2 \xrightarrow[\triangle]{CCl_4} \text{α-溴萘(Br)} + HBr
$$

α-溴萘

②萘比苯更易发生硝化反应。在一定温度下，萘与硝-硫混酸作用得到 α-硝基萘。α-硝基萘是合成染料和农药的中间体。

$$
\text{萘} + HNO_3 \xrightarrow[\triangle]{H_2SO_4} \text{α-硝基萘(NO}_2\text{)} + H_2O
$$

α-硝基萘

③萘与浓硫酸发生磺化反应时，温度不同，产物也不同。在低温下主要产物为 α-萘磺酸；在较高温度下，α 位稳定性较差，则磺化反应的主要产物为 β-萘磺酸。

$$
\text{萘} + H_2SO_4(\text{浓})
\begin{cases}
\xrightarrow{80\,℃} \text{α-萘磺酸}(SO_3H) \\
\xrightarrow{160\,℃} \text{β-萘磺酸}(SO_3H)
\end{cases}
\text{加热}
$$

α-萘磺酸

β-萘磺酸

（2）氧化反应　萘比苯更易被氧化，氧化部位主要在 α 位。在缓和条件下，萘氧化生成 1,4-萘醌；在高温条件下，萘氧化生成邻苯二甲酸酐。

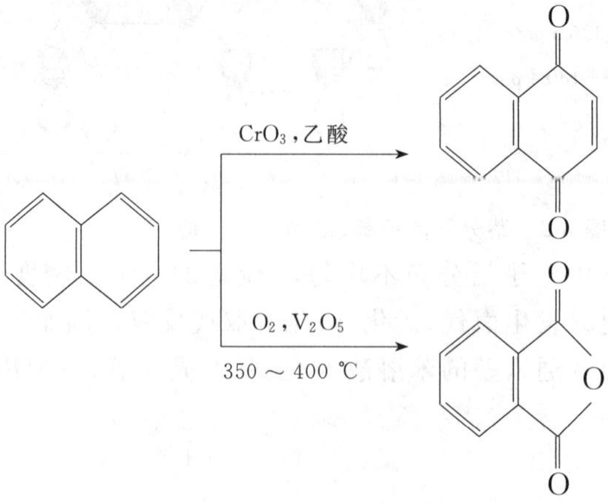

CrO₃,乙酸 → 1,4-萘醌

O₂,V₂O₅ 350～400 ℃ → 邻苯二甲酸酐

有止血作用的维生素 K₁、K₂、K₃ 是 1,4-萘醌的重要衍生物。

（3）加成反应　萘比苯更易发生加成反应。萘的不饱和性比苯显著，可以发生部分或全部加氢。在一定温度和压力下，有催化剂镍或铂存在时，萘加氢可得到四氢化萘或十氢化萘。

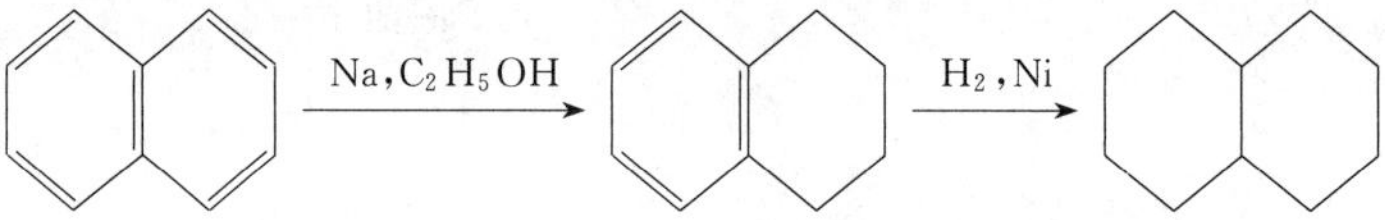

Na,C₂H₅OH → 四氢化萘　H₂,Ni → 十氢化萘

2.蒽和菲

蒽和菲都存在于煤焦油中，分子式皆为 C₁₄H₁₀，由 3 个苯环稠合而成，二者互为同分异构体。蒽和菲的结构与萘相似，分子中所有的原子都在同一平面上，是闭合的共轭体系。同时，蒽和菲分子中碳原子的电子云密度也是不均匀的，因此，分子中各碳原子的编号是固定的。其中 1、4、5、8 位的碳原子相同，称为 α 位；2、3、6、7 位的碳原子相同，称为 β 位；9、10 位的碳原子相同，称为 γ 位。

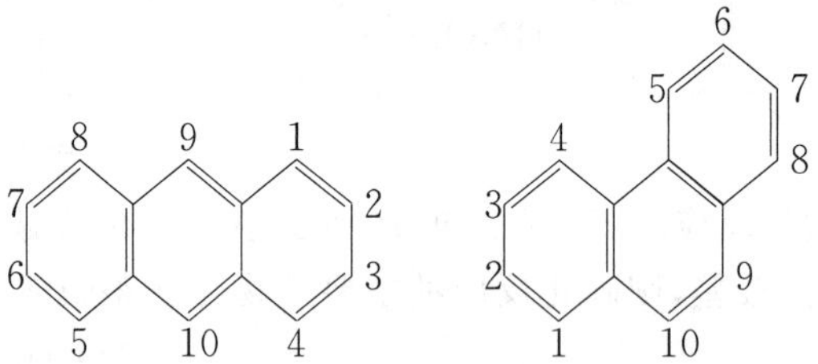

蒽　　　　菲

蒽和菲可发生加成反应。试剂主要进攻 9、10 位。蒽在 9 位和 10 位发生 1,4 加成，生成具有两个分开的芳香苯环化合物。

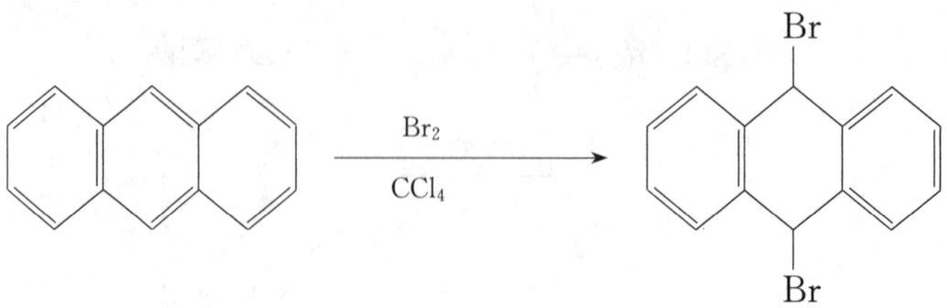

Br₂ CCl₄ →

相似地,菲在 9 位和 10 位发生 1,2 加成。

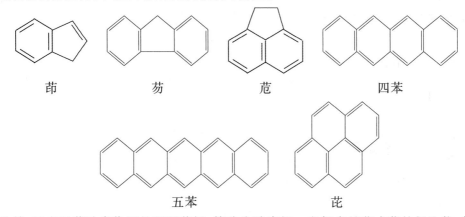

9,10-二溴-9,10-二氢菲

3.其他稠环芳烃

芳烃主要来自煤焦油,现已从煤焦油中分离出几百种稠环芳烃,其中茚、芴和苊是脂环和芳环相稠合的芳烃;四苯、五苯及芘是高级稠环芳烃。

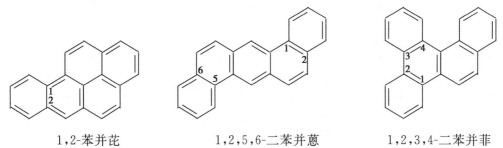

此外,还有显著致癌作用的稠环芳烃,简称为致癌烃。它们多是蒽或菲的衍生物,例如:

1,2-苯并芘 1,2,5,6-二苯并蒽 1,2,3,4-二苯并菲

煤焦油和烟熏食物中都含有少量的致癌烃。3 个苯环稠合的稠环芳烃本身不致癌,但若分子中某些碳上连有甲基时就有致癌性。四环和五环的稠环芳烃和它们的部分甲基衍生物有致癌性。多环芳烃类致癌物质来源于各种烟尘,包括煤烟、油烟、柴草烟等。

习　题

1.用系统命名法命名下列化合物。

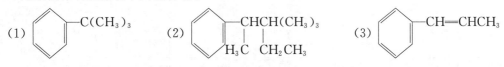

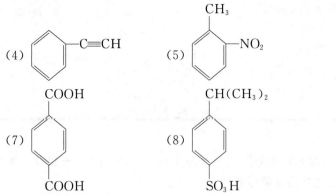

(4) 苯乙炔结构 —C≡CH

(5) 邻甲基硝基苯 CH_3 / NO_2

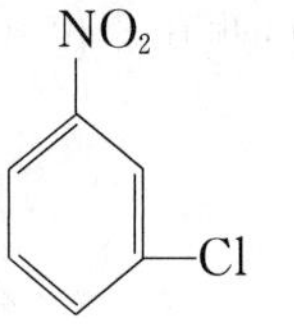

(6) 间氯硝基苯 NO_2 / Cl

(7) 对苯二甲酸 COOH / COOH

(8) 对异丙基苯磺酸 CH(CH_3)_2 / SO_3H

(9) 萘磺酸 SO_3H

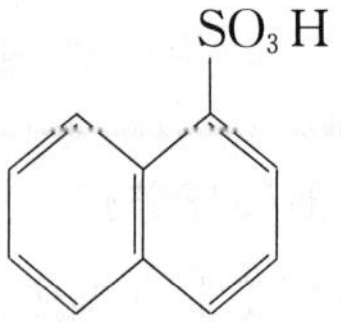

2.写出下列反应的主要产物。

(1) 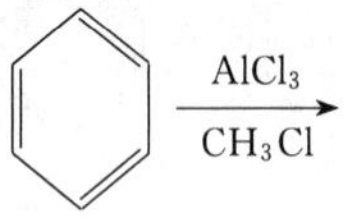 苯 $\xrightarrow[\text{CH}_3\text{Cl}]{\text{AlCl}_3}$

(2) 甲苯 $\xrightarrow[\text{浓 H}_2\text{SO}_4]{\text{浓 HNO}_3}$

(3) 乙苯 $\xrightarrow[\text{光照}]{\text{Cl}_2}$

(4) 苯—CH_2CH_2CH_3 $\xrightarrow{\text{KMnO}_4}$

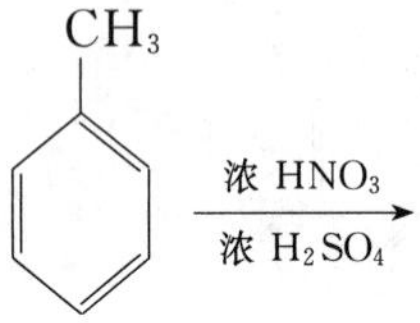

(5) 1,3,5-三甲苯 $\xrightarrow{\text{KMnO}_4}$

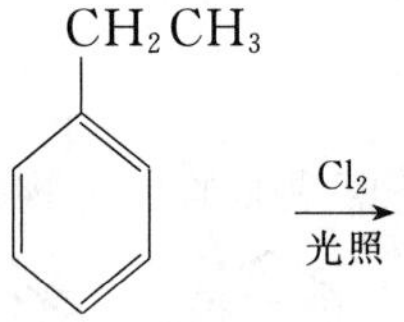

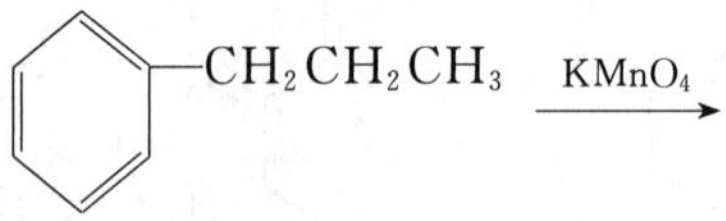

(6) 萘 $+\text{Br}_2$ $\xrightarrow[\triangle]{\text{CCl}_4}$

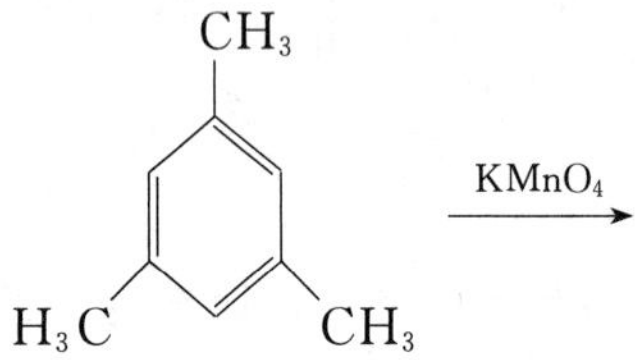

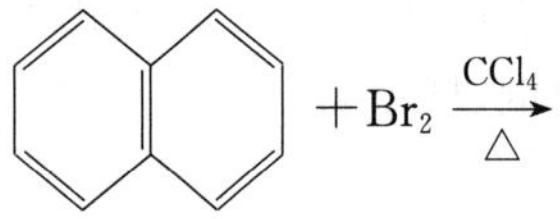

第六章 脂环烃

📖【知识要求】

➤掌握:环烷烃的结构;环烷烃重要的化学反应;简单脂环烃的命名方法。

➤熟悉:重要的脂环烃在药学中的应用。

➤了解:脂环烃的物理性质;脂环烃的稳定性。

📖【能力要求】

能解释脂环烃的结构与其稳定性的关系;学会认识药物结构中的环烷烃基部分。

碳原子连接成环,其性质与开链脂肪烃相似的碳环烃称为脂环烃。单环饱和脂环烃与相同碳原子的单烯烃互为同分异构体,通式为 C_nH_{2n}。

第一节 脂环烃的分类和命名

一、分类

根据所含环的数目,脂环烃分为单环脂环烃、双环脂环烃和多环脂环烃。根据成环碳原子的数目,单环脂环烃可分为小环(三、四元环)脂环烃、普通环(五、六元环)脂环烃、中环(七至十一元环)脂环烃及大环(十二元环以上)脂环烃。

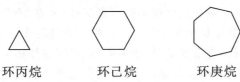

环丙烷　　　　环己烷　　　　环庚烷

碳环中含不饱和键的脂环烃称为不饱和脂环烃,如环戊二烯等。

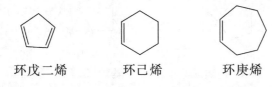

环戊二烯　　　　环己烯　　　　环庚烯

在双环或多环脂环烃中,根据环间的连接方式,可将其分为螺环烃和桥环烃。仅共用一个碳原子的多环脂环烃称为螺环烃,共用的碳原子称为螺碳原子。

共用两个或两个以上碳原子的多环脂肪烃,称为桥环烃或桥烃。

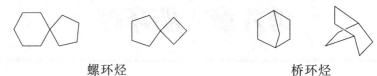

螺环烃　　　　　　　　桥环烃

二、命名

1.单环脂环烃的命名

单环脂环烃的系统命名法与链烃相似,根据环碳原子总数称为环某烷或环某烯。环上有支链时,一般把支链当作取代基,以脂环烃为母体。当环上有两个或者两个以上的烷基时,用阿拉伯数字对环上的碳原子进行编号,编号时应从简单的烷基开始,并使烷基的编号具有最小位次。例如:

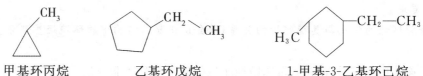

甲基环丙烷　　　　　　乙基环戊烷　　　　　　1-甲基-3-乙基环己烷

环烯烃和环炔烃的命名是在相应的烯烃、炔烃名称前冠以"环"字,编号从不饱和碳原子开始,并使不饱和键和取代基位次最小。例如:

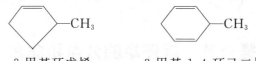

3-甲基环戊烯　　　　3-甲基-1,4-环己二烯

若环上取代基较复杂,也可将环看成取代基,以支链为母体进行命名。例如:

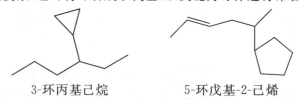

3-环丙基己烷　　　　　5-环戊基-2-己烯

2.螺环烃的命名

根据单螺环上碳原子的总数称之为螺某烷或螺某烯,并在"螺"字和母体名称间插入方括号,方括号中分别用阿拉伯数字标出两个碳环上除螺原子外的碳原子数目,顺序是从小环到大环,数字之间用圆点"."隔开。有取代基时,要将螺环编号,编号从小环邻接螺原子的碳原子开始,先编小环,再经螺原子编大环,在此基础上,要使官能团和取代基的位次最小。

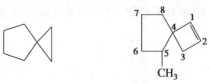

螺[2.4]庚烷　　　5-甲基螺[3.4]-1-辛烯

3.桥环烃的命名

(1)编号。环碳原子的编号从一个桥头碳原子开始,沿最长的桥路到第二个桥头碳原子,再沿次长桥编到原桥头碳,最后给最短的桥路编号,并注意使取代基位次最小。

(2)以二(双)环或三环等作为词头,母体由环中所含碳原子的总数表示,称为某烷或某烯。

(3)书写。取代基写在前,再写"某环",然后在词头与母体名称间插入方括号,方括号内用阿拉伯数字标明每一条桥上的碳原子数(不包括桥头碳原子),数字从大到小排列,数字之间用"."隔开。例如:

双环[4.4.0]癸烷　　　　2-甲基-6-乙基二环[3.2.1]辛烷

第二节　脂环烃的结构和性质

一、环烷烃的结构

环烷烃中碳原子的杂化状态和烷烃相同,也是 sp^3 杂化,其杂化轨道之间的夹角为$109°28'$。由环烷烃的构象分析得知,除环丙烷处于一个平面外,三环以上的环烷烃的成环碳原子都不在一个平面上。

环丙烷易发生 C—C 键断裂的开环反应,说明这种键不如烷烃中 C—C 键稳定,对此现代理论解释如下:按几何学要求,环丙烷的 3 个碳原子必须在同一平面上,C—C 键间夹角为 60°。但 sp^3 杂化碳原子沿键轴方向的重叠,要求键角为 109.5°。因此,环丙烷中的 C—C 键不能像开链烷烃那样沿键轴方向重叠,而是形成了一种弯曲键(俗称香蕉键),如图 6-1 所示。这种弯曲键使环丙烷有较大的环张力和不稳定性,因此,环丙烷的 C—C 键比开链烷烃中的 C—C 键弱。

环丁烷的结构与环丙烷相似(图 6-2),C—C 键也是弯曲成键,但弯曲程度不像环丙烷那样大,且碳原子不在一个平面上,环张力减小,因此环丁烷比环丙烷稍稳定。

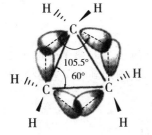

图 6-1　环丙烷的结构

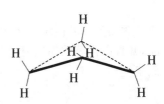

图 6-2　环丁烷的结构

环戊烷的 5 个碳原子中有 4 个处在同一个平面上，另一个在平面外（图 6-3）。这样的结构在不断地翻动着，处于平面外的碳原子沿着环迅速地变换。因而环戊烷是有一个角向上的近平面结构（信封式）。在这种构象中，分子的张力不会太大，因此环戊烷的结构比较稳定。

环己烷的 6 个成环碳原子不共平面，C—C—C 键角保持正常键角 109°28′，无角张力。其中有 4 个碳原子在一个平面上，剩下两个碳原子：一个在此平面的上方，另一个在此平面的下方（椅型）；或者两个都在此平面的上方（船型），如图 6-4 所示。

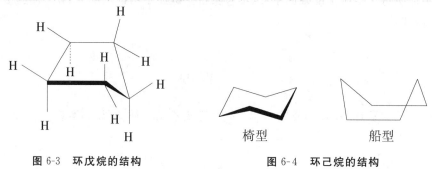

图 6-3　环戊烷的结构　　　　　　　图 6-4　环己烷的结构

二、脂环烃的化学性质

1. 环烷烃的化学性质

一般环烷烃的化学性质与烷烃相似，如在室温下与氧化剂（如高锰酸钾）等不发生反应，而在光照或较高温度下可与卤素发生自由基取代反应。例如：

$$\text{环己烷} + Cl_2 \xrightarrow{h\nu} \text{氯代环己烷} + HCl$$

$$\text{环戊烷} + Br_2 \xrightarrow{300\ ℃} \text{溴代环戊烷} + HBr$$

但小环环烷烃，由于碳环结构存在着较强的张力，易发生开环反应，形成相应的链状化合物。而在相同条件下，环戊烷和环己烷等不发生开环反应。

$$\triangle + H_2 \xrightarrow[80\ ℃,常压]{Ni} CH_3CH_2CH_3$$

$$\square + H_2 \xrightarrow[120\ ℃,常压]{Ni} CH_3CH_2CH_2CH_3$$

$$\triangle + HBr \longrightarrow \underset{H}{CH_2}{-}CH_2{-}\underset{Br}{CH_2}$$

含侧链的环丙烷与卤化氢加成时，开环发生在环上含氢最多和含氢最少的两个碳原子之间，并且卤化氢的加成遵循马氏规则（氢与含氢较多的碳原子结合，而溴则加到含氢较少的碳原子上）。

$$CH_3{-}\triangle + HBr \longrightarrow CH_3{-}\underset{Br}{CH}{-}CH_2{-}\underset{H}{CH_2}$$

2.环烯烃的化学性质

环烯烃与烯烃一样,也能发生加成和氧化等反应。例如:

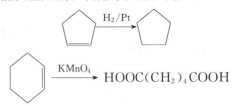

第三节 重要的脂环烃

1.金刚烷

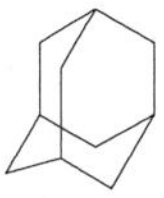

金刚烷的碳架结构相当于金刚石晶格网络中的一个晶胞,故得名,用系统命名法命名为三环[3.3.1(3.7)]癸烷,分子式为 $C_{10}H_{16}$,具有特殊的笼状结构。金刚烷是一种白色的具有芳香味的结晶粉末,溶于有机溶剂,不溶于水,有升华性,其本身具有抗病毒活性,其衍生物可用作药物,如 1-氯基金刚烷盐酸盐和 1-金刚烷基乙胺盐酸盐能防治由 A_2 病毒引起的流行性感冒。

金刚烷

2.立方烷

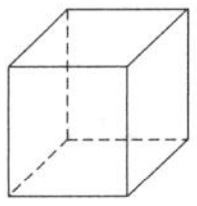

立方烷又称五环辛烷,分子式为 C_8H_8,为有光泽的晶体,它的 8 个碳原子对称地排列在立方体的 8 个角上,对热不稳定,200 ℃时可分解。立方烷可由溴代环戊烯酮的二聚体经一系列复杂反应,最后从甲醇溶液中结晶析出;也可通过光化学反应合成或由环丁二烯与 2,5-二溴对苯醌合成。

立方烷

习 题

1.选择题。

(1)经催化加氢后能得到丁烷的有机化合物是( )。

A.环丁烷   B.2-甲基丙烷   C.2-甲基-1-丙烯   D.2-丁烯

(2)五元环、六元环比三元环、四元环稳定,是因为( )。

A.碳原子数多   B.环张力大

C.环张力小   D.碳碳键的弯曲程度大

(3)在下列化合物中,不能使溴水的红棕色褪去的是( )。

A.丁烯   B.丙烷   C.环丙烷   D.丙炔

(4)马氏规则不适用于( )。

A.烯烃的加成反应   B.炔烃的加成反应

C.小环烷烃的开环加成反应   D.取代反应

(5)化合物 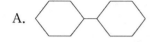 的正确名称是（ ）。

A.环丙烷   B.1-甲基环丙烷   C.1,1-二甲基环丙烷   D.环戊烷

(6)与环丁烷互为同分异构体的化合物是（ ）。

A.丁烷   B.1-丁烯   C.2-甲基丁烯   D.2-甲基丙烷

(7)下列化合物属于螺环烃的是（ ），属于桥环烃的是（ ）。

A.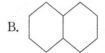

B.

C.

D.

2.用系统命名法命名下列化合物。

(1)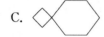

(2)

(3)

(4)

(5)

(6)

3.写出下列反应的主要产物。

(1) +Cl₂ $\xrightarrow{\text{光照}}$

(2) +HCl →

(3) +Br₂ $\xrightarrow{\triangle}$

(4) +KMnO₄ $\xrightarrow[\triangle]{H^+}$

(5) +H₂ $\xrightarrow{\text{Ni}}$

(6) +H₂ $\xrightarrow{\text{Ni}}$

第七章 卤代烃

📖 【知识要求】

➤掌握：卤代烃的分类、命名和同分异构现象；卤代烃的重要化学反应。

➤熟悉：不同类型的卤代烃的鉴别。

➤了解：卤代烃的物理性质；有机氟化物的性质及应用。

📖 【能力要求】

会用系统命名法命名简单卤代烃；能应用卤代烃的特殊性质鉴别化合物。

第一节　卤代烃的分类和命名

卤代烃是指烃分子中的一个或多个氢原子被卤素原子取代而生成的化合物。卤代烃常用 R—X 表示，其中，R 为烃基，X 为官能团，包括氟、氯、溴、碘等。

卤代烃分子中的 C—X 键是极性键，性质较活泼，能发生多种化学反应，在有机合成中起着重要作用。同时，卤代烃广泛应用于工业、农业、医药和日常生活。

一、卤代烃的分类

卤代烃可根据不同的分类方法进行分类。

（1）根据分子里所含卤素的种类，卤代烃可分为氟代烃、氯代烃、溴代烃和碘代烃，最为常见的是氯代烃和溴代烃。

（2）根据分子中所含卤素原子的数目，卤代烃可分为一元卤代烃、二元卤代烃和多元卤代烃。

（3）根据卤素所连烃基类型的不同，卤代烃可分为饱和卤代烃、不饱和卤代烃和芳香族卤代烃。

$$CH_3-F$$

氟代烃

一元卤代烃

饱和卤代烃

$$\begin{array}{c} CH=CH \\ | \quad | \\ Br \quad Br \end{array}$$

溴代烃

二元卤代烃

不饱和卤代烃

氯代烃

多元卤代烃

芳香族卤代烃

（4）根据卤素所连接的饱和碳原子的类型，卤代烃还可分为伯卤代烷、仲卤代烷及叔卤代烷。

$$CH_3CH_2Br$$

$$\begin{array}{c} CH_3 \\ | \\ CH-Br \\ | \\ CH_3 \end{array}$$

$$\begin{array}{c} CH_3 \\ | \\ CH_3-C-Br \\ | \\ CH_3 \end{array}$$

伯卤代烷　　　　　　仲卤代烷　　　　　　叔卤代烷

二、卤代烃的命名

1.普通命名法

简单的卤代烃可用普通命名法命名，即以卤素原子上连接的烃基来命名，称为"某基卤"，例如：

丁基溴　　　　　　　　　　苄基氯

也可在母体烃前面加"卤代"，称为"卤（代）某烃"，"代"字常省略，例如：

$$CH_3Cl \qquad CH_3CH_2Br \qquad CH_2=CH-Cl \qquad C_6H_5Cl$$

氯甲烷　　　　溴乙烷　　　　　　氯乙烯　　　　　　氯苯

2.系统命名法

结构比较复杂的卤代烃常用系统命名法命名。

（1）卤代烷烃的命名　　选择包含卤素原子的最长碳链为主链，把卤素原子看成取代基，根据主链碳原子数称为"某烃"。其他命名原则与烷烃的命名基本相同。当取代基或支链从两端编号位次相同时，则按照"次序规则"，次序最优的基团位次最小。命名时把支链或取代基的位次、数目、名称写在主链烃（母体）名称之前，取代基按照次序规则排列。例如：

$$\begin{array}{c} CH_3CH_2CHCH_3 \\ | \\ Br \end{array}$$

2-溴丁烷

$$\begin{array}{c} Cl \quad Br \\ | \quad | \\ CH_3C-CCH_3 \\ | \quad | \\ Br \quad Cl \end{array}$$

2,3-二氯-2,3-二溴丁烷

$$\begin{array}{c} H_3C \quad Br \quad CH_3 \\ | \quad | \quad | \\ CH_3-C-CH-CCH_2CH_3 \\ | \quad | \\ Cl \quad Br \end{array}$$

2,4-二甲基-2-氯-3,4-二溴己烷

(2)卤代烯烃的命名　选择含有双键的最长碳链为主链,编号使双键的位次尽可能小。例如:

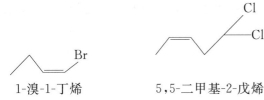

1-溴-1-丁烯　　　　　　　5,5-二甲基-2-戊烯

(3)卤代芳烃的命名　命名卤代芳烃时,既可以将芳烃作为母体,也可以将脂肪烃作为母体。例如:

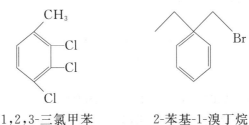

1,2,3-三氯甲苯　　　　　　2-苯基-1-溴丁烷

第二节　卤代烃的性质

一、物理性质

1.物态与溶解度

(1)物态　在常温常压下,氯甲烷、溴甲烷、氯乙烷、氯乙烯为气态,其他的低级卤代烷多为液态,高级卤代烷或某些多元卤代烃为固态。

(2)溶解度　尽管卤代烃分子多数具有极性,但它们都不溶于水,而易溶于醇、醚、烃等有机溶剂。四氯甲烷、氯仿常用作溶剂,从水溶液中提取、分离有机化合物。

2.沸点与相对密度

(1)沸点　在卤原子相同的同一系列的卤代烃中,沸点随着碳原子数的增加而升高;在烃基相同的一元卤代烃中,沸点随着卤素原子的相对原子质量的增大而升高,即 R—I>R—Br>R—Cl;卤代烃的同分异构体的沸点随烃基中支链的增加而降低。

(2)相对密度　一氯代烷密度小于1,比水轻;一溴代烷和一碘代烷密度大于1,比水重。在同系列中,卤代烷的相对密度随着碳原子数的增加而减小。

3.颜色与气味

纯净的卤代烷是无色的。卤代烃大都具有特殊气味,其蒸气有毒,使用时要特别小心。

4.稳定性

不同卤代烷的稳定性不同。一氟代烷不稳定,蒸馏时有烯烃形成,同时放出氟化氢。氯代烷比较稳定,一般可用蒸馏的方法来纯化。三氯甲烷(氯仿)在光照下会发生缓慢分解,生成光气,但有少量醇存在时可避免这种分解,因此市售氯仿中常含有约 0.5% 的醇。溴代烷和碘代烷在光的作用下,会慢慢放出溴和碘而变成棕色或紫色,因而常存放于不透明或棕色的瓶中,在使用前需重新蒸馏纯化。

二、化学性质

卤素原子是卤代烃的官能团。由于卤素原子吸引电子的能力较强,使共用电子对偏移,C—X 键具有较强的极性,因此卤代烃的反应活性增强。

$$R-\overset{\overset{\textstyle ①}{\underset{\textstyle H}{\underset{|}{C}}}}{\underset{|}{C}}-X$$

受卤素原子的作用,卤代烃的化学反应主要发生在①、②位:

①C—X 键断裂。X 被其他原子或官能团取代;与金属 Mg 形成 Mg—X 键。

②受 X 影响,β-H 比较活泼,C—H 键与 C—X 键同时断裂,形成不饱和键。

本节着重讨论卤代烷的化学性质,下面以溴乙烷为例来学习卤代烃的主要化学性质。

1. 取代反应

卤代烃在极性溶剂作用下,容易发生断裂,卤素原子被其他原子或基团取代。

(1)水解(被羟基取代) 溴乙烷与氢氧化钠(或氢氧化钾)水溶液共热,卤素原子被羟基取代生成醇和卤化钠。

$$C_2H_5-Br+NaOH \xrightarrow[\triangle]{水} C_2H_5-OH+NaBr$$

此反应是制备醇的常用方法。

(2)醇解(被烷氧基取代) 溴乙烷可以与醇钠在加热条件下发生反应,卤素原子被烷氧基取代生成相应的醚。

$$H_3C-CH_2-Br + \underset{\underset{CH_3}{|}}{CH_3CHO}-Na \xrightarrow{\triangle} H_3C-CH_2-O-\underset{\underset{CH_3}{|}}{CH}-CH_3$$

这个合成醚的方法被称为威廉逊合成法,是制备混醚或环醚较好的方法。

合成醚所用的卤代烃一般选用较为活泼的伯卤代烃(一级卤代烃)、仲卤代烃(二级卤代烃)以及烯丙型卤代烃、苄基型卤代烃。

(3)氰解(被氰基取代) 溴乙烷可以与 NaCN 等氰化物的醇溶液发生氰解反应,氰基取代溴原子生成腈和溴化钠。

$$H_3C-CH_2-Br +NaCN \xrightarrow[\triangle]{乙醇} H_3C-CH_2-CN$$

生成物腈比卤代烷多一个碳原子,因此氰解是增长碳链的方法之一。腈可进一步转变为胺类、羧酸和酯。注意,氰化钠(或氰化钾)有剧毒,使用时要特别小心。

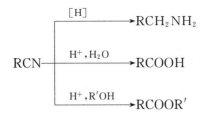

（4）被硝酸根取代 溴乙烷可以与 $AgNO_3$ 的醇溶液反应生成溴化银沉淀和硝酸酯。此反应可用于卤代烃的鉴别。

$$C_2H_5—Br + AgNO_3 \longrightarrow C_2H_5ONO_2 + AgBr \downarrow$$

$$硝酸乙酯 \qquad 溴化银$$

在反应中，不同卤代烷的反应活性不同：

$$叔卤代烷 > 仲卤代烷 > 伯卤代烷$$

$$RI > RBr > RCl$$

在反应过程中，叔卤代烷反应最快，在常温下即可出现沉淀；仲卤代烷反应较慢，伯卤代烷在加热的条件下才能反应。因此，通过这一性质，可以定性鉴别伯、仲、叔 3 种不同的卤代烷。

（5）被氨基取代 溴乙烷可以与氨作用，卤素原子被氨基取代生成胺。

$$C_2H_5Br + NH_3 \longrightarrow C_2H_5NH_2 + HBr$$

$$\xrightarrow{C_2H_5Br} (C_2H_5)_2NH + HBr$$

$$\xrightarrow{C_2H_5Br} (C_2H_5)_3N + HBr$$

2. 与金属镁反应——格氏试剂的生成

卤代烃能与多种金属反应，生成一类含有碳金属键（C—M）的化合物，这类化合物称为有机金属化合物。有机金属化合物非常活泼，在有机合成中起着非常重要的作用。

在绝对乙醚（无水、无醇的乙醚）中，卤代烷可与金属镁反应生成烷基卤化镁。烷基卤化镁又称格林雅试剂，简称格氏试剂，通式为 RMgX。

$$H_3C—CH_2—Br + Mg \xrightarrow{绝对乙醚} H_3C—CH_2—MgBr$$

用卤代烷合成格氏试剂时，卤代烷的反应活性是：$RI > RBr > RCl$，但由于碘代烷价格较贵，氯代烷活性较小，故合成格氏试剂时，常用反应活性适中的溴代烷。

格氏试剂能发生多种化学反应，在有机合成中用途十分广泛。格氏试剂十分活泼，易与空气中的二氧化碳、水蒸气等发生反应。因此，格氏试剂必须保存在绝对乙醚中，一般是使用时现用现制，且在制备格氏试剂时，除需要干燥仪器和试剂外，还应尽量避免与空气接触，不能用含有活泼氢的化合物作溶剂。

格氏试剂可以被水、醇、酸、氨等含活泼氢的物质分解，生成相应的烷烃。

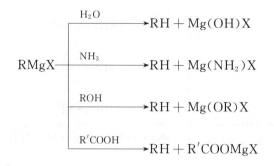

3. 消除反应

卤代烃在碱的醇溶液中加热,相邻的两个碳原子消去一分子卤化氢而生成烯烃。这种从有机物分子中相邻的两个碳原子上脱去卤化氢或水等小分子,生成不饱和化合物的反应称为消除反应(亦称消去反应),用 E 表示。卤代烃在碱的醇溶液中共热,可发生消除反应,使分子中的 C—X 键和 β—C—H 键发生断裂,脱去一分子卤化氢而生成烯烃。如将溴乙烷与强碱(NaOH 或 KOH)的乙醇溶液共热,溴乙烷不再像在 NaOH 的水溶液中那样发生取代反应,而是从溴乙烷分子中脱去 HBr,生成乙烯。

$$\underset{\substack{|\quad\quad|\\ H\quad\,\,Br}}{CH_2—CH_2} + NaOH \xrightarrow[\triangle]{乙醇} CH_2{=}CH_2\uparrow + NaBr + H_2O$$

实验表明,卤代烃在发生消除反应时,如果含有不同的 β-H,则主要脱去含氢较少的 β-碳原子上的氢原子,从而生成含烷基较多的烯烃,这一经验规律称为查依采夫规则。例如:

$$\underset{\substack{|\\ CH_3}}{\overset{\substack{H\quad Br\\|\quad\,\,|}}{H_3C—C—CH—CH_3}} \xrightarrow[\triangle]{NaOH/C_2H_5OH} \underset{\substack{|\\ CH_3}}{H_3C—C{=}CH—CH_3} + HBr$$

各级卤代烷发生消除反应的活性顺序为:叔卤代烷 > 仲卤代烷 > 伯卤代烷;烷基结构相同而卤素原子不同时,发生消除反应的活性顺序为:RI > RBr > RCl。实际上,卤代烷的取代反应与消除反应是同时进行的竞争反应,究竟哪一种反应占优势,主要取决于卤代烷的结构和反应条件。当卤代烷结构相同时,碱性水溶液有利于发生取代反应,而碱性醇溶液有利于发生消除反应;当反应条件相同时,伯卤代烷有利于发生取代反应,而叔卤代烷则有利于发生消除反应。

第三节　重要的卤代烃

1. 三氯甲烷

三氯甲烷俗称氯仿,分子式为 $CHCl_3$,是甲烷分子中 3 个氢原子被氯取代而生成的化合物。三氯甲烷是一种无色、味甜、有特殊气味的透明液体,易挥发,不溶于水,可溶于乙醚、乙醇、苯等有机溶剂。同时,它也是优良的有机溶剂,能溶解油脂、蜡、有机玻璃和橡胶等,常用来提取中草药中的有效成分、精制抗生素等。三氯甲烷还具有麻醉作用,在医学上曾被用作全身麻醉剂,但因其蒸气有毒,吸入会引起中毒,并有致癌可能性,现已禁用。

氯仿中的 C—H 键较活泼,在光照下能被空气中的氧气氧化并分解成毒性很强的光气。因此,氯仿要保存在密封的棕色瓶中,以防止与空气接触。

$$2CHCl_3 + O_2 \xrightarrow{\text{日光}} 2Cl\overset{\displaystyle O}{\underset{\displaystyle \text{光气}}{\overset{\|}{—C—}}}Cl + 2HCl$$

2.四氯化碳

四氯化碳又称四氯甲烷,分子式为 CCl_4,为无色、有特殊气味的液体,易挥发,微溶于水,可与乙醇、乙醚、氯仿等混溶。四氯化碳主要用作合成原料和溶剂,能溶解脂肪、油漆、树脂、橡胶等物质,又常用作干洗剂。但它有一定的毒性,会损害肝脏,使用时应多加注意。

四氯化碳常密封保存在棕色试剂瓶中,经实验发现,用水液封保存四氯化碳不易挥发,能长久贮存。向 CCl_4 中加入少量水,水浮在上层形成一层与 CCl_4 同样无色的液封。

四氯化碳不能燃烧,其蒸气比空气重,不导电,因此它的蒸气可覆盖燃烧物体,使之与空气隔绝而达到灭火的效果。四氯化碳适用于扑灭油类的燃烧和电源附近的火灾,是一种常用的灭火剂,但在 500 ℃ 以上的高温时,四氯化碳遇水能产生剧毒物质光气,所以用四氯化碳灭火时,要注意空气流通,以防中毒。现在世界上许多国家已禁止使用这种灭火剂。

$$CCl_4 + H_2O \xrightarrow{\text{高温}} \underset{\displaystyle \text{光气}}{\overset{\displaystyle Cl}{\underset{\displaystyle Cl}{C=O}}} + 2HCl$$

3.二氟二氯甲烷

二氟二氯甲烷,分子式为 CCl_2F_2,是无色、无臭、无腐蚀性、化学性质稳定的气体。CCl_2F_2 的沸点为 -29.8 ℃,易压缩成不燃性液体,解除压力后又可立刻汽化,同时吸收大量的热,因此被广泛地用作制冷剂、喷雾剂、灭火剂等,其商品名为"氟利昂-12"或"F-12"。

20 世纪 70 年代,人们发现逸入大气中的氟利昂受日光辐射会分解出活泼的氯自由基,能破坏大气臭氧层,导致紫外线大量照射到地球表面,使人体免疫系统失调,造成患白内障、皮肤癌的人增多,农作物减产。为防止大气臭氧层被进一步破坏,我国自 1991 年加入《关于消耗臭氧层物质的蒙特利尔议定书》以来,一直以 R290 等作为主要的替代制冷剂,逐步削减含氯氟烃的产量和消耗量。

4.四氟乙烯和聚四氟乙烯

四氟乙烯,分子式为 C_2F_4,常温下为无色无臭的气体,沸点为 -76.3 ℃,不溶于水,可溶于有机溶剂。在过硫酸铵的引发下,四氟乙烯可聚合成聚四氟乙烯。聚四氟乙烯的相对分子质量较大,低的为数十万,高的达一千万以上,一般为数百万,有优良的耐热性、耐腐蚀性、电绝缘性、抗老化耐力和耐寒性,可在 $-100\sim300$ ℃ 使用,耐强酸、强碱、元素氟和"王水"等,机械强度高,是一种非常有用的工程和医用塑料,有"塑料王"之称。

5.氯乙烯和聚氯乙烯

氯乙烯,分子式为 C_2H_3Cl,常温下是无色、易液化的气体,沸点为 -13.8 ℃,不溶于水,易溶于多种有机溶剂,主要用途是制备聚氯乙烯,也可用作冷冻剂。

聚氯乙烯是目前我国产量最大的塑料,广泛应用于农业、工业及日常生活。但聚氯乙烯制品不耐热、不耐有机溶剂,而且在使用过程中会缓慢释放有毒物质,因此不可用来盛放食品。

习 题

1.用系统命名法命名下列化合物。

(1) $H_3C-\overset{\underset{\displaystyle CH_3}{|}}{CH}-\overset{\underset{\displaystyle Cl}{|}}{CH}-CH_3$

(2) $H_3C-\overset{\overset{\displaystyle Cl}{|}}{\underset{\underset{\displaystyle Cl}{|}}{C}}-CH_2-CH_2-CH_3$

(3) $CH_3-\underset{\displaystyle \text{(苯环)}}{\bigcirc}-CH_2Cl$

(4) $H_2C=\overset{\underset{\displaystyle CH_3}{|}}{C}-\overset{\underset{\displaystyle Cl}{|}}{CH}-CH_2-CH_3$

(5) $H_3C-\overset{\underset{\displaystyle Br}{|}}{C}=\overset{\underset{\displaystyle Cl}{|}}{C}-CH_2-CH_3$

(6) $H_3C-\overset{\overset{\displaystyle Cl}{|}}{\underset{\underset{\displaystyle Cl}{|}}{C}}-\overset{\underset{\displaystyle Cl}{|}}{CH}-CH_2-CH_3$

2.写出下列化合物的构造式。

(1)二氟二氯甲烷
(2)1-苯基-2-氯乙烷
(3)4-溴-2-戊烯
(4)1,1-二氯丁烷
(5)2-甲基-2-溴戊烷
(6)2,4-二溴甲苯
(7)3-苯基-1-氯丁烷
(8)苄基氯

3.写出下列反应的主要产物。

(1) $CH_3CH_2CH_2Br \xrightarrow{NaOH/H_2O}$

(2) $CH_3CH_2CH_2CH_2Br + CH_3CH_2ONa \longrightarrow$

(3) $CH_3CH_2Cl + NaCN \xrightarrow{\triangle}$

(4) $CH_3CH_2\overset{\underset{\displaystyle Cl}{|}}{CH}CH_3 \xrightarrow{NH_3}$

(5) $CH_3CH_2\overset{\underset{\displaystyle Cl}{|}}{CH}CH_3 \xrightarrow[\triangle]{KOH/C_2H_5OH}$

(6) $CH_3\overset{\overset{\displaystyle H_3C\quad CH_3}{\qquad|\quad\ |}}{CH}\overset{\underset{\displaystyle Br}{|}}{C}CH_3 \xrightarrow[\triangle]{KOH/C_2H_5OH}$

(7) $CH_3\overset{\underset{\displaystyle CH_3}{|}}{CH}CH_2CH_2Br + Mg \xrightarrow{绝对乙醚}$

(8) $\bigcirc-Cl + Mg \xrightarrow{绝对乙醚}$

第八章　醇、酚、醚

【知识要求】
> 掌握：醇、酚、醚的分类、命名及重要化学性质。
> 熟悉：醇、酚、醚的同分异构现象及官能团相互转化的规律。
> 了解：一些重要的醇、酚、醚的用途；醇、酚、醚的物理性质。

【能力要求】
能用化学方法鉴别醇、酚、醚。

醇、酚、醚都属于烃的含氧衍生物，广泛存在于自然界中，是非常重要的有机化合物，可作溶剂（如乙醇、乙醚等）、食品添加剂（如 2,6-二叔丁基-4-甲基苯酚、薄荷醇等）、香料（如百里酚、丁香酚等）和药物（如支气管扩张药物沙丁胺醇）等。

第一节　醇

醇和酚是烃分子中的一个或多个氢原子被羟基（—OH）取代而衍生的含氧化合物。羟基与烃基或苯环侧链上的碳原子相连的化合物称为醇，一般用 R—OH 表示，醇羟基为其官能团。

一、醇的分类

1.根据羟基的数目分类

根据醇分子中所含羟基的数目不同，可以将醇分为一元醇、二元醇和多元醇。分子中含有一个羟基的，称为一元醇；分子中含有两个羟基的，称为二元醇；分子中含有两个以上羟基的，称为多元醇。

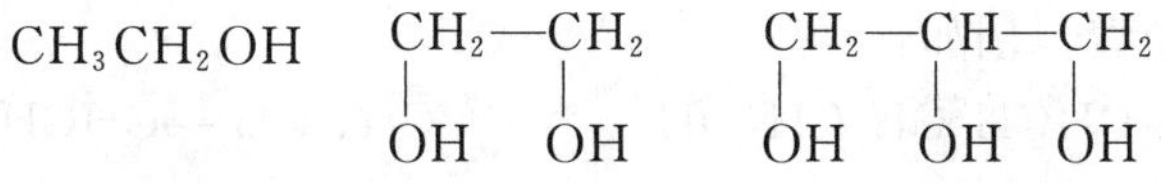

$$CH_3CH_2OH \qquad \underset{\underset{OH\ \ OH}{|\ \ \ \ |}}{CH_2—CH_2} \qquad \underset{\underset{OH\ \ OH\ \ OH}{|\ \ \ \ |\ \ \ \ |}}{CH_2—CH—CH_2}$$

乙醇	乙二醇	丙三醇
一元醇	二元醇	多元醇

2.根据烃的构造分类

根据烃的构造不同,可以将醇分为脂肪醇、芳香醇、饱和醇、不饱和醇等。

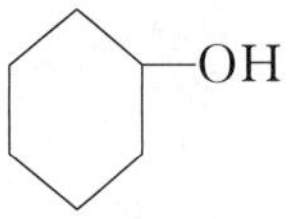

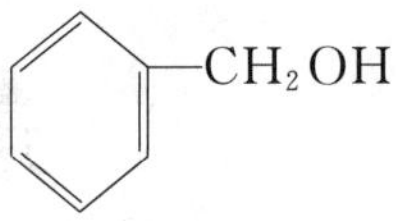

环己醇　　　　　　　　烯丙醇　　　　　　　　苯甲醇
脂肪醇、饱和醇　　　　不饱和醇　　　　　　　芳香醇

3.根据碳原子类型分类

根据碳原子类型不同,可以将醇分为伯醇、仲醇和叔醇。羟基与伯碳原子相连的醇叫作伯醇;羟基与仲碳原子相连的醇叫作仲醇;羟基与叔碳原子相连的醇叫作叔醇。

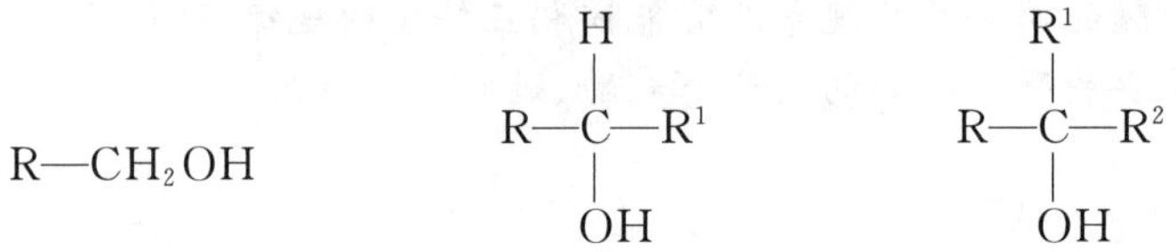

$$R{-}CH_2OH \qquad\qquad R{-}\overset{\displaystyle H}{\underset{\displaystyle OH}{C}}{-}R^1 \qquad\qquad R{-}\overset{\displaystyle R^1}{\underset{\displaystyle OH}{C}}{-}R^2$$

伯醇　　　　　　　　仲醇　　　　　　　　叔醇

二、醇的命名

1.普通命名法

普通命名法一般用于结构简单的醇的命名。命名时,在烃基的名称后面加一"醇"字即可。例如:

CH_3OH　　CH_3CH_2OH　　$CH_3CH_2CH_2OH$　　$CH_2{=}CHCH_2OH$　　$CH_3CH_2CH_2CH_2OH$
甲醇　　　　　乙醇　　　　　　丙醇　　　　　　　烯丙醇　　　　　　　正丁醇

2.系统命名法

结构较复杂的醇用系统命名法命名。命名原则如下:

对于饱和醇,应选择包含连有羟基的碳原子在内的最长碳链作主链,把支链看作取代基。然后从靠近羟基的一端开始依次给主链碳原子编号,根据主链所含碳原子数目称为"某醇",并将支链的位次、名称及羟基的位次写在主链名称的前面。例如:

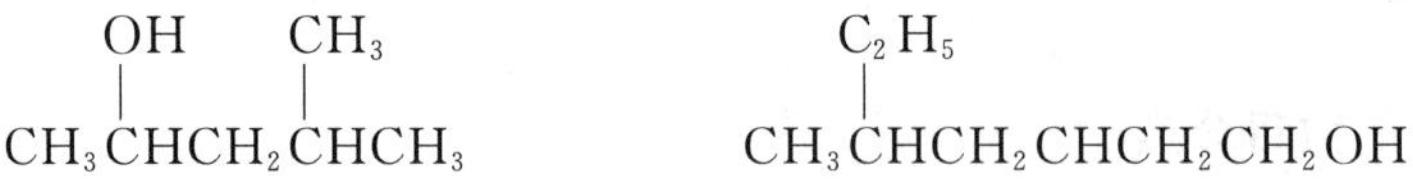

$$\overset{\displaystyle OH \qquad CH_3}{CH_3CHCH_2CHCH_3} \qquad\qquad \overset{\displaystyle C_2H_5}{CH_3CHCH_2CHCH_2CH_2OH}$$

4-甲基-2-戊醇　　　　　　　　　　　　5-甲基-1-庚醇

对于不饱和醇,应选择包含连有羟基和不饱和碳原子在内的最长碳链为主链,编号时应尽可能使羟基的位次最小。然后根据主链碳原子数目称为"某烯(炔)醇",并在母体名称前面标明不饱和键及羟基的位置。例如:

$$CH_2{=}CHCH_2CH_2CH_2OH \qquad\qquad C_6H_5CH{=}CHCH_2OH$$

4-戊烯-1-醇　　　　　　　　　　3-苯基-2-丙烯-1-醇

对于脂环醇,根据与羟基相连的脂环烃基命名为"环某醇",环碳原子的编号从连有羟基的

碳原子开始。例如：

环乙醇

1,2,4-环己三醇

3-环戊烯-1-醇

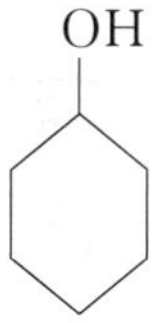

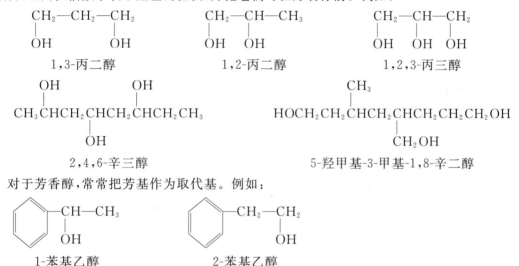

对于多元醇，应尽可能选择包含多个羟基在内的最长碳链为主链；以二、三、四等表示羟基的数目，以阿拉伯数字表示羟基的位次，并把它们写在醇名称前。例如：

1,3-丙二醇

1,2-丙二醇

1,2,3-丙三醇

2,4,6-辛三醇

5-羟甲基-3-甲基-1,8-辛二醇

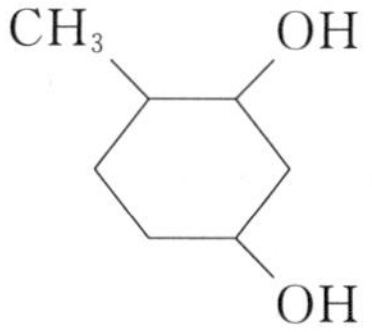

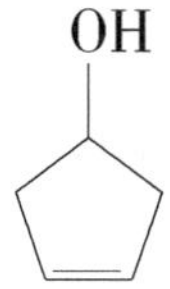

对于芳香醇，常常把芳基作为取代基。例如：

1-苯基乙醇

2-苯基乙醇

三、醇的物理性质

C_1—C_4的低级饱和一元醇为无色液体；C_5—C_{11}的醇为黏稠液体，一般具有特殊气味；11个碳原子以上的高级醇为蜡状固体，多数无臭无味。

醇类化合物彼此之间能形成氢键，醇分子与水分子之间也可形成氢键，因此醇在水中有较好的溶解性。低级醇如甲醇、乙醇、丙醇等能与水以任意比例互溶。随着醇分子中烃基部分增大，醇分子中的亲水部分(羟基)所占的比例减小，醇分子与水分子间形成氢键的能力降低，醇在水中溶解度便随之降低，如正癸醇微溶于水。多元醇分子中，羟基数目较多，与水形成氢键的部位增多，故在水中的溶解度更大。乙二醇、丙三醇(俗称甘油)等有很强的吸水性，常用作吸湿剂和助溶剂，丙三醇在药物制剂及化妆品工业中的应用都较为广泛。

醇的沸点比分子量相近的烷烃要高，例如甲醇的沸点比甲烷高 226 ℃，乙醇的沸点比乙烷高 167 ℃。其原因在于，液态醇分子中的羟基之间可以通过氢键缔合，要使缔合的液态醇汽化为单个气体分子，除要克服分子间的范德华力外，还需要提供更多的能量去破坏氢键(氢键键能约为 25 kJ/mol)。随着醇分子烃基增大，阻碍了氢键的形成，醇分子间的氢键缔合程度减弱，因而沸点也与相应烷烃的沸点越来越接近。例如，正十二醇与正十二烷的沸点仅相差 25 ℃。直链饱和一元醇的沸点随碳原子数的增加而上升；碳原子数相同的醇，支链越多，沸点越低。

部分醇的熔点、沸点和溶解度如表 8-1 所示。

表 8-1 部分醇的熔点、沸点和溶解度

名　　称	熔点/℃	沸点/℃	溶解度(g/100 mL H$_2$O)
甲醇	-97	64.7	任意比
乙醇	-115	78.4	任意比
正丙醇	-126	97.2	任意比
正丁醇	-90	117.8	7.9
正戊醇	-79	138.0	2.2
正己醇	-52	155.8	0.6
正庚醇	-34	176	0.82
异丙醇	-88.5	82.3	任意比
异丁醇	-108	107.9	10.0
异戊醇	-117	131.5	2.0
苯甲醇	-15	205	0.34
二苯甲醇	69	298	0.05
乙二醇	-16	197	任意比
1,3-丙二醇	-27	215	任意比
1,2,3-丙三醇	18	290	任意比

低级醇能与某些无机盐形成类似结晶水的结晶醇化物，例如 MgCl$_2$·6CH$_3$OH、CaCl$_2$·4C$_2$H$_5$OH等，这种结晶醇化物叫作某盐的结晶醇。这些结晶醇可溶于水，但不溶于有机溶剂。利用这一性质，可使醇与其他化合物分离，或从反应产物中除去少量醇类杂质；也由于这一性质，实验中不能用无水氯化钙等作干燥剂干燥醇类。

四、醇的化学性质

醇的化学性质主要由官能团羟基（—OH）决定。由于氧的电负性比较大，所以与氧相连的 C—O 键和 O—H 键有很强的极性，都可以发生断裂。C—O 键断裂主要发生取代反应；O—H键断裂主要表现出醇的酸性；羟基氧原子上的孤对电子能接受质子，具有一定的碱性（路易斯碱）和亲核性。由于羟基是吸电子基团，醇的 α 碳原子上的氢原子（称为 α-H）也表现出一定的活性，可以发生氧化反应和脱氢反应。另外，在一定条件下，羟基和 β-H 也可以消去，形成不饱和键。

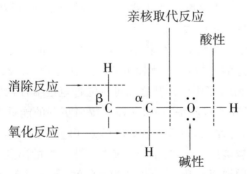

1. 与活泼金属发生反应

醇羟基中的—O—H键为极性键,氢原子很活泼,呈现出弱酸性,故可以与活泼金属钠、钾反应生成醇盐,同时放出氢气,但反应速度比活泼金属与水反应的速度慢。

$$2ROH + 2Na \longrightarrow 2RONa + H_2\uparrow$$

醇与金属钠反应的活性顺序为:甲醇＞伯醇＞仲醇＞叔醇。反应生成的醇钠是白色的固体,具有强亲核性,在有机合成中常用作强碱、缩合剂和烷氧基化试剂,只能在醇溶液中保存,一旦遇水便立即与水反应游离出醇。

$$RONa + H_2O \longrightarrow ROH + NaOH$$

2. 与氢卤酸反应

醇与氢卤酸反应生成相应的卤代烃和水。

$$ROH + HX \rightleftharpoons RX + H_2O$$

此反应为可逆反应,要使反应向正反应方向进行,提高卤代烃的产量,可以增加反应物的浓度或移除生成物,在反应过程中,卤化氢可以用浓 H_2SO_4 与 $NaBr$ 替代。例如:

$$CH_3CH_2CH_2OH \xrightarrow[\text{加热回流}]{NaBr+H_2SO_4(\text{浓})} CH_3CH_2CH_2Br$$

此类反应的活性与醇的结构和卤化氢的类型有关。不同的醇与相同的卤化氢反应的活性顺序为:烯丙醇、苄醇＞叔醇＞仲醇＞伯醇。

不同的卤化氢与相同的醇反应的活性顺序为:$HI>HBr>HCl$。

由无水氯化锌与高浓度盐酸配成的溶液称为卢卡斯试剂。卢卡斯试剂可以用于鉴别 6 个碳原子以下的伯、仲、叔醇。这些醇可溶于卢卡斯试剂,生成氯代烃和水的混合物,生成的氯代烃不溶解而使溶液变浑浊。不同结构的醇反应速度不一样,根据浑浊现象出现的时间不同,可以推测反应物为哪一种醇。例如:

$$\underset{\underset{CH_3}{|}}{\overset{\overset{CH_3}{|}}{CH_3COH}} \xrightarrow[\text{室温,1 min}]{HCl-ZnCl_2(\text{无水})} \underset{\underset{CH_3}{|}}{\overset{\overset{CH_3}{|}}{CH_3CCl}}$$

$$\underset{\underset{CH_3}{|}}{CH_3CH_2CHOH} \xrightarrow[\text{室温,10 min}]{HCl-ZnCl_2(\text{无水})} \underset{\underset{CH_3}{|}}{CH_3CH_2CHCl}$$

$$CH_3CH_2CH_2CH_2OH \xrightarrow[\triangle]{HCl-ZnCl_2(\text{无水})} CH_3CH_2CH_2CH_2Cl$$

卢卡斯试剂与叔丁醇迅速发生反应,生成不溶于水的氯代烷;仲丁醇反应较慢,需 10 min 左右才能生成不溶于水的氯代烷;正丁醇在常温下看不到现象,加热后才起反应。据此可以鉴别伯、仲、叔醇。

3. 与无机含氧酸反应

醇与无机含氧酸(如硝酸、硫酸、亚硝酸和磷酸等)反应,发生分子间脱水而生成相应的无机酸酯。

(1)与硫酸反应 硫酸是二元酸,可生成两种硫酸酯,即酸性酯和中性酯。例如:

$$H_3C—OH+H—OSO_3H \rightleftharpoons CH_3OSO_3H+H_2O$$

硫酸氢酯

硫酸氢酯可以继续发生反应生成硫酸二甲酯(中性硫酸酯)。

$$2CH_3OSO_3H \xrightarrow[\triangle]{减压蒸馏} (CH_3O)_2SO_2 + H_2SO_4$$

（2）与硝酸反应　醇与硝酸反应生成硝酸酯。

$$\begin{matrix} H_2C\text{—OH} \\ | \\ HC\text{—OH} \\ | \\ H_2C\text{—OH} \end{matrix} + 3H\text{—ONO}_2 \xrightarrow{H_2SO_4(浓)} \begin{matrix} H_2C\text{—ONO}_2 \\ | \\ HC\text{—ONO}_2 \\ | \\ H_2C\text{—ONO}_2 \end{matrix} + 3H_2O$$

三硝酸甘油酯

三硝酸甘油酯俗称硝酸甘油,是无色或淡黄色黏稠液体,撞击或快速加热能发生猛烈爆炸,主要用作炸药,1860年,诺贝尔发明的安全炸药就是由三硝酸甘油酯和硅藻土等成分组成的。另外,在临床上,三硝酸甘油酯有扩张冠状动脉的作用,医药上可用作血管扩张药,例如,硝酸甘油片剂舌下含服,作用迅速,用于心绞痛的治疗及预防。

4.脱水反应

醇在浓硫酸或氧化铝的催化作用下,能够发生脱水反应。脱水方式有两种:一种是分子内脱水生成不饱和烃,在相对较高的温度下进行;另一种是分子间脱水生成醚,在相对较低的温度下进行。例如:

分子内脱水:

$$\begin{matrix} CH_2\text{—}CH_2 \\ | \quad\quad | \\ H \quad\quad OH \end{matrix} \xrightarrow[或\ Al_2O_3,360\ ℃]{浓\ H_2SO_4,170\ ℃} CH_2\text{=}CH_2 + H_2O$$

分子间脱水:

$$CH_3CH_2\text{—OH} + H\text{—OCH}_2CH_3 \xrightarrow[或\ Al_2O_3,240\ ℃]{浓\ H_2SO_4,140\ ℃} CH_3CH_2OCH_2CH_3 + H_2O$$

乙醚

不同类型的醇分子内脱水时,醇的反应活性顺序为:叔醇＞仲醇＞伯醇。醇在发生分子内脱水反应时,与卤代烷脱卤化氢相似,遵循查依采夫规则,即脱去羟基和与它相邻的含氢较少的碳原子上的氢原子,生成双键上连有取代基最多的烯烃。例如:

$$\text{（苯环）}\text{—CH}_2\underset{\overset{|}{CH_3}}{CHOH} \xrightarrow{H^+} \text{（苯环）}\text{—CH=CHCH}_3 + H_2O$$

$$CH_3CH_2\underset{\overset{|}{OH}}{CHCH_3} \xrightarrow[100\ ℃]{H_2SO_4(66\%)} CH_3CH\text{=}CHCH_3 + H_2O$$

5.氧化反应

由于受到羟基的影响,醇分子中的 $\alpha\text{-H}$ 较活泼,使得醇可以被多种氧化剂氧化。醇的结构不同、氧化剂不同,氧化产物也各异。

（1）强氧化剂氧化　在重铬酸钾、酸性高锰酸钾等强氧化剂的作用下,伯醇可以先被氧化成醛,再进一步被氧化成羧酸;仲醇可以被氧化生成酮,酮比较稳定,在同样条件下不易继续被氧化;叔醇没有 $\alpha\text{-H}$,在相同条件下不能被氧化。

$$RCH_2OH \xrightarrow{[O]} R-\overset{\displaystyle O}{\overset{\|}{C}}-H \xrightarrow{[O]} R-\overset{\displaystyle O}{\overset{\|}{C}}-OH$$

$$\overset{OH}{\underset{|}{RCHR'}} \xrightarrow{[O]} R-\overset{\displaystyle O}{\overset{\|}{C}}-R'$$

知识拓展

通过氧化反应判断酒后驾车

重铬酸钾自身为橙红色,与醇发生反应后变为绿色,因此可根据重铬酸钾的颜色变化来鉴别醇。呼气式酒精检测仪就是根据此反应设计的。驾车人呼出的气体,通过盛有经过硫酸酸化处理的强氧化剂三氧化铬(CrO_3)的硅胶检测器,交通警察根据颜色的变化,便可判断司机是否饮酒。

$$\underset{\text{橙红色}}{3C_2H_5OH + 2K_2Cr_2O_7} \longrightarrow 3CH_3COOH + \underset{\text{绿色}}{2Cr_2(SO_4)_3} + 2K_2SO_4 + H_2O$$

（2）催化脱氢氧化　在铜、银等弱氧化剂的作用下,伯醇、仲醇的蒸气在高温下可以被氧化为相应的醛和酮。

$$RCH_2OH \xrightleftharpoons[300\,℃]{Cu} R-\overset{\displaystyle O}{\overset{\|}{C}}-H$$

$$\overset{OH}{\underset{|}{RCHR'}} \xrightleftharpoons[300\,℃]{Cu} R-\overset{\displaystyle O}{\overset{\|}{C}}-R'$$

（3）选择性氧化　琼斯试剂（CrO_3/H_2SO_4）和活性二氧化锰等氧化剂活性较低,能选择性氧化不饱和醇中的羟基,而不氧化 $C=C$、$C≡C$ 等,进而可用伯醇制备醛或用不饱和醇制备相应的不饱和醛、酮。

$$HO-\underset{}{\text{环戊烷}}-OH \xrightarrow{H_2SO_4/CrO_3} O=\underset{}{\text{环戊烯二酮}}=O$$

五、醇的工业制法

1. 烯烃的水合

工业上以乙烯为原料,通过直接水合或间接水合制得低级醇。例如:

$$H_3C-CH=CH_2 + H_2O \xrightarrow[300\,℃,7\,MPa]{\text{磷酸-硅藻土}} H_3C-\overset{}{\underset{\underset{OH}{|}}{CH}}-CH_3$$

2. 卤代烃水解

通过卤代烃的水解可制得相应的醇。例如:

$$Cl-CH_2-CH=CH_2 + H_2O \longrightarrow HO-CH_2-CH=CH_2$$

3. 羰基还原

通过还原含有羰基的有机化合物可得到相应的醇,例如:

$$H_3C-CH=CH-CHO \xrightarrow{[H]} H_3C-CH=CH-CH_2OH$$

$$H_3C-CH=CH-CHO \xrightarrow{[H]} H_3C-CH=CH-CH_2OH$$

还原羰基化合物常用的还原剂有 $Na-C_2H_5OH$、$AlLiH_4$、Ni、Pt 等。

4. 由格氏试剂制备

格氏试剂与醛、酮反应可制得相应的醇。一般格氏试剂与甲醛反应得到伯醇;格氏试剂与其他醛反应得到仲醇;格氏试剂与酮反应得到叔醇。例如:

$$R-MgX+HCHO \xrightarrow[\text{无水乙醚}]{\text{加压,加热}} R-CH_2OMgX \xrightarrow{H_2O} R-CH_2OH$$

$$R'-MgX+RCHO \xrightarrow{\text{无水乙醚}} \underset{R'}{R-CH-OMgX} \xrightarrow{H_2O} \underset{R'}{R-CH-OH}$$

$$R-MgX+ \underset{R'}{\overset{O}{\underset{\|}{R''-C-R'}}} \xrightarrow{\text{无水乙醚}} \underset{R'}{\overset{R''}{R-C-OMgX}} \xrightarrow{H_2O} \underset{R'}{\overset{R''}{R-C-OH}}$$

六、重要的醇

1. 甲醇

甲醇(CH_3OH)是结构最为简单的饱和一元醇,最早由木材干馏得到,故又称木精、木醇。甲醇是具有酒味的无色透明液体,沸点 64.9 ℃,能与水及大多数有机溶剂混溶。其蒸气与空气混合时能发生爆炸,爆炸极限为 6%~36.5%(体积分数)。甲醇的毒性较大,可经消化道、呼吸道、皮肤接触进入机体,主要聚集在眼房水和玻璃体内,甲醇中毒主要造成脑水肿、充血视神经和视网膜萎缩等。人体摄入 5~10 mL 甲醇即可引起中毒,误饮 10 mL 以上即可造成失明,多则将导致死亡。因此使用时要特别注意安全。

甲醇是优良的有机溶剂,并可作为有机物的萃取剂,也是重要的化工原料,用于生产甲醛、甲胺、有机玻璃和医药等,甲醇还可用作汽车、飞机的燃料。

2. 乙醇

乙醇(CH_3CH_2OH)为饮用酒的主要成分,俗称酒精。酒精进入血液后,少量通过肺部呼出体外,大部分由肝脏分解(成人肝脏每小时只能分解 9~15 mL 乙醇),所以大量饮酒时,肝不能转化过量的乙醇,大量的乙醇就继续留在血液中,在体内循环导致乙醇中毒症状,严重时甚至可使呼吸、心跳抑制而死亡。

乙醇是无色、透明、易挥发、易燃、易爆、具有特殊香味的液体,沸点 78.3 ℃,能以任意比例与水混溶,在空气中的爆炸极限为 3.28%~18.95%(体积分数)。乙醇的用途极为广泛,是重要的有机原料,也是非常好的有机溶剂,能溶解许多难溶于水的物质(如脂肪、树脂、挥发油等)。70%~75%的乙醇溶液(又称药用酒精)能渗入细胞膜,使蛋白质凝固,导致细菌死亡,所以在医药上可用作消毒剂。医药上还常用乙醇配制酊剂,如碘酊(俗称碘酒),就是碘和碘化钾的乙醇溶液。

知识拓展

乙醇浓度越高,消毒效果越好吗?

有人以为,乙醇浓度越高,消毒效果就越好,这是错误的。

乙醇消毒的作用是凝固细菌体内的蛋白质,从而杀死细菌。但95%乙醇能将细菌表面包膜的蛋白质迅速凝固,并形成一层保护膜,阻止乙醇进入细菌体内,因而不能将细菌彻底杀死。如果乙醇浓度低于70%,虽可进入细菌体内,但不能将其体内的蛋白质凝固,也不能将细菌彻底杀死。因此,医用消毒酒精常选用75%的乙醇,该浓度的乙醇既能顺利地进入细菌体内,又能有效地将细菌体内的蛋白质凝固,因而可有效杀死细菌。

---

3. 乙二醇

乙二醇[$(CH_2OH)_2$]俗称甘醇,为具有甜味的无色黏稠液体,可与水、低级醇、甘油、丙酮、乙酸、吡啶等混溶,微溶于乙醚,几乎不溶于石油醚、苯、卤代烃,相对密度1.13,沸点197 ℃。因分子中的两个羟基以氢键相互缔合,所以乙二醇的沸点、相对密度均比同碳原子数的一元醇高。60%的乙二醇水溶液的凝固点为－40 ℃,是良好的抗冻剂,常用于汽车散热器中,以防寒冷季节冷却液冻结。工业上,乙二醇主要由乙烯经环氧化再水合制得。

$$CH_2=CH_2 \xrightarrow[250\sim280\ ℃]{Ag,O_2} H_2C\!\!-\!\!CH_2 \xrightarrow[H^+]{H_2O} \underset{OH}{CH_2}\!\!-\!\!\underset{OH}{CH_2}$$

4. 丙三醇

丙三醇($C_3H_8O_3$)俗称甘油,是无色、有甜味的黏稠液体,为最简单的重要三元醇,能与水混溶,不溶于乙醚、氯仿等有机溶剂。由于分子中羟基数目较多,丙三醇的熔点、沸点较高:熔点29 ℃、沸点290 ℃(分解)。丙三醇有强的吸湿性,能吸收空气中的水分,可在化妆品、皮革、烟草、食品以及纺织品等行业作润湿剂。甘油常用作药物制剂中的溶剂,如酚甘油、碘甘油等。它还有润滑作用,又能产生高渗透压,可引起排便反射,对便秘患者,常用甘油栓剂或50%油溶液灌肠。

知识拓展

甘油的吸湿性

纯甘油吸湿性很强,对皮肤有刺激作用,如果将纯甘油涂抹在皮肤上,则反而会将皮肤中的水分吸出使皮肤干裂。当含20%的水时,甘油溶液不再吸水。所以,使用纯甘油时应先用适量的水稀释。稀释后的甘油溶液可以用来润泽皮肤,防止皮肤干裂。

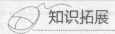

5. 山梨醇和甘露醇

山梨醇和甘露醇均为六元醇,二者互为异构体,它们均为白色结晶粉末,味甜,广泛存在于水果中。山梨醇和甘露醇均易溶于水,它们的 20% 或 25% 高渗溶液在临床上用作渗透性利尿药,能降低颅内压,消除脑水肿。

> **知识拓展**
>
> **甘露醇为何能治疗脑水肿?**
>
> 临床上常用的 200 g/L 甘露醇溶液是高渗溶液,注入静脉后,能使血液渗透压升高,通过渗透压的差别,使组织中的水分进入血液,从而减轻组织水肿。因此,甘露醇可用于治疗脑水肿、降低颅内压。

6. 苯甲醇

苯甲醇(C_7H_8O)又名苄醇,在自然界中多以酯的形式存在于植物香精油中。它是具有芳香味的无色液体,沸点 205 ℃,微溶于水,可与乙醇、乙醚混溶。因具有微弱的麻醉作用和防腐功能,故在医疗上制备中草药针剂时,常加入少量苯甲醇作为镇痛剂和防腐剂;还可加入注射液中制成无痛水,常可减轻注射时的肌肉疼痛;另外,10% 的苯甲醇软膏或其洗剂可作为局部止痒剂。

第二节　酚

羟基与苯环直接相连的芳香族化合物称为酚,其官能团是与苯环直接相连的羟基,称为酚羟基。苯酚是酚类中最简单的,分子式为 C_6H_6O,结构简式为 ⬡—OH 或 C_6H_5OH。

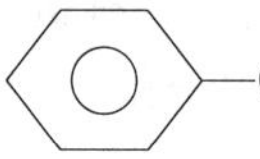

一、酚的分类和命名

1. 酚的分类

按分子中所含酚羟基的数目,酚可分为一元酚、二元酚、三元酚等,通常将含有两个以上酚羟基的酚称为多元酚。

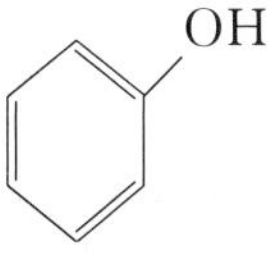

苯酚 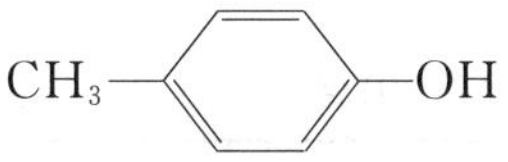 　　 对甲苯酚 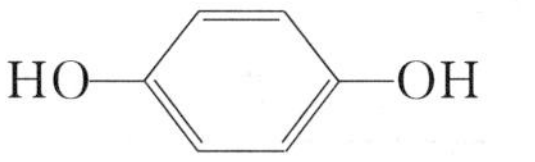 　　 对苯二酚 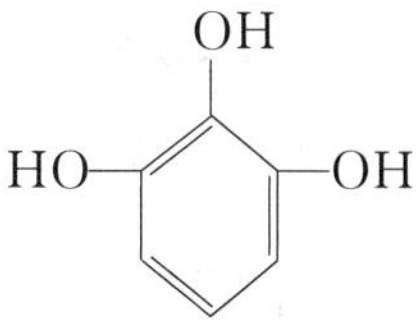 　　 连苯三酚
(1,2,3-苯三酚)

一元酚 　　　　　　　　　 二元酚 　　　　　　 三元酚

2.酚的命名

命名酚类时,在"酚"字前面加上芳环的名称,以此作为母体,芳环上连接的其他基团视为取代基,在母体前面加上取代基的位次和名称。多元酚只需在"酚"字前面用二、三等数字表明酚羟基的数目,并用阿拉伯数字表明酚羟基和其他基团所在的位次。例如:

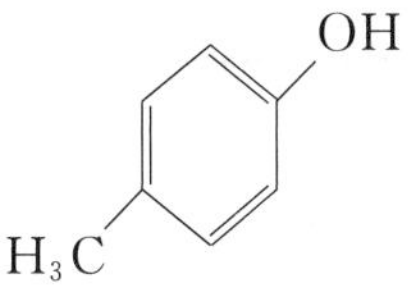

4-甲基苯酚 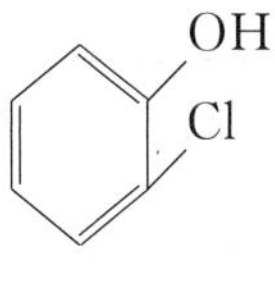 　　 2-氯苯酚 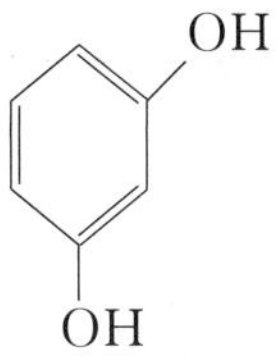 　　 1,3-苯二酚 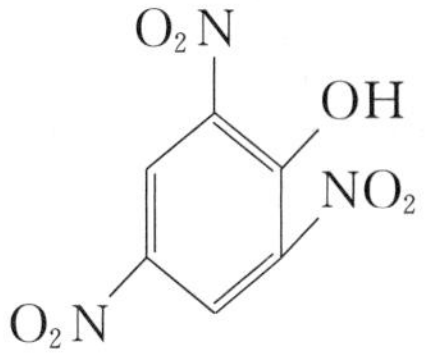 　　 2,4,6-三硝基苯酚

但当环上取代基的次序优于酚羟基时,则按取代基的排列次序来选择母体。取代基的先后次序为:—COOH,—SO_3H,COOR,—COX,—CN,—OH(醇),—OH(酚),所以如下两个有机化合物命名为:

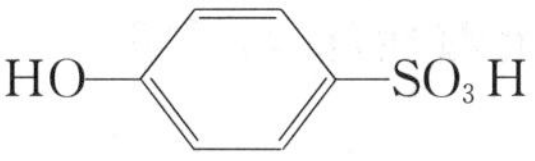

4-羟基苯磺酸(对羟基苯磺酸) 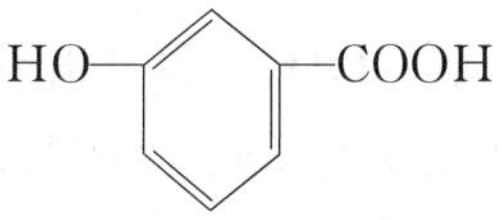 　　 3-羟基苯甲酸(间羟基苯甲酸)

二、酚的物理性质

1.物态和溶解度

常温下,大多数酚为无色固体,有难闻的气味(少数酚具有香味,如百里香酚具有百里香的香味),易溶于乙醇、苯等有机溶剂。酚一般没有颜色,但易被空气氧化,氧化后往往由于含有氧化产物而带黄色或红色。

酚类化合物与醇类化合物一样,其分子与分子之间、分子与水分子之间均能形成氢键,所以酚类的沸点和水溶性均比分子量相当的烃类高,相对密度都大于 1。例如,苯酚的沸点为181.8 ℃,而与之分子量接近的甲苯的沸点只有 110.6 ℃。

低级酚都有特殊的刺激性,对眼睛、呼吸道黏膜、皮肤等有强烈的刺激和腐蚀作用,在使用时应注意安全。有的酚具有较强的杀菌和防腐作用,如医院消毒使用的"来苏儿",就是甲基苯酚与肥皂溶液的混合液,常用于机械和环境消毒,但因其对人体、水环境有害,常用其他消毒剂代替。

2.熔点、沸点

部分酚的熔点、沸点见表 8-2。

表 8-2　部分酚的熔点、沸点

名　称	熔点/℃	沸点/℃
苯酚	40.8	181.8
邻甲苯酚	30.5	191
间甲苯酚	11.9	202
对甲苯酚	34.5	201.8
邻二苯酚	105	245
间二苯酚	110	281
对二苯酚	170	285.2
1,2,3-苯三酚	133	309

三、酚的化学性质

(1)受苯环的影响,O—H 键中的氢比较活泼,容易发生反应;
(2)受—OH 的影响,苯环容易发生取代反应。

1.酚羟基的反应

(1)酸性　酚羟基(—OH)中的氢比较活泼,具有酸性,能与活泼金属钠反应,生成酚钠;还能与氢氧化钠等强碱发生反应,生成酚盐和水。

$$2 \quad \text{C}_6\text{H}_5\text{—O—H} + 2\text{Na} \longrightarrow 2 \quad \text{C}_6\text{H}_5\text{—O—Na} + \text{H}_2 \uparrow$$

$$\text{C}_6\text{H}_5\text{—O—H} + \text{NaOH} \longrightarrow \text{C}_6\text{H}_5\text{—O—Na} + \text{H}_2\text{O}$$

苯酚(俗称石炭酸)是弱酸,其酸性比碳酸弱,所以能溶于氢氧化钠而不溶于碳酸氢钠。如果向酚钠的水溶液中通入 CO_2,可以看到溶液分层,即有苯酚析出。

$$\text{C}_6\text{H}_5\text{—O—Na} + \text{CO}_2 + \text{H}_2\text{O} \longrightarrow \text{C}_6\text{H}_5\text{—O—H} + \text{NaHCO}_3$$

利用这一性质可以将苯酚与其他有机化合物分离,也可以将中草药中的酚类成分与羧酸类成分分离。

酚的酸性受苯环上取代基的影响,一般情况下,吸电子基(如—NO$_2$)使酚的酸性增强,供电子基(—OR)使酚的酸性减弱。20 ℃时,部分酚的 pK_a 值如表 8-3 所示。

表 8-3 部分酚的 pK_a 值(20 ℃)

名 称	对甲苯酚	邻甲苯酚	苯酚	对硝基苯酚	邻硝基苯酚	2,4,6-三硝基苯酚
构造式	OH—⟨⟩—CH₃	OH—⟨⟩—CH₃	OH—⟨⟩	OH—⟨⟩—NO₂	OH—⟨⟩—NO₂	O₂N—⟨⟩(OH)(NO₂)—NO₂
pK_a 值	10.26	10.29	10	7.15	7.22	0.71

(2)生成酚醚　由于酚羟基的碳氧键比较牢固,故酚醚的合成不能像醇那样通过分子间脱水的方法来制备醚。酚醚通常采用威廉姆逊反应合成,即在碱性条件下将酚转化为酚钠,然后再和烷基化试剂反应生成酚醚。

酚钠与卤代烃反应生成醚:

$$\text{⟨⟩—O—Na} + CH_3CH_2Br \longrightarrow \text{⟨⟩—O—CH}_2CH_3 + NaBr$$

酚钠与硫酸二甲酯反应生成醚:

$$\text{⟨⟩—O—Na} + (CH_3O)_2SO_2 \longrightarrow \text{⟨⟩—O—CH}_3 + CH_3OSO_2Na$$

(3)生成酚酯　醇与羧酸在酸催化下可直接反应生成酯,而酚需在酸或碱催化下,与酰氯、酸酐等羧酸衍生物反应生成酚酯。

$$\text{⟨⟩—OH} + (CH_3CO)_2O \xrightarrow[85\ ℃]{H_2SO_4} \text{⟨⟩—O—}\overset{\text{O}}{\underset{}{C}}\text{—CH}_3 + CH_3COOH$$

2.苯环上的反应

羟基是邻、对位定位基团,对苯环起活化的作用,因此苯酚的环上比较容易发生取代反应,而且一般发生在羟基的邻、对位上。

(1)卤代反应　苯酚和溴水在常温下就可以迅速发生取代反应,苯环上的氢原子被溴原子取代,生成 2,4,6-三溴苯酚白色沉淀。

$$\text{⟨⟩—OH} + 3Br_2 \longrightarrow \text{Br—⟨⟩(Br)(Br)—OH} \downarrow + 3HBr$$

该反应迅速、现象明显,且微量的 2,4,6-三溴苯酚也能被检出,因此常被用于酚类化合物的定性和定量分析。

(2)硝化反应　受—OH 的影响,苯酚比苯更容易发生硝化反应,在常温下就很容易与硝酸硝化得到邻位和对位硝基产物。

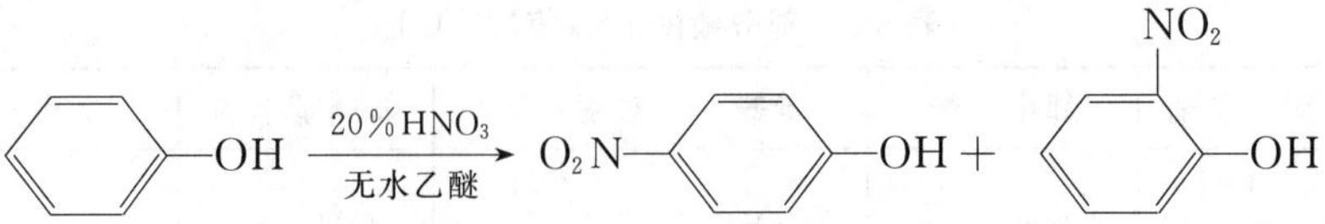

$$\text{C}_6\text{H}_5\text{-OH} \xrightarrow[\text{无水乙醚}]{20\%\ \text{HNO}_3} \text{O}_2\text{N}-\text{C}_6\text{H}_4-\text{OH} + \text{邻硝基苯酚}$$

虽然该反应产率较低,且生成两种异构体,但邻位产物和对位产物可用水蒸气蒸馏法分离:因为邻位异构体可形成分子内氢键,挥发性大,可随水蒸气蒸出;而对位异构体可通过分子间氢键形成缔合体,挥发性小,不易随水蒸气蒸出。因此利用这一性质,可用水蒸气蒸馏的方法把邻硝基苯酚和对硝基苯酚分开。

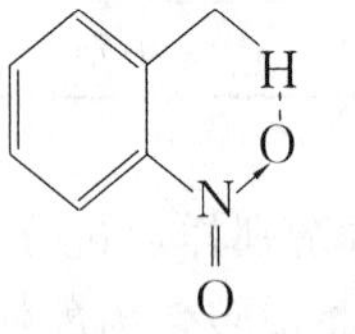

分子内氢键 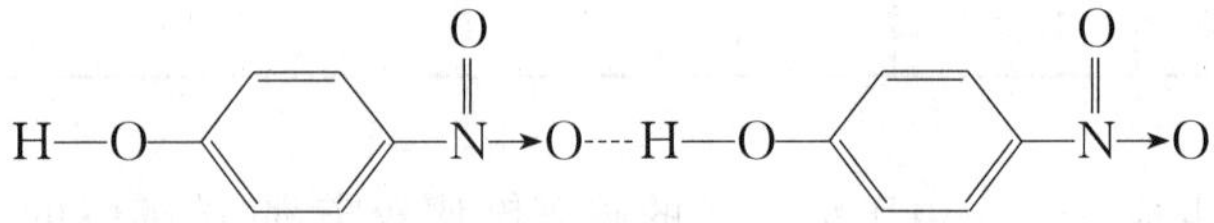   分子间氢键

(3)烷基化反应　苯酚可以在一般的傅克反应条件下发生烷基化反应。

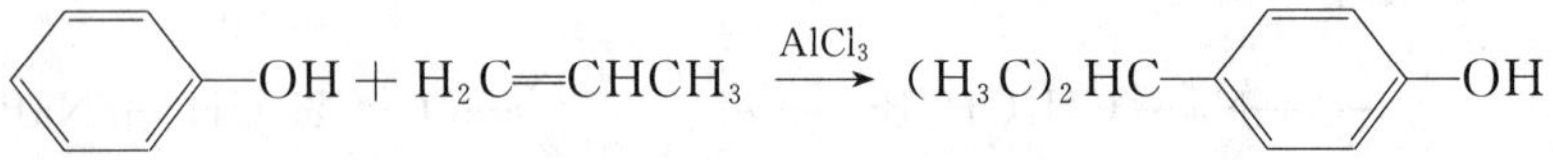

$$\text{C}_6\text{H}_5\text{-OH} + \text{H}_2\text{C}=\text{CHCH}_3 \xrightarrow{\text{AlCl}_3} (\text{H}_3\text{C})_2\text{HC}-\text{C}_6\text{H}_4-\text{OH}$$

3. 氧化反应

酚类化合物很容易被氧化,氧化后颜色变深。苯酚放置在空气中即可被氧化成醌。多元酚更容易氧化,特别是邻位和对位异构体,如对苯二酚和邻苯二酚可以被弱氧化剂氧化成相应的醌。

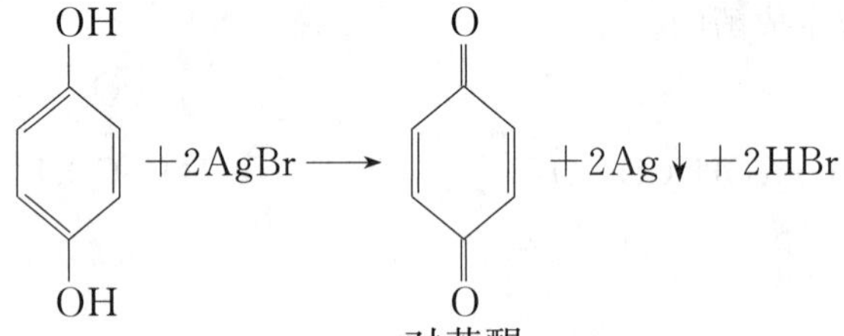

$$+2\text{AgBr} \longrightarrow \quad +2\text{Ag}\downarrow +2\text{HBr}$$

对苯醌

$$\xrightarrow{\text{Ag}_2\text{O}/(\text{CH}_3\text{CH}_2)_2\text{O}}$$

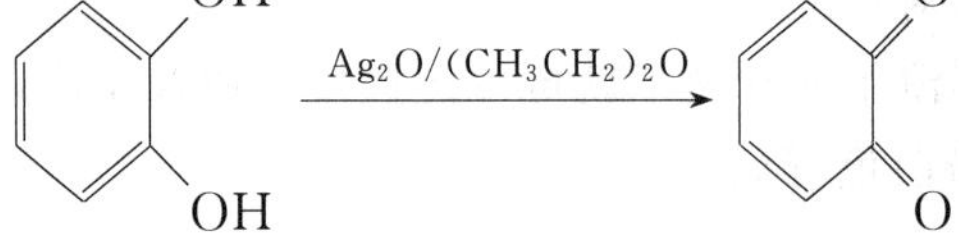

邻苯二酚   邻苯醌

4. 显色反应

大多数酚可以和氯化铁溶液发生显色反应,生成有颜色的配合物,不同的酚生成的配合物颜色不同。酚与氯化铁的显色反应,常用于鉴别酚类化合物。部分酚与 $FeCl_3$ 溶液发生显色反应后的颜色如表 8-4 所示。

表 8-4　部分酚与 $FeCl_3$ 溶液发生显色反应后的颜色

酚	苯酚	对甲苯酚	间甲苯酚	对苯二酚	均苯三酚	邻苯二酚	对苯二酚	间苯二酚	连苯三酚	α-萘酚	β-萘酚
与 $FeCl_3$ 发生显色反应后的颜色	蓝紫色	蓝色	蓝紫色	暗绿色（结晶）	紫色	深绿色	绿色	蓝紫色	淡棕红色	紫红色（结晶）	绿色（结晶）

四、重要的酚

1. 苯酚

苯酚是最简单的酚,最初是在煤焦油中发现的,煤也叫石炭,所以苯酚俗名石炭酸。纯净的苯酚为具有特殊气味的无色晶体,有毒,能灼伤皮肤;在室温时稍溶于水,65 ℃以上可与水混溶,易溶于乙醇、乙醚、苯等有机溶剂;易被氧化,在空气中放置即可被氧化为微红色,由于其易被氧化,因此应贮藏于棕色瓶内,密封避光保存。

苯酚是一种重要的化工原料,可用来制造酚醛塑料(俗称电木)、合成纤维(如锦纶)等。苯酚具有杀菌作用,在医药上可用作防腐剂和消毒剂,在苯酚固体中加入 10％的水,即是临床所用的液化苯酚;3％～5％苯酚水溶液可用于外科手术器械消毒。因苯酚毒性较强,且苯酚及其溶液对皮肤有腐蚀性,临床上不宜用于创伤、皮肤的消毒。

2. 苯二酚

苯二酚有邻、间、对 3 种同分异构体,均为无色结晶体,能溶于乙醇、乙醚等有机溶剂。间苯二酚用于合成染料、酚醛树脂、胶黏剂、药物等,医药上用作消毒剂。对苯二酚具有还原性,可用作显影剂。邻苯二酚(俗名儿茶酚)的一个重要衍生物为肾上腺素,肾上腺素既有氨基又有酚羟基,显酸碱两性,既溶于酸也溶于碱,微溶于水及乙醇,不溶于乙醚、氯仿等。肾上腺素在中性、碱性条件下不稳定,医药上用其盐酸盐,可起到兴奋心脏、收缩血管、升高血压、松弛支气管平滑肌等作用,一般用于支气管哮喘、过敏性休克及其他过敏性反应的急救。

3. 维生素 E

维生素 E 是一种脂溶性维生素,又名生育酚,是一种天然存在的酚,广泛存在于麦胚油、油料种子、坚果类、谷类、豆类和蔬菜中。

维生素 E 的生理功能是维持肌肉的正常生长发育,还具有抗氧化、延缓衰老的作用。临床上常用于治疗先兆流产和习惯性流产;还用于治疗痔疮、冻疮、各种类型的肌痉挛等。

第三节　醚

醚是两个烃基通过氧原子相连而形成的化合物,可用通式表示为 R—O—R′、R—O—Ar、Ar—O—Ar′,其中—O—称为醚键,是醚的官能团。相同碳原子的饱和一元醚和饱和一元醇互为同分异构体,具有相同的通式 $C_nH_{2n+2}O$。

一、醚的分类和命名

1.醚的分类

根据分子中烃基的结构,醚可分为脂肪醚和芳香醚。两个烃基都为脂肪烃基的称为脂肪醚,两个烃基中有一个或两个是芳香烃基的称为芳香醚。与醚键相连接的两个烃基相同者称为简单醚,两个烃基不同者称为混合醚。醚键是环状结构的一部分时,称为环醚。例如:

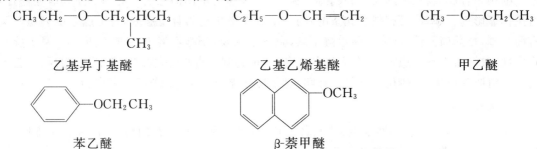

| 芳香醚 | 脂肪醚 | 脂肪醚 | 环醚 |
| 简单醚 | 简单醚 | 混合醚 | |

2.醚的命名

(1)简单醚一般采用普通命名法命名,即在烃基的名称前加"二"("二"可以省略不写),后面加上"醚"字。例如:

$$CH_3OCH_3 \qquad CH_3CHOCHCH_3$$
$$\qquad\qquad\quad\ \ |\quad\ \ |$$
$$\qquad\qquad\quad CH_3\ CH_3$$

甲醚　　　　　　异丙醚　　　　　　　二苯醚

(2)两个烃基不相同时,将小的烃基写在前,大的烃基写在后,芳香烃基在前,脂肪烃基在后,最后加上"醚","基"字可以省略。例如:

$$CH_3CH_2\!-\!O\!-\!CH_2CHCH_3 \qquad C_2H_5\!-\!O\!-\!CH\!=\!CH_2 \qquad CH_3\!-\!O\!-\!CH_2CH_3$$
$$\qquad\qquad\qquad\quad |$$
$$\qquad\qquad\qquad CH_3$$

乙基异丁基醚　　　　　　　乙基乙烯基醚　　　　　　　甲乙醚

苯乙醚　　　　　　　　β-萘甲醚

(3)结构复杂的醚可采用系统命名法命名,即选择较长的烃基为母体,有不饱和烃基时,选择不饱和度较大的烃基为母体,将较小的烃基与氧原子一起看作取代基,称作烷氧基(RO—)。例如:

$$CH_3CH\!=\!CH\!-\!CH_2OCH_3 \qquad CH_3CHCH_2OCH_2CH_3 \qquad CH_3O\!-\!\!\bigcirc\!\!-\!OH$$
$$\qquad\qquad\qquad\qquad\qquad\qquad |$$
$$\qquad\qquad\qquad\qquad\qquad OH$$

1-甲氧基-2-丁烯醚　　　　　1-乙氧基-2-丙醇　　　　　　4-甲氧基苯酚

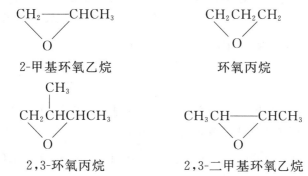

| 5-甲基-2-甲氧基庚烷 | 对乙氧基苯甲醇 |

（4）环醚称为环氧化合物，通常将母体命名为"环氧某烷"，氧原子编号为1。例如：

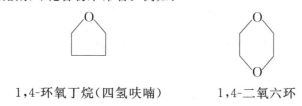

| 2-甲基环氧乙烷 | 环氧丙烷 |

| 2,3-环氧丙烷 | 2,3-二甲基环氧乙烷 |

更大的环醚一般按杂环化合物来命名。例如：

| 1,4-环氧丁烷（四氢呋喃） | 1,4-二氧六环 |

二、醚的物理性质

常温下，甲醚、甲乙醚、环氧乙烷为气体，其余的醚大多数是无色液体，多为易挥发、易燃烧、有香味的液体。醚分子中因无羟基而不能在分子间生成氢键，因此醚的沸点比相应的醇低得多，与分子量相近的烷烃相当。

醚分子中的碳氧键是极性键，易与水形成氢键，所以醚在水中的溶解度与相应的醇相当。甲醚、1,4-二氧六环、四氢呋喃等都可与水互溶，乙醚在水中的溶解度为 7 g/100 mL。

乙醚能溶于许多有机溶剂，本身也是一种良好的溶剂。乙醚有麻醉作用，极易着火，与空气混合到一定比例能爆炸，所以使用乙醚时要十分小心。

三、醚的化学性质

除某些环醚外，醚是一类较稳定的化合物，其化学稳定性仅次于烷烃，不与氧化剂、活泼金属、碱、还原剂等反应。但醚仍可发生一些特殊的反应。

1. 生成𬭶盐

醚由于氧原子上具有未共用电子对，因此可以作为路易斯碱与强酸或路易斯酸反应生成锌盐。

$$CH_3OCH_3 + H_2SO_4(浓) \Longrightarrow \underset{\overset{|}{H}}{[CH_3OCH_3]^+} HSO_4^-$$

生成的锌盐可溶于冷的浓强酸中,当用水稀释时锌盐会立即分解,原来的醚又游离出来。利用醚的这一性质,可分离提纯醚类化合物,也可鉴别醚类化合物。

2. 醚键断裂的反应

醚与浓的强酸(浓氢碘酸或浓氢溴酸等)共热,在较高温度下,能使醚键断裂,生成卤代烃和醇或酚。若使用过量的氢卤酸,则生成的醇将进一步与氢卤酸反应生成卤代烃。

$$R—O—R' + HI(浓) \xrightarrow{\triangle} RI + R'OH \xrightarrow[]{HI} R'I + H_2O$$

脂肪族混合醚与氢卤酸作用时,一般是较小的烷基生成卤代烷,较大烃基生成醇;当氧原子上连有三级烷基时,则主要生成三级卤代烷。例如:

$$\underset{\overset{|}{CH_3}}{CH_3CHCH_2OCH_3} + HI(浓) \xrightarrow{\triangle} CH_3I + \underset{\overset{|}{CH_3}}{CH_3CHCH_2OH}$$

$$\underset{\overset{\displaystyle CH_3}{|}}{\underset{\overset{|}{CH_3}}{CH_3—C—O—CH_2CH_3}} + HI(浓) \xrightarrow{\triangle} \underset{\overset{\displaystyle CH_3}{|}}{\underset{\overset{|}{CH_3}}{CH_3—C—I}} + CH_3CH_2OH$$

芳香醚由于氧原子与芳环形成 p-π 共轭体系,碳氧键不易断裂。如果另一烃基是脂肪烃基,则生成酚和卤代烷;如果两个烃基都是芳香基,则不易发生醚键的断裂。例如:

$$\text{⬡}—O \!\mid\! CH_3 + HBr \xrightarrow{\triangle} CH_3Br + \text{⬡}—OH$$

环醚与氢卤酸作用,醚键断裂生成双官能团化合物。例如:

$$\text{⬠}O + HI \longrightarrow HO—CH_2CH_2CH_2CH_2—I$$

3. 生成过氧化物的反应

醚类化合物虽然对氧化剂很稳定,高锰酸钾、重铬酸钾都不能将醚氧化,但含有 α-H 的醚在空气中久置或经光照,会缓慢地被氧化成过氧化物。例如:

$$CH_3CH_2—O—CH_2CH_3 + O_2 \longrightarrow \underset{\overset{|}{O—OH}}{CH_3CH_2—O—CH—CH_3}$$

过氧化物不稳定,受热时容易分解而发生爆炸,因此在蒸馏含过氧化物的醚时,加热温度不能过高,也不能将醚蒸干。对于久置的醚,在使用前应检验是否含有过氧化物,若有,则应除去。常用的检验方法是:向碘化钾的淀粉溶液或硫酸亚铁与硫氰化钾的混合溶液中加入久置的醚,若混合液显红色,则表示醚中有过氧化物存在。除去过氧化物的方法是:向醚中加入还原剂(如 $FeSO_4$ 或 Na_2SO_3),以破坏过氧化物。为了防止生成过氧化物,醚应用棕色瓶避光贮存,并可在醚中加入微量铁屑。

四、环醚

环氧乙烷可由乙烯在银的催化下氧化制得。

$$CH_2 {=\!=} CH_2 + O_2 \xrightarrow[\text{250 ℃,加压}]{\text{Ag}} \underset{O}{CH_2 {-\!\!-} CH_2}$$

环氧乙烷是三元环醚,由于极性碳氧键使环的角张力和扭转张力增大,所以与一般的醚不同,其化学性质非常活泼,易与含活泼氢的试剂作用,开环生成双官能团化合物。

$$
\underset{O}{CH_2 {-\!\!-} CH_2}
\begin{cases}
\xrightarrow{H_2O} HOCH_2CH_2OH \\
\xrightarrow{HBr} HOCH_2CH_2Br \\
\xrightarrow{NH_3} HOCH_2CH_2NH_2 \\
\xrightarrow{ROH} HOCH_2CH_2OR(\text{乙二醇醚})
\end{cases}
$$

乙二醇醚具有醚和醇的双重性质,是很好的溶剂,俗称溶纤剂,广泛用于纤维工业和油漆工业中。

环氧乙烷还可与格氏试剂反应,产物经水解可得到比格氏试剂烃基多两个碳原子的伯醇,是制备伯醇的重要方法。

$$RMgX + \underset{O}{CH_2 {-\!\!-} CH_2} \longrightarrow RCH_2CH_2OMgX \xrightarrow{H_3O^+} RCH_2CH_2OH$$

五、重要的醚

1. 乙醚

乙醚是具有香味的无色液体,极易挥发和着火。乙醚蒸气与空气可形成爆炸性混合物,爆炸极限为 $1.85\%\sim36.5\%$(体积分数),因此使用乙醚时应远离明火,特别小心。

乙醚性质稳定,能溶解许多有机化合物,如生物碱、油类、脂肪、染料、香料以及天然树脂、合成树脂、硝化纤维等,因此是常用的优良溶剂。乙醚具有麻醉作用,可用作外科手术的麻醉剂,但大量吸入乙醚蒸气能使人失去知觉,甚至死亡,现已被性质更稳定、效果更好的异氟醚等替代。

2. 环氧乙烷

环氧乙烷是最简单的环醚,常温下为无色、有毒气体,沸点 10.7 ℃,能溶于水、乙醇和乙醚。环氧乙烷能与空气形成爆炸性混合物。环氧乙烷是重要的有机化工原料,可用于制取乙二醇、乙醇胺、乙二醇醚等;也可用于生产表面活性剂、洗涤剂、增塑剂、润滑剂、合成纤维、合成树脂、电影胶片等。

环氧乙烷是三元环状化合物,与环丙烷相似,具有键角张力,不稳定,化学性质活泼,遇到含有活泼氢的物质时,碳氧键容易断裂,发生开环加成反应。例如:

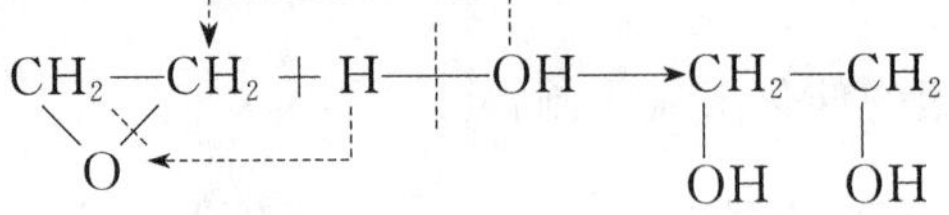

$$CH_2-CH_2 + H-OH \longrightarrow CH_2-CH_2$$

环氧乙烷　　　　　　　乙二醇

习　题

1.选择题。

(1)下列物质与卢卡斯试剂作用最先出现浑浊的是(　　)。

A.伯醇　　　　　　B.仲醇　　　　　　C.叔醇　　　　　　D.相同

(2)下列物质中,酸性最强的是(　　)。

A.H_2O　　　　　　B.CH_3CH_2OH　　　　　　C.苯酚　　　　　　D.$HC \equiv CH$

(3)下列物质中,可以在50%以上的H_2SO_4水溶液中溶解的是(　　)。

A.溴代丙烷　　　　　　B.环己烷　　　　　　C.乙醚　　　　　　D.甲苯

(4)常用来防止汽车水箱结冰的防冻剂是(　　)。

A.甲醇　　　　　　B.乙醇　　　　　　C.乙二醇　　　　　　D.丙三醇

(5)不对称的仲醇和叔醇进行分子内脱水时,消除的取向应遵循(　　)。

A.马氏规则　　　　　B.次序规则　　　　　C.查依采夫规则　　　D.醇的活性次序

(6)医药上使用的消毒剂"来苏儿",是47%～53%(体积分数)(　　)的肥皂水溶液。

A.苯酚　　　　　　B.甲苯酚　　　　　　C.硝基苯酚　　　　　　D.苯二酚

(7) 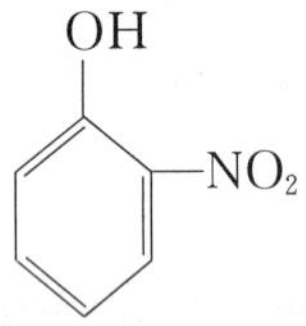 ![邻硝基苯酚结构] 比 ![间硝基苯酚结构] 更易被水蒸气蒸馏分出,因为前者(　　)。

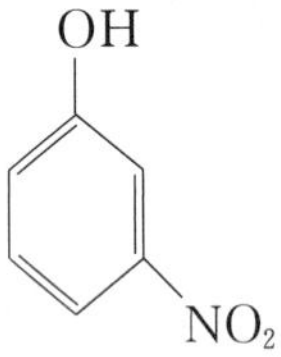

A.可形成分子内氢键　　　　　　　　　B.硝基是吸电子基

C.羟基的吸电子作用　　　　　　　　　D.可形成分子间氢键

(8)禁止用工业酒精配制饮用酒,是因为工业酒精中含有(　　)。

A.甲醇　　　　　　B.乙二醇　　　　　　C.丙三醇　　　　　　D.异戊醇

(9)最易发生脱水反应生成烯烃的是(　　)。

A. 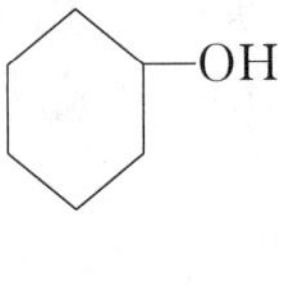 ![环己醇] 　　B. 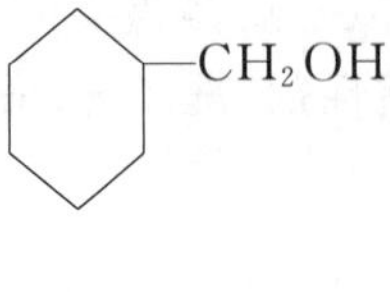 ![环己基甲醇] 　　C. 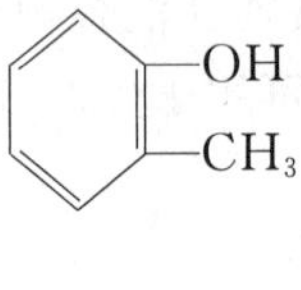 ![邻甲基苯酚] 　　D. 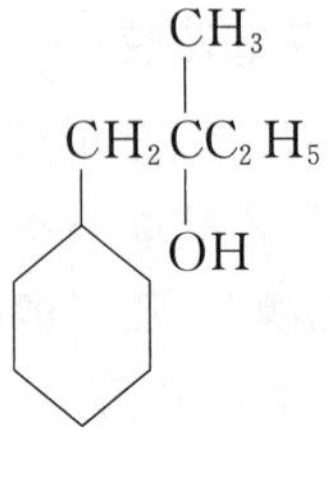 ![2-甲基-2-环己基丁醇]

(10)加适量溴水于饱和水杨酸溶液中,立即产生的白色沉淀是( )。

A.

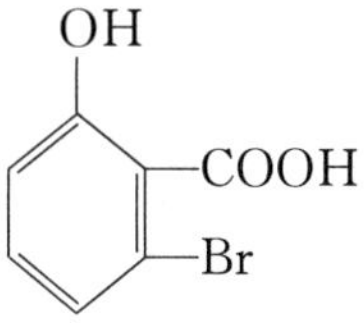

B.

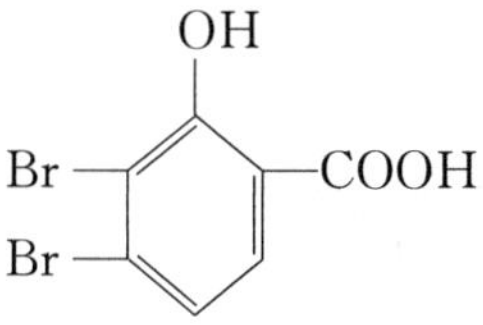

C.

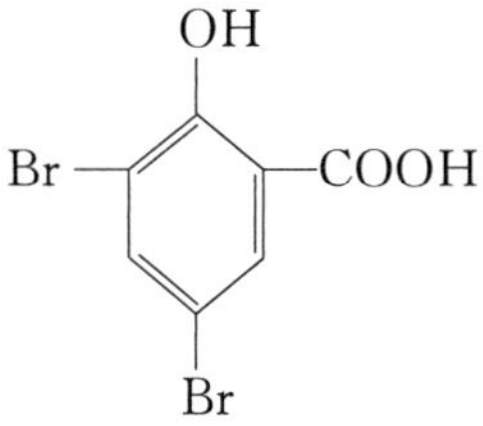

D.

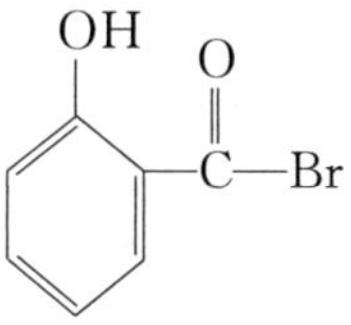

(11)丁醇和乙醚是( )异构体。

A. 碳架   B. 官能团   C. 几何   D. 对映

2. 用系统命名法命名下列化合物。

(1) 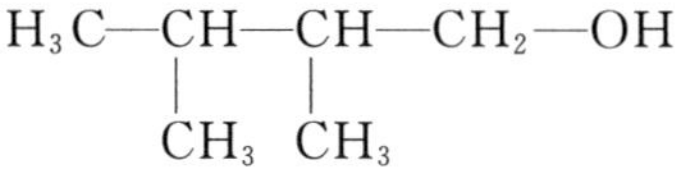
$$H_3C-\underset{\underset{CH_3}{|}}{CH}-\underset{\underset{CH_3}{|}}{CH}-CH_2-OH$$

(2)
$$H_3C-\underset{\underset{CH_3}{|}}{CH}-\underset{\underset{Cl}{|}}{\overset{\overset{Cl}{|}}{C}}-OH$$

(3) $CH_3CH_2CH_2O-$

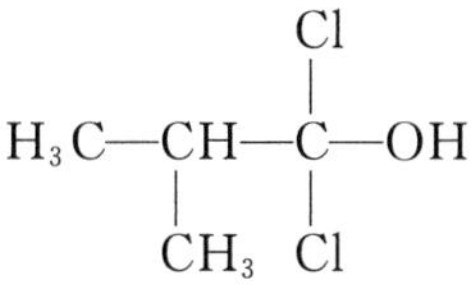

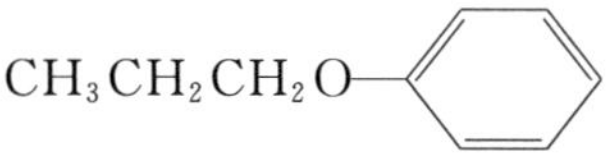

(4) 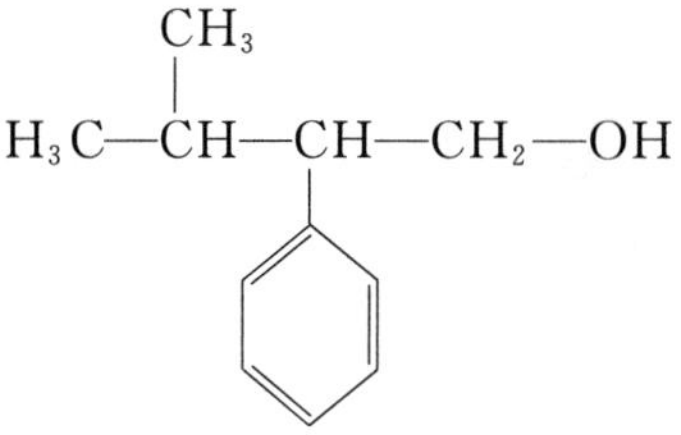
$$H_3C-\underset{\underset{\text{C}_6\text{H}_5}{|}}{\overset{\overset{CH_3}{|}}{CH}}-CH-CH_2-OH$$

(5)

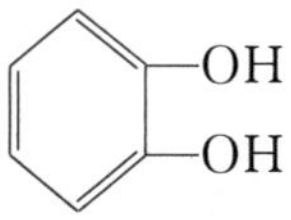

(6) $H_3C-CH_2-O-CH_2-CH_3$

(7) 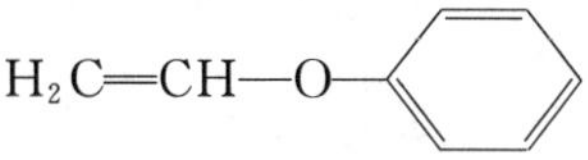 $H_2C=CH-O-$

(8)

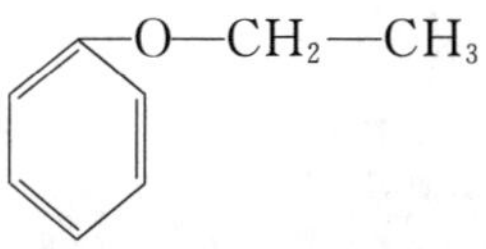

3. 写出下列反应的主要产物。

(1) $CH_3CH(OH)CH_3 + HBr \longrightarrow$

(2) $CH_3CH_2CH_2OH + Na \longrightarrow$

（3）$$ ——CH$_2$CH$_2$OH ＋HBr $\xrightarrow{110\ ℃}$

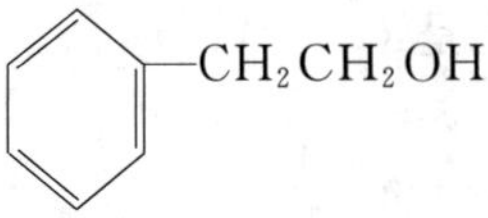

（4）$$ 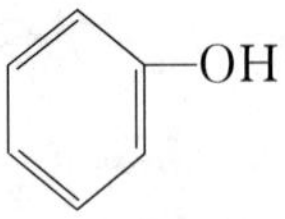 ——OH ＋Br$_2$ $\longrightarrow$

（5）CH$_3$CH$_2$O—H＋HO—CH$_2$CH$_3$ $\xrightarrow[\text{或 Al}_2\text{O}_3\text{,260 ℃}]{\text{浓硫酸,140 ℃}}$

（6）$$ 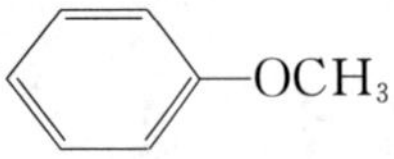 ——OCH$_3$ ＋HI $\longrightarrow$

（7）$$ ——OH ＋NaOH $\longrightarrow$

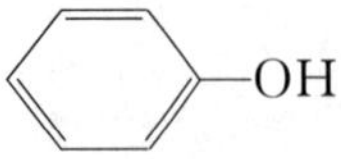

（8）$$ OH$$ ＋3Br$_2$ $\xrightarrow{\text{H}_2\text{O}}$

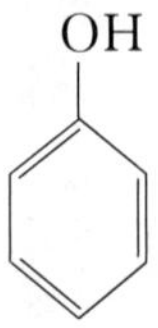

第九章 醛和酮

📖【知识要求】

➢掌握:醛和酮的分类、命名;醛和酮重要的化学反应。

➢熟悉:醛和酮的化学反应及其实际应用。

➢了解:醌的定义、命名及重要的醌类化合物。

📖【能力要求】

能应用不同结构的醛和酮的性质差异,进行化学鉴别。

第一节 醛、酮的分类与命名

醛和酮分子中都含有相同的官能团——羰基($-\overset{\overset{\displaystyle O}{\|}}{C}-$),因此,醛和酮又被称为羰基化合物。羰基碳原子至少与一个氢原子相连的化合物叫作醛,通式为 $R-\overset{\overset{\displaystyle O}{\|}}{C}-H$(R 为烃基或H),其中 $-\overset{\overset{\displaystyle O}{\|}}{C}-H$ 叫作醛基,是醛的官能团;羰基碳原子与两个烃基直接相连的化合物叫作酮,通式为 $R-\overset{\overset{\displaystyle O}{\|}}{C}-R'$,酮中的羰基也叫酮基,是酮的官能团。相同碳原子数、相同元数的醛和酮互为同分异构体。

一、醛、酮的分类

根据醛、酮中烃基的不同可以将醛、酮分为脂肪族醛、酮和芳香族醛、酮。脂肪族醛、酮又可以根据烃基是否饱和分为饱和醛、酮和不饱和醛、酮。根据分子中所含羰基的数目,醛、酮还可以分为一元醛、酮和多元醛、酮。例如:

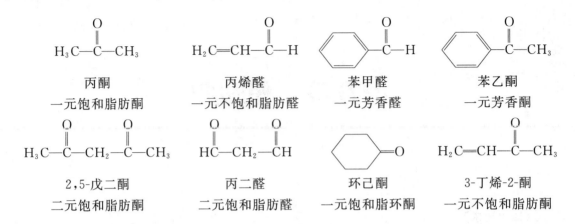

丙酮	丙烯醛	苯甲醛	苯乙酮
一元饱和脂肪酮	一元不饱和脂肪醛	一元芳香醛	一元芳香酮
2,5-戊二酮	丙二醛	环己酮	3-丁烯-2-酮
二元饱和脂肪酮	二元饱和脂肪醛	一元饱和脂环酮	一元不饱和脂肪酮

二、醛、酮的命名

1.普通命名法

醛的普通命名法和伯醇相似,只要把"醇"字改成"醛"字便可。例如:

$$CH_3CH_2CH_2CHO \qquad CH_3CHCHO \qquad \text{（苯环）}-CHO$$
$$\underset{CH_3}{}$$

正丁醛　　　　　　异丁醛　　　　　苯甲醛

酮的命名只需在羰基连接的两个烃基名称后加上"酮"字即可,"基"字可省略。命名脂肪混酮时,要把"次序规则"中较优的烃基写在后边;但芳基和脂肪烃基的混酮要把芳基写在前面。例如:

$$CH_3CCH_3 \qquad CH_3CCH_2CH_3 \qquad \text{（苯环）}-CCH_2CH_3$$

二甲基甲酮(二甲酮)　甲基乙基甲酮(甲乙酮)　　　苯基乙基甲酮

羰基与苯环相连时,也可命名为某酰(基)苯,例如:

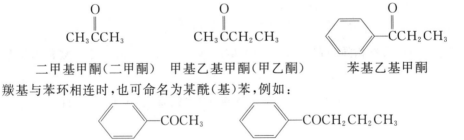

乙酰苯(习惯称苯乙酮)　　　　　丁酰苯

2.系统命名法

结构复杂的醛、酮常采用系统命名法命名。命名时,选择含有羰基的最长碳链为主链。醛类从醛基碳原子开始编号,因醛基处在链端,一元醛中醛基的编号总是1,所以在命名时不用标明一元醛醛基的位次;酮则从靠近酮基的一端开始编号,并标明酮基的位次。如主链上有取代基,则将取代基的位次及名称写在"某醛"或"某酮"的前面。

$$CH_3CHCH_2CH_2CHO \qquad CH_3CCH_2CHCH_3$$

$$CH_3CH_2CH_2CH_2CHO \quad CH_3CH_2COCH_2CH_3 \qquad \underset{CH_3}{} \qquad \underset{O}{} \quad \underset{CH_3}{}$$

戊醛　　　　　　3-戊酮　　　　　4-甲基戊醛　　　　4-甲基-2-戊酮

命名不饱和醛、酮时,应选择同时含有羰基和不饱和键的最长碳链作为主链,主链编号时从靠近羰基的一端开始,称为某烯醛或某烯酮,并在名称中标明不饱和键的位次。

$$CH_2\!\!=\!\!CHCH_2CH_2CHO \qquad\qquad CH_3CH_2COCH_2CH\!\!=\!\!CH_2$$

4-戊烯醛 　　　　　　　　　　　5-己烯-3-酮

脂环醛、酮的羰基在环内时,称环某醛或环某酮;羰基在环外时,则将环作为取代基。例如:

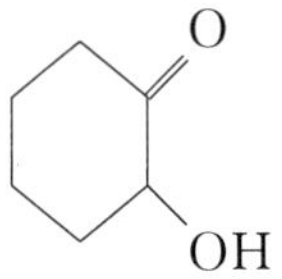

2-羟基环己酮 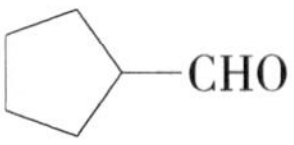 　　　　环戊基甲醛 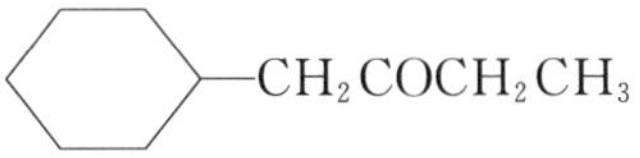 　　　　1-环己基-2-丁酮

命名含有芳基的醛、酮时,总是把芳基作为取代基。例如:

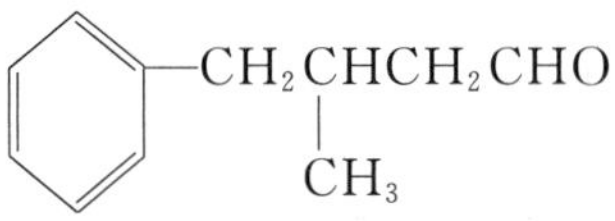

3-甲基-4-苯基丁醛 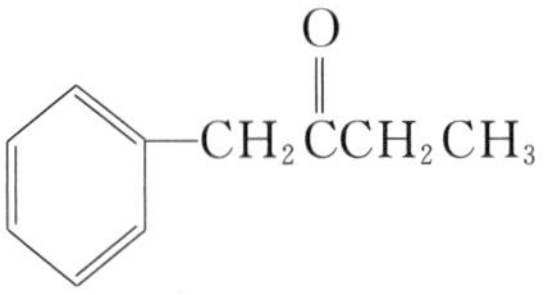 　　　　　　　1-苯基-2-丁酮

主链碳原子的编号除用阿拉伯数字表示外,有时也可用希腊字母表示。与羰基直接相连的碳原子为 α 位,后依次为 β 位、γ 位……;在酮分子中,与酮基直接相连的两个碳原子都是 α 碳原子,可分别用 α,α′表示。例如:

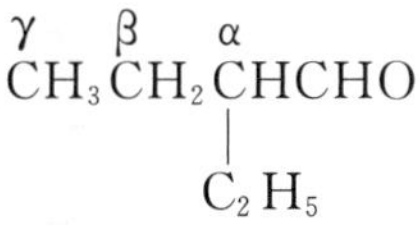

α-乙基丁醛 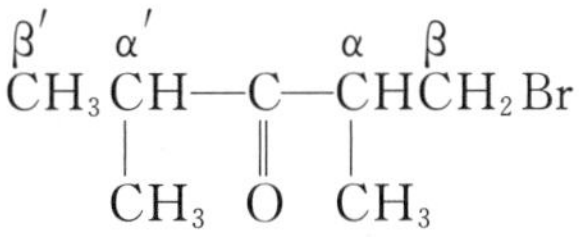 　　　　　α,α′-二甲基-β-溴-3-戊酮

有一些醛常用俗名,这些俗名是从相应的羧酸名而得来的。例如:

蚁醛 　　　　　肉桂醛 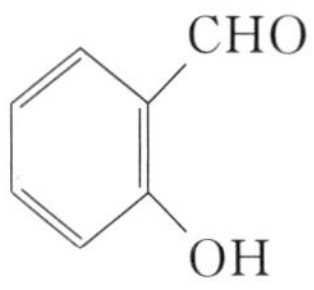 　　　　　水杨醛

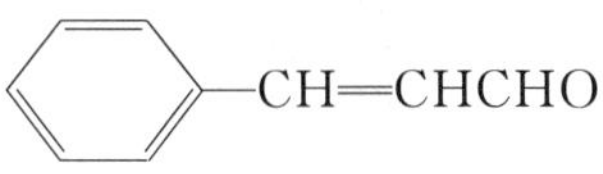

第二节　醛、酮的性质

一、醛、酮的物理性质

1.物态与溶解度

常温下,甲醛为具有刺激性气味的无色气体;其他低级醛为具有刺激性气味的液体,低级

酮具有令人愉快的气味,为液体,高级醛、酮为固体。C_8—C_{13}的中级脂肪醛和一些芳醛、芳酮是具有香味的液体或固体,可用来配制香精。

醛、酮分子中羰基上的碳原子能与水中的氢原子形成氢键,所以低级醛、酮能溶于水,如甲醛、乙醛、丙醛和丙酮可与水以任意比例混溶。其他醛、酮随碳原子数的增加,对形成氢键有空间阻碍作用的烃基增大,醛、酮在水中的溶解度逐渐减小,直至不溶。芳醛和芳酮一般不溶于水,但能溶于有机溶剂。

2.熔点、沸点与相对密度

(1)熔点、沸点　低级醛、酮的沸点比相对应的醇低,但比相对分子量相近的烃高,但随着分子量的增大,差别逐渐减小。部分醛、酮的熔点和沸点如表9-1所示。

表 9-1　部分醛、酮的熔点、沸点

名　称	熔点/℃	沸点/℃
甲醛	−92	−20
乙醛	−121	21
丙醛	−81	49
丁醛	−96	75
2-甲基丙醛	−66	61
戊醛	−91	103
3-甲基丁醛	−51	93
己醛	—	129
丙酮	−95	56
丁酮	−86	80
2-戊酮	−78	102
3-戊酮	−41	101
2-己酮	−57	127
3-己酮	—	124

(2)相对密度　脂肪族醛、酮相对密度小于1,比水轻;芳香族醛、酮相对密度大于1,比水重。

二、醛、酮的化学性质

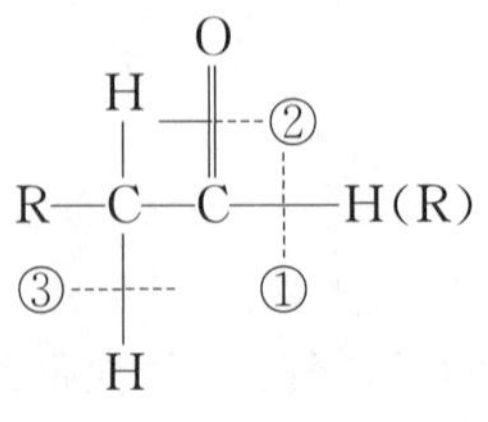

96

①醛基中的 C—H 键断裂,可以发生醛的氧化反应,生成相应的羧酸;

②醛基中 C═O 双键中的 π 键断裂,可以发生加成反应或还原反应;

③α-C—H 键断裂,可以发生卤代反应或缩合反应。

1.氧化反应

醛、酮在氧化反应性质上的差异非常显著,醛对氧化剂比较敏感,而酮对一般氧化剂都比较稳定。

(1)醛的氧化

①醛的催化氧化　醛可以在催化剂的作用下与氧反应,生成相应的羧酸。例如:

$$\underset{\text{催化剂}}{H_3C-\overset{O}{\overset{\|}{C}}-H+O_2 \xrightarrow{\quad\quad} H_3C-\overset{O}{\overset{\|}{C}}-OH}$$

②在强氧化剂(如酸性高锰酸钾、重铬酸钾等)的作用下,醛可被氧化成相应的羧酸。例如:

$$CH_3CHO+KMnO_4+H_2SO_4 \longrightarrow CH_3COOH+K_2SO_4+MnSO_4+H_2O$$

③醛还可以被弱氧化剂氧化。弱氧化剂托伦试剂(硝酸银的氨溶液)和斐林试剂(硫酸铜与酒石酸钾钠的碱溶液)可将醛氧化成相应的羧酸,且对碳碳双键无影响。例如:

$$CH_3CH═CH-CHO \xrightarrow{Ag(NH_3)_2OH} CH_3CH═CH-COOH$$

醛被托伦试剂氧化成羧酸时,银离子被还原成金属银。当反应器壁光滑洁净时,银沉淀在试管壁上形成银镜,故醛与托伦试剂的氧化反应亦称为**银镜反应**。

$$RCHO+2Ag(NH_3)_2OH \longrightarrow RCOONH_4+2Ag\downarrow+3NH_3+H_2O$$

脂肪醛与斐林试剂反应时,醛被氧化成羧酸,而铜离子被还原成砖红色的氧化亚铜沉淀析出,而芳香醛不与斐林试剂作用。因此,利用斐林试剂可区别脂肪醛和芳香醛。

$$RCHO+2Cu^{2+}+NaOH+H_2O \xrightarrow{\triangle} RCOONa+Cu_2O\downarrow+4H^+$$

甲醛的还原性较强,可与斐林试剂反应生成铜镜。

$$HCHO+Cu^{2+}+NaOH \xrightarrow{\triangle} RCOONa+Cu\downarrow+2H^+$$

醛与托伦试剂、斐林试剂的反应可用来区别醛、酮。其中斐林试剂还可以用来区别甲醛、其他脂肪醛和芳香醛。

氧化银是一种温和的氧化剂,可使醛氧化成酸,分子中的双键等可不受影响。例如:

(2)酮的氧化　醛可被托伦试剂和斐林试剂氧化,而酮不被托伦试剂和斐林试剂氧化,所以,上述两种试剂可鉴别醛和酮。酮若用酸性高锰酸钾、硝酸等强氧化剂在剧烈的条件下氧化,碳链可发生断裂,断裂发生在羰基碳与 α-碳处,生成多种羧酸的混合物,因此无制备价值。但若是氧化结构对称的环酮,则只得一种产物。例如工业上采用环己酮氧化制备己二酸。

环己酮　　　　　　　　　己二酸

2. 还原反应

（1）还原成醇　在催化加氢或在还原剂硼氢化钠（NaBH$_4$）、氢化铝锂（LiAlH$_4$）的作用下，醛、酮分子中的羰基可发生还原反应，醛被还原成相应的伯醇，酮被还原成相应的仲醇，例如：

$$H_3C-\underset{\displaystyle O}{\overset{\displaystyle \parallel}{C}}-H \xrightarrow[\triangle]{H_2/Ni} H_3C-\underset{\displaystyle CH_2}{\overset{\displaystyle OH}{|}}$$

$$R-\underset{\displaystyle O}{\overset{\displaystyle \parallel}{C}}-H \xrightarrow{[H]} R-\underset{\displaystyle CH_2}{\overset{\displaystyle OH}{|}}$$

$$R-\underset{\displaystyle O}{\overset{\displaystyle \parallel}{C}}-R' \xrightarrow{[H]} R-\underset{\displaystyle CH}{\overset{\displaystyle OH}{|}}-R'$$

硼氢化钠是一种缓和的还原剂，并且选择性较高，一般只还原醛、酮中的羰基，而不影响其他不饱和基团。氢化铝锂的还原性比硼氢化钠强，除还原醛、酮中的羰基外，还可还原羧酸、酯中的羰基以及—NO$_2$、—CN 等许多不饱和基团。但是，它们都不能还原碳碳双键和碳碳三键。工业上利用这一性质以肉桂醛为原料还原制取肉桂醇。

$$\underset{\text{肉桂醛}}{\text{⬡}-CH=CHCHO} \xrightarrow[\text{或 NaBH}_4]{\text{LiAlH}_4} \underset{\text{肉桂醇}}{\text{⬡}-CH=CHCH_2OH}$$

（2）还原成烃　醛、酮也可以还原成烃，主要有两种方法。

①克莱门森还原法　醛、酮与锌汞齐和盐酸共热，可以将羰基直接还原成亚甲基，这一反应称为克莱门森还原反应，此法只适用于对酸稳定的化合物。

对于酮，特别是芳香酮，这个反应具有重要的意义。在有机合成中，常用克莱门森还原反应合成直链烷基苯。例如：

$$R-\underset{\displaystyle O}{\overset{\displaystyle \parallel}{C}}-H \xrightarrow[\triangle]{\text{Zn-Hg,浓 HCl}} R-CH_3$$

$$\text{⬡}-\underset{\displaystyle O}{\overset{\displaystyle \parallel}{C}}-CH_2CH_3 \xrightarrow[\triangle]{\text{Zn-Hg,浓 HCl}} \text{⬡}-CH_2-CH_2CH_3$$

②沃尔夫-凯西纳-黄鸣龙还原法　对酸不稳定的醛、酮，可以用沃尔夫-凯西纳-黄鸣龙还原法还原。这一反应最初由俄国人沃尔夫、德国人凯西纳完成，后来我国化学家黄鸣龙改进了反应条件，所以称为沃尔夫-凯西纳-黄鸣龙还原法。

该法是将醛、酮与肼反应生成腙，然后将腙置于乙醇钠或氢氧化钾中，于高压下加热，使之分解，放出氮气，羰基还原为亚甲基。例如：

$$\text{⬡}-\underset{\displaystyle O}{\overset{\displaystyle \parallel}{C}}-CH_2CH_3 \xrightarrow[\text{(HOCH}_2CH_2)_2O,\triangle]{\text{H}_2NNH_2,KOH} \text{⬡}-CH_2-CH_2CH_3$$

3. 加成反应

醛、酮分子中的羰基 C=O 为不饱和键，容易发生断裂，可以与氢氰酸、亚硫酸氢钠、醇、格氏试剂及氨的衍生物等发生加成反应。需要注意的是，C=O 双键和 C=C 双键不同，通常情况下,醛、酮分子不能和 HX、X_2、H_2O 等发生加成反应。

(1)与氢氰酸加成 在碱性催化剂的作用下,醛、酮与氢氰酸可发生加成反应,生成 α-氰醇（α-羟基腈）。

$$H_3C-\overset{O}{\underset{}{C}}-H + H-CN \underset{}{\overset{OH^-}{\rightleftharpoons}} H_3C-\overset{OH}{\underset{}{C}}H-CN$$

$$R-\overset{O}{\underset{}{C}}-H(R') + H-CN \underset{}{\overset{OH^-}{\rightleftharpoons}} R-\overset{OH}{\underset{H(R')}{C}}-CN$$

由于产物中的醇比原来的醛、酮多一个碳原子,因此这是一个增加碳链的反应,在合成中具有重要的作用。生成的 α-氰醇可水解生成相应的酸,也可以还原生成相应的氨。

$$R-\overset{OH}{\underset{H(R')}{C}}-CN \xrightarrow{H_2O/H^+} R-\overset{OH}{\underset{H(R')}{C}}-COOH$$

$$R-\overset{OH}{\underset{H(R')}{C}}-CN \xrightarrow{H_2O/OH^-} R-\overset{OH}{\underset{H(R')}{C}}-CH_2NH_2$$

(2)与亚硫酸氢钠加成 醛、脂肪族甲基酮及低级环酮（小于 C_8）可以与饱和亚硫酸氢钠溶液发生加成反应,生成 α-羟基磺酸钠。例如：

$$H_3C-\overset{O}{\underset{}{C}}-H + H-SO_3Na \rightleftharpoons H_3C-\overset{OH}{\underset{H}{C}}-SO_3Na$$

$$H_3CH_2C-\overset{O}{\underset{}{C}}-CH_3 + H-SO_3Na \rightleftharpoons H_3CH_2C-\overset{OH}{\underset{CH_3}{C}}-SO_3Na$$

$$\text{环己酮}=O + H-SO_3Na \rightleftharpoons \text{环己基}\overset{OH}{\underset{SO_3Na}{}}$$

α-羟基磺酸钠为无色晶体,能溶于水,但不溶于饱和亚硫酸氢钠溶液,故在反应过程中有晶体析出。生成的 α-羟基磺酸钠可以在稀酸或稀碱的作用下分解成原来的醛、酮。因此,此反应可用来鉴别和分离醛、脂肪族甲基酮及低级环酮。例如：

$$H_3C-\overset{OH}{\underset{H}{C}}-SO_3Na \xrightarrow{HCl} H_3C-\overset{O}{\underset{}{C}}-H + NaCl + SO_2\uparrow + H_2O$$

$$\text{环己基}\overset{OH}{\underset{SO_3Na}{}} \xrightarrow{Na_2CO_3} \text{环己酮}=O + NaHCO_3 + Na_2SO_3$$

（3）与醇加成　醛能与饱和一元醇发生加成反应生成半缩醛。半缩醛不稳定,与醇进一步反应生成缩醛。例如：

$$H_3C-\overset{\overset{O}{\|}}{C}-H \underset{干\ HCl}{\overset{CH_3CH_2OH}{\rightleftharpoons}} H_3C-\overset{\overset{OH}{|}}{\underset{\underset{OCH_2CH_3}{|}}{C}}-H \underset{干\ HCl}{\overset{CH_3CH_2OH}{\rightleftharpoons}} H_3C-\overset{\overset{OCH_2CH_3}{|}}{\underset{\underset{OCH_2CH_3}{|}}{C}}-H +H_2O$$

缩醛对碱、氧化剂及还原剂都非常稳定,但可以在酸性条件下水解生成原来的醛。例如：

$$H_3C-\overset{\overset{O}{\|}}{C}-H + \overset{\overset{CH_2OH}{|}}{\underset{CH_2OH}{|}} \overset{HCl}{\rightleftharpoons} H_3C-\overset{\overset{H_2C-CH_2}{\overset{|\quad\quad|}{O\quad\ O}}}{C}-H +H_2O$$

利用这个性质可以在合成反应中保护羰基。

（4）与格氏试剂加成　醛、酮可以与格氏试剂发生加成反应,水解后生成相应的醇。甲醛与格氏试剂反应生成伯醇,其他的醛与格氏试剂反应生成仲醇,酮与格氏试剂反应生成叔醇。例如：

$$H-\overset{\overset{O}{\|}}{C}-H +R-MgCl \overset{绝对乙醚}{\longrightarrow} H-\overset{\overset{OMgCl}{|}}{\underset{\underset{R}{|}}{C}}-H \overset{H_2O}{\longrightarrow} H-\overset{\overset{OH}{|}}{\underset{\underset{R}{|}}{C}}-H$$

$$R-\overset{\overset{O}{\|}}{C}-H +R'-MgCl \overset{绝对乙醚}{\longrightarrow} R-\overset{\overset{OMgCl}{|}}{\underset{\underset{R'}{|}}{C}}-H \overset{H_2O}{\longrightarrow} R-\overset{\overset{OH}{|}}{\underset{\underset{R'}{|}}{C}}-H$$

$$CH_3CH_2-\overset{\overset{O}{\|}}{C}-CH_3 +R-MgCl \overset{绝对乙醚}{\longrightarrow} CH_3CH_2-\overset{\overset{OMgCl}{|}}{\underset{\underset{R}{|}}{C}}-CH_3 \overset{H_2O}{\longrightarrow} CH_3CH_2-\overset{\overset{OH}{|}}{\underset{\underset{R}{|}}{C}}-CH_3$$

此方法是实验室制备醇的常用方法。

（5）与氨的衍生物加成　氨分子中的氢原子被其他原子或基团取代后生成的物质称为氨的衍生物。如羟胺(NH_2-OH)、肼(NH_2-NH_2)、苯肼($H_2N-NH-\bigcirc$)等。

氨的衍生物可以与醛、酮发生加成反应生成醇,但生成物不稳定,容易发生脱水反应生成相应的肟、腙、苯腙等。例如：

$$\overset{}{\underset{}{>}}C{=}O+H-\overset{\overset{H}{|}}{N}-Y \rightleftharpoons \left[\overset{\overset{OH\ H}{|\ \ \ |}}{-\overset{|}{C}-\overset{}{N}-Y}\right] \overset{-H_2O}{\rightleftharpoons} \overset{}{\underset{}{>}}C{=}N-Y$$

注:式中 NH_2-Y 表示氨的衍生物。

醛、酮与氨的衍生物反应生成含有碳氮双键($C{=}N$)的化合物,同时脱去一分子水。这一反应叫作醛、酮与氨衍生物的缩合反应。

$$H_3C-C=N-OH \quad \text{丙酮肟}$$

$$H_3C-C=N-NH_2 \quad \text{丙酮腙}$$

$$H_3C-C=N-NH-\text{(苯基)} \quad \text{丙酮苯腙}$$

4. α-氢原子的反应

受羰基作用,醛、酮分子中的 α-H 非常活泼,可以发生卤代反应和缩合反应。

(1)卤代反应　在酸或碱的作用下,醛、酮分子中的 α-H 容易被卤素原子取代,生成 α-卤代醛、α-卤代酮。此反应在酸性条件下反应速率较慢,可以控制到一卤取代阶段。例如:

$$H_3C-\overset{O}{\overset{\|}{C}}-CH_3 + Br_2 \xrightarrow{H^+} H_3C-\overset{O}{\overset{\|}{C}}-CH_2Br + HBr$$

在碱性条件下,反应速率快,难以控制。如醛、酮中含有 $-\overset{O}{\overset{\|}{C}}-CH_3$ 结构,则可以将甲基上的 3 个 α-H 都取代,生成三卤代物。这种三卤代物在碱性条件下不稳定,容易分解,生成相应的羧酸和三卤代烷(卤仿),此反应也叫卤仿反应。例如:

$$(H)R-\overset{O}{\overset{\|}{C}}-CH_3 + \underset{(X_2+NaOH)}{3NaOX} \longrightarrow (H)R-\overset{O}{\overset{\|}{C}}-CX_3 + 3HX$$

$$\downarrow NaOH$$

$$(H)R-\overset{O}{\overset{\|}{C}}-OH + CHX_3$$

当溶液中含有 $-\overset{OH}{\overset{|}{C}H}-CH_3$ 结构时, $-\overset{OH}{\overset{|}{C}H}-CH_3$ 能够被 NaOX(具有弱氧化性)氧化成 $-\overset{O}{\overset{\|}{C}}-CH_3$ 结构。因此,含有 $-\overset{OH}{\overset{|}{C}H}-CH_3$ 结构的物质也能发生卤仿反应。例如:

$$(H)R-\overset{OH}{\overset{|}{C}H}-CH_3 \xrightarrow{NaOX} (H)R-\overset{O}{\overset{\|}{C}}-CX_3 \xrightarrow{NaOH} (H)R-\overset{O}{\overset{\|}{C}}-OH + CHX_3$$

碘仿是不溶于水的黄色固体,具有特殊气味,因此可以利用碘仿反应来鉴定含有 $-\overset{O}{\overset{\|}{C}}-CH_3$ 结构的醛、酮或含有 $-\overset{OH}{\overset{|}{C}H}-CH_3$ 结构的醇。

(2)缩合反应　具有 α-H 的醛、酮,在碱催化下,其中一分子醛或酮的 α-碳氢键断裂,与另一分子发生加成反应,生成 β-羟基醛或酮,β-羟基醛或酮受热脱水生成 α,β-不饱和醛、酮。在稀碱或稀酸的作用下,两分子的醛或酮可以互相作用,其中一个醛或酮分子中的 α-氢加到另一个醛或酮分子的羰基氧原子上,其余部分加到羰基碳原子上,生成一分子 β-羟基醛或一分子 β-羟基酮。这个反应就是羟醛缩合或醇醛缩合。通过缩合,可以在分子中形成新的碳碳键,并增长碳链。例如:

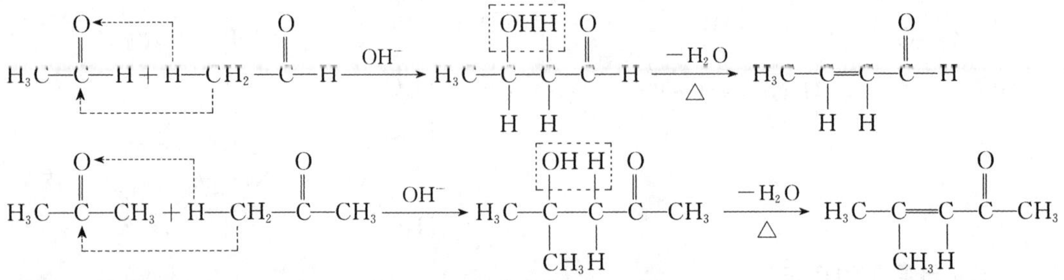

两种含有 α-H 的醛最多可以缩合成 4 种产物,这类反应一般没有实用价值。但如果反应中的一种醛为没有 α-H 的醛,就会得到产率比较高的单一产物。例如:

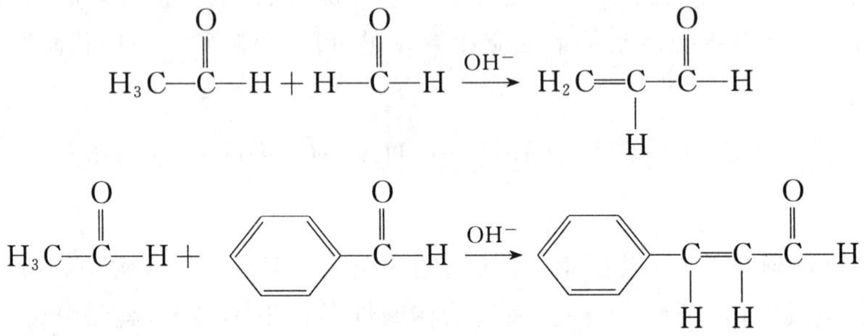

5. 坎尼扎罗反应

不含 α-H 的醛在浓碱溶液中,可以发生分子间氧化还原反应,生成一分子相应的羧酸和一分子相应的醇,此反应为歧化反应,称为坎尼扎罗反应。例如:

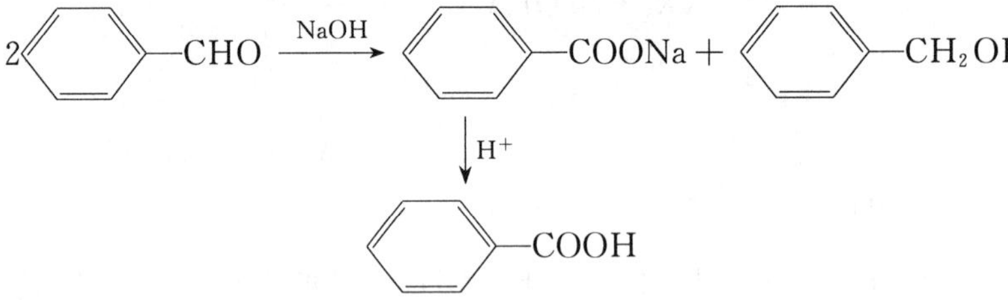

第三节　重要的醛、酮

1. 甲醛

甲醛(HCHO)俗称蚁醛,常温下为无色、有强烈刺激性气味的气体,沸点为 -21 ℃,易燃烧,其蒸气与空气混合后遇火爆炸,爆炸极限为 7%～73%(体积分数)。

甲醛易溶于水,37%～40%的甲醛水溶液(其中 8%的甲醇作稳定剂)称为福尔马林,福尔马林可使蛋白质变性,对皮肤有强腐蚀性,常用作消毒剂和动物标本及尸体的防腐剂。农业上用福尔马林来拌种,以防止稻瘟病。

甲醛有毒,对眼睛黏膜、皮肤都有刺激作用,过量吸入其蒸气会引起中毒,已经被世界卫生组织确定为致癌物质和致畸物质。

甲醛是一种非常重要的化工原料,大量用于制造酚醛、脲醛、聚甲醛和三聚氰胺等树脂以及各种黏结剂。房屋装修材料及家具中的胶合板、纤维板等使用的黏合剂中含有甲醛,有些涂料、化纤地毯、化妆品等也用甲醛作防腐剂。因此,要注意装修房屋室内甲醛的含量,我国规定居室空气中甲醛的最高容许浓度为 $0.08 \ mg/m^3$。

甲醛的性质活泼,容易聚合,可以形成多聚甲醛($+CH_2O+_n$)。多聚甲醛为白色固体,加热至 $180 \sim 200 \ ℃$ 时,可以解聚成气态甲醛。利用这一性质可用甲醛作仓库熏蒸剂或病房消毒剂。甲醛水溶液在少量硫酸作用下可以生成无色晶体三聚甲醛。工业品甲醛溶液一般含 37% 的甲醛和 15% 的甲醇,沸点 $101 \ ℃$,常作阻聚剂。

$$3HCHO \xrightarrow[\triangle]{H_2SO_4}$$

三聚甲醛

甲醛在工业上用途极为广泛,是制酚醛树脂、脲醛树脂、乌洛托品、季戊四醇和染料等的原料。另外,甲醛可在农业上用作农药和消毒剂。在现代工业中一般以甲醇或天然气为原料制取甲醛。

$$CH_3OH + \frac{1}{2}O_2 \xrightarrow[Ag \ 或 \ Cu]{200 \sim 300 \ ℃} H-\overset{\overset{O}{\|}}{C}-H + H_2O$$

$$CH_4 + O_2 \xrightarrow[600 \ ℃]{NO} H-\overset{\overset{O}{\|}}{C}-H + H_2O$$

2.乙醛

乙醛又名醋醛,常温下为无色透明、易挥发、有刺激性气味的液体,易溶于水和有机溶剂。乙醛蒸气与空气能形成爆炸性混合物,爆炸极限为 $4\% \sim 57\%$(体积分数),厂房空气中乙醛最大允许浓度为 $0.1 \ mg/L$。

乙醛是有机合成的重要原料,工业上可由乙炔加水制得。乙醛易发生聚合反应,在少量浓硫酸作用下,室温下即能聚合生成三聚乙醛;在 $0 \ ℃$ 或 $0 \ ℃$ 以下可以聚合成四聚乙醛。

三聚乙醛   四聚乙醛

三聚乙醛是无色透明、有特殊气味的液体,难溶于水,在医药上又称副醛,有安眠作用。三聚乙醛在硫酸存在下加热可以解聚成乙醛,是乙醛的一种贮存形式。四聚乙醛是白色晶体,熔点为 246.2 ℃,不溶于水,可升华,燃烧时无烟,可用作固体燃料,但有毒,使用时要注意安全。

工业上常用乙烯氧化法合成乙醛。

$$H_2C=CH_2 + \frac{1}{2}O_2 \xrightarrow[100\ ℃,1\ MPa]{PdCl_2\text{-}CuCl_2} CH_3CHO + H_2O$$

3. 丙酮

丙酮为最简单的饱和酮,是一种无色透明、具有特殊气味的易挥发液体,在空气中容易燃烧,爆炸极限为 $2.55\% \sim 12.80\%$。丙酮可以任意比例与水混合,是工业上和实验室常用的有机溶剂之一,能溶解许多树脂、油脂、涂料、炸药、胶片、化学纤维等。丙酮也是各种维生素和激素生产过程中的萃取剂。丙酮在工业上主要作为溶剂,用于涂料、纤维、制革、油脂、喷漆等行业,也可作为合成烯酮、醋酐、碘仿、聚异戊二烯橡胶、甲基丙烯酸甲酯、氯仿、环氧树脂等物质的重要原料。

第四节 醌

一、醌的分类和命名

醌是含有共轭环己二烯二酮结构的一类化合物的总称,醌类化合物不是芳香族化合物,但它是根据其相应的芳烃进行分类的。例如,由苯衍生得到的醌称为苯醌,由萘得到的醌称为萘醌,由蒽衍生得到的醌称为蒽醌。醌类分子中都具有对醌式或邻醌式结构,这样的结构叫醌型结构。具有醌型结构的化合物大多有颜色:对位醌多显黄色,邻位醌多显红色或橙色。醌类化合物普遍存在于色素、染料和指示剂等化合物中。

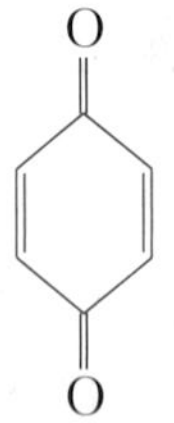

对醌式(对苯醌) 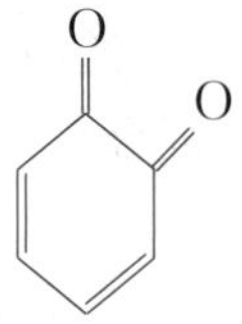　　　　邻醌式(邻苯醌)

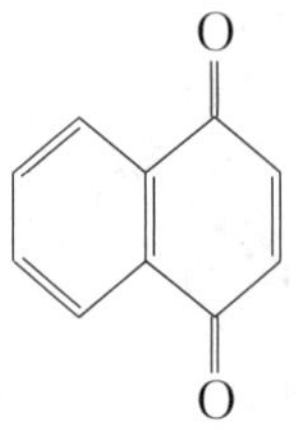

1,4-萘醌 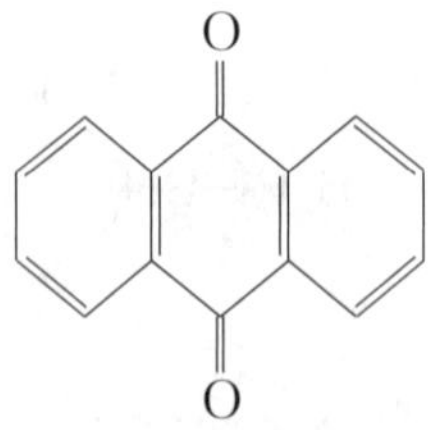　　　　9,10-蒽醌 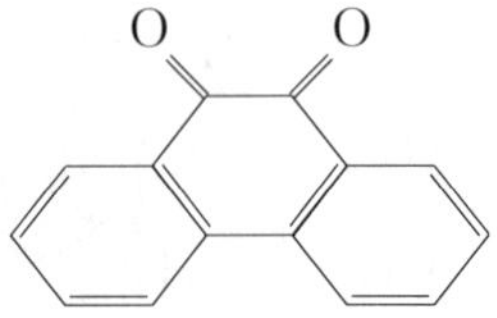　　　　9,10-菲醌

醌的衍生物是以醌为母体,将支链看作取代基来命名的。例如:

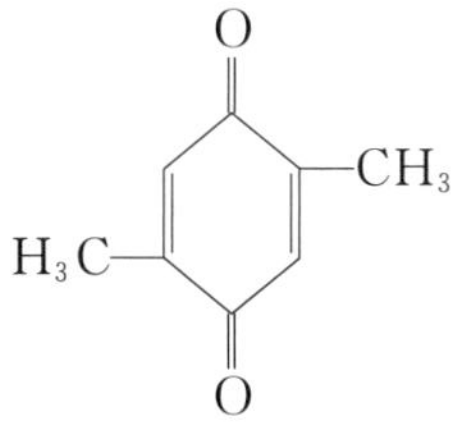

2,5-二甲基-1,4-苯醌 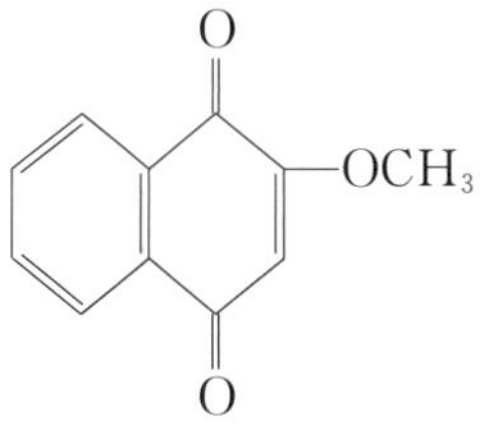   2-甲氧基-1,4 萘醌

二、醌的性质

1.物理性质

天然存在的醌类化合物多因分子中有酚羟基等助色团引入而为有色晶体。苯醌和萘醌多以游离态存在,而蒽醌一般结合成苷存在于植物体中,极性较大,难以得到晶体。

游离醌类苷元极性较小,一般溶于乙醇、乙醚、苯、氯仿等有机溶剂,基本不溶于水。游离的醌类化合物一般具有升华性。小分子的苯醌类及萘醌类还具有挥发性,能随水蒸气蒸馏,可利用此性质进行分离和纯化。

2.化学性质

醌的分子结构中既有羰基,又有碳碳双键和共轭双键,因此可以发生羰基加成、碳碳双键加成以及共轭双键的1,4-加成等反应。

(1)羰基的加成反应 醌中的羰基同醛、酮一样,能与某些亲核试剂发生加成反应。如对苯醌能分别与一分子或两分子羟胺作用得到单肟或双肟。

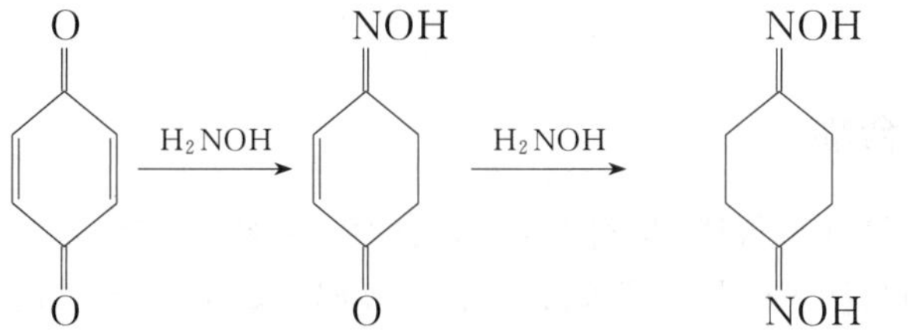

对苯醌   对苯醌肟(单肟) 对苯醌二肟(双肟)

(2)碳碳双键的加成反应 醌分子中的碳碳双键可以和卤素、卤化氢等亲电试剂加成。如对苯醌与溴加成可生成二溴化物或四溴化物。

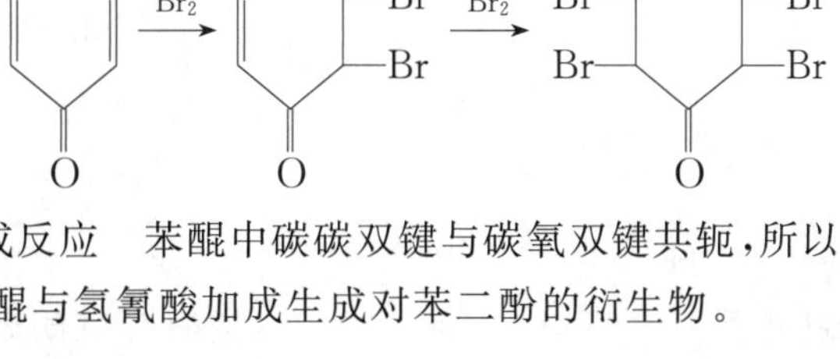

(3)共轭双键的加成反应 苯醌中碳碳双键与碳氧双键共轭,所以能与一些亲核试剂发生1,4-加成反应。如对苯醌与氢氰酸加成生成对苯二酚的衍生物。

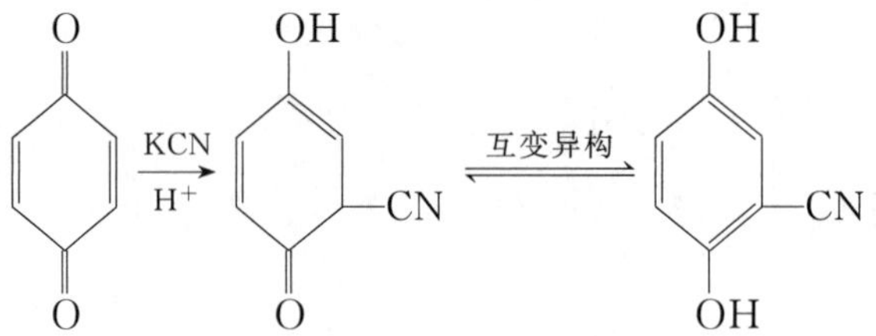

除此之外,醌经过还原还可得到酚。如对苯醌在亚硫酸溶液中,被还原成对苯二酚(或称氢醌),这是工业上制取对苯二酚的一种方法。

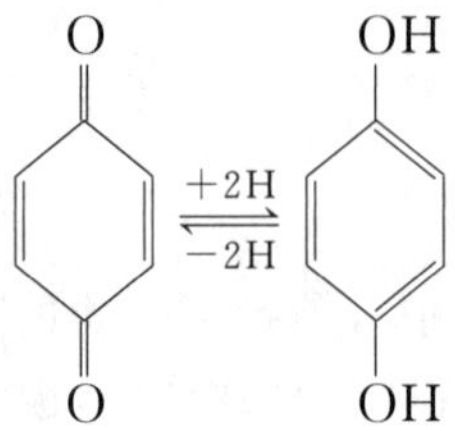

对苯醌与对苯二酚在乙醇溶液中按 1:1 混合,可得到一种深绿色的晶体——醌氢醌。由于出现明显的颜色变化,所以此反应常用于药物分析。

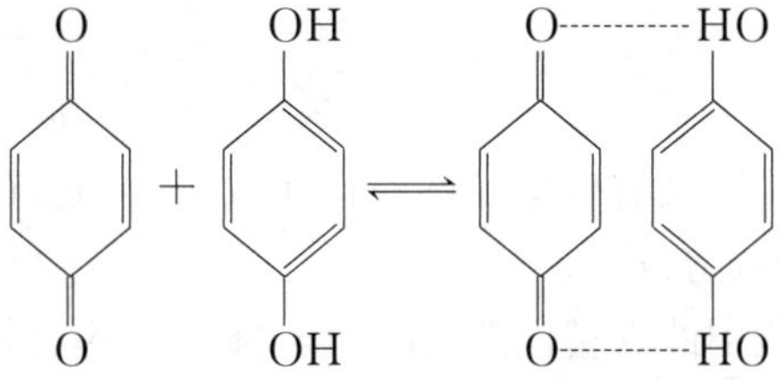

醌氢醌

三、药用醌类化合物

醌类化合物在自然界分布很广,具有凝血作用的维生素 K 类化合物属于萘醌类化合物,具有抗肿瘤作用的药物米托蒽醌属于蒽醌类化合物,辅酶 Q_{10} 则属于苯醌类化合物。

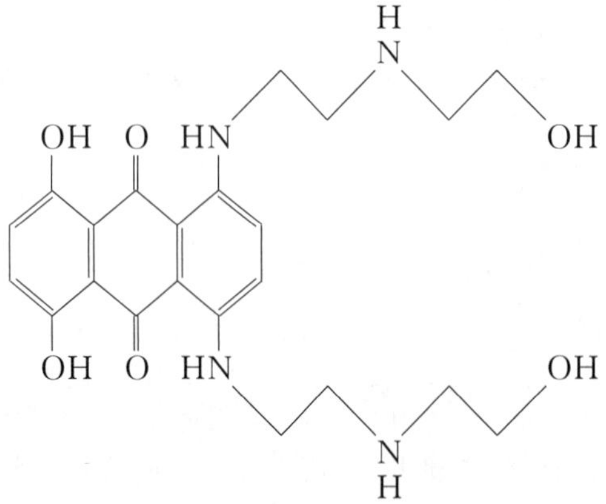

米托蒽醌

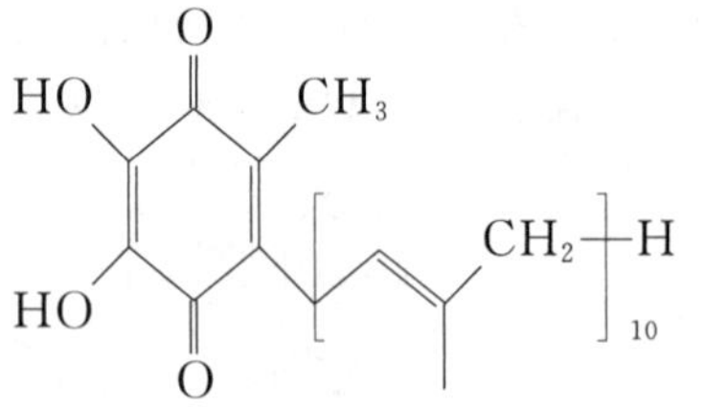

辅酶 Q_{10}(酶激活剂)

1,4-萘醌又称为 α-萘醌,是黄色晶体,微溶于水,溶于酒精和醚,可升华,具有刺鼻气味。许多天然产物的色素含 α-萘醌构造,例如维生素 K。其中,维生素 K_1 为黄色油状液体,维生素

K_2为黄色晶体。维生素 K_1 和 K_2 广泛存在于苜蓿、菠菜等绿色植物中,蛋黄、肝脏等食物中含量丰富。维生素 K_1 和 K_2 的主要作用是促进血液的凝固,可用作止血剂。维生素 K_3 为黄色晶体,熔点 105～107 ℃,难溶于水,可溶于植物油或其他有机溶剂。由于维生素 K_3 是油溶性维生素,故医药上用的是它的可溶于水的亚硫酸氢钠加成物。

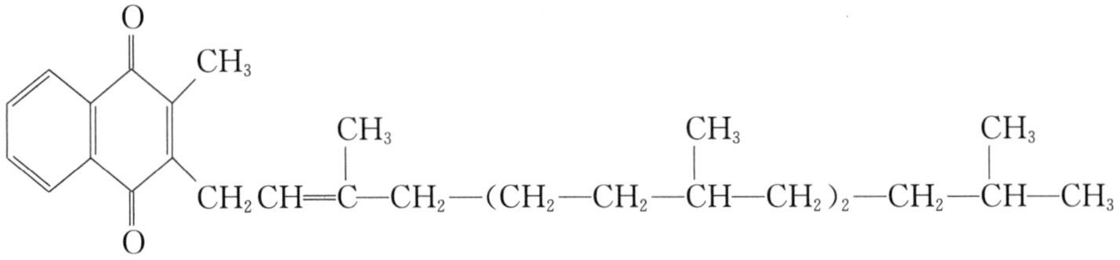

维生素 K_1

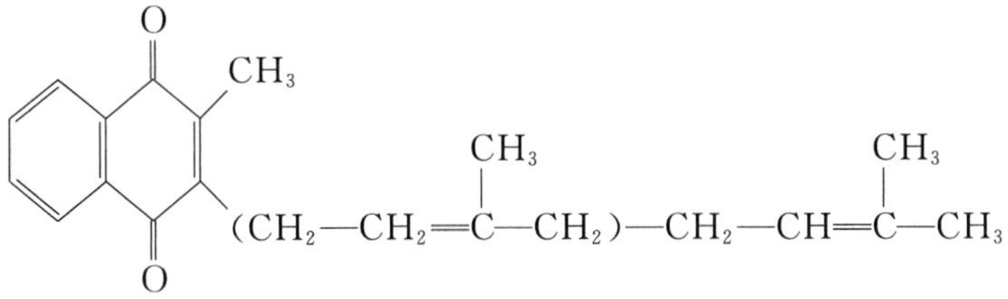

维生素 K_2

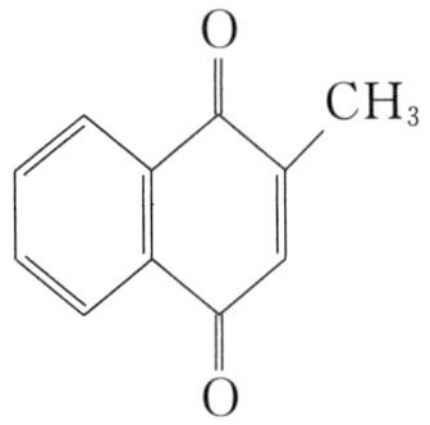

维生素 K_3

习　题

1.选择题。

(1)下列化合物中,能发生坎尼扎罗反应的是(　　　)。

A. 甲醛　　　　　　　　B. 乙醛　　　　　　　　C. 丙酮　　　　　　　　D. 乙醇

(2)医药常用作消毒剂和防腐剂的福尔马林是 40% 的(　　　)水溶液。

A. 乙醇　　　　　　　　B. 乙醛　　　　　　　　C. 乙酸　　　　　　　　D. 甲醛

(3)下列试剂对酮基无作用的是 (　　　)。

A. 酒石酸钾钠　　　　　B. Zn-Hg/HCl　　　　　C. R_2CuLi　　　　　　　D. $PhNH_2$

(4)黄鸣龙是我国著名的有机化学家,他的贡献是(　　　)。

A. 完成了青霉素的合成　　　　　　　　　　B. 在有机半导体方面做了大量工作

C. 改进了用肼还原羰基的反应　　　　　　　D. 在元素有机化学方面做了大量工作

(5)保护醛基常用的反应是 (　　　)。

A. 氧化反应　　　　　　B. 羟醛缩合　　　　　　C. 缩醛的生成　　　　　D. 还原反应

2.用系统命名法命名下列化合物。

(1)$C_6H_5COCH_2CH_3$

（2）$(CH_3)_2CHCH_2CHO$

（3）$CH_2\!=\!CHCH_2CHO$

（4）$CH_3COCH_2CH\!=\!CH_2$

（5）

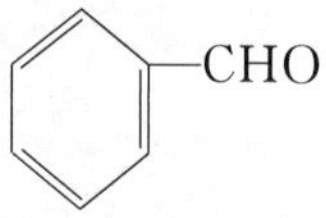

（6）$CH_3CCH_2CHCH_3$
　　　　$\overset{}{\underset{O}{\Vert}}$　$\overset{}{\underset{CH_3}{|}}$

（7）

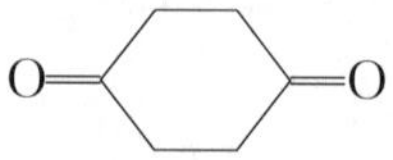

（8）

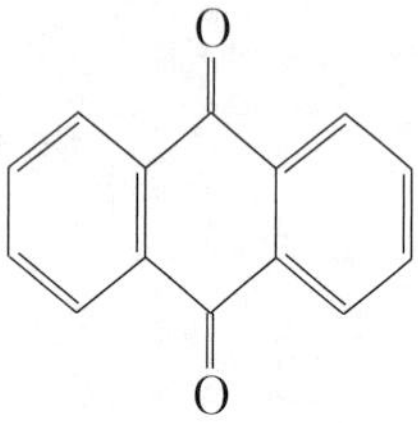

3.写出下列反应的主要生成物。

（1）

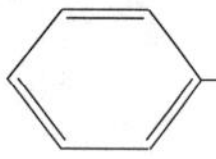

—CHO + HCN ⟶

（2）

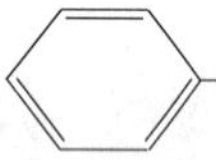

—CHO + NH_2—OH ⟶

（3）$CH_3CHO + NH_2$—NH_2 ⟶

（4）$CH_3CHO \xrightarrow[\triangle]{\text{斐林试剂}}$

（5）$CH_3-\overset{O}{\overset{\Vert}{C}}-CH\!=\!CH_2 \xrightarrow[Ni]{H_2}$

（6）$CH_3-\overset{O}{\overset{\Vert}{C}}-CH\!=\!CH_2 \xrightarrow{LiAlH_4}$

（7）$2(CH_3)_3CCHO \xrightarrow[\triangle]{\text{浓 NaOH}}$

（8）$HCHO +$ —CHO $\xrightarrow[\triangle]{\text{浓 NaOH}}$

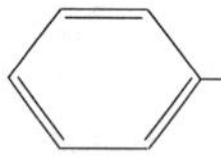

4.用化学方法鉴别下列各组化合物。

（1）乙醇、乙醛、丙酮

（2）甲醛、丙酮、苯甲醛

第十章　羧酸及其衍生物

📖 **【知识要求】**

➢ 掌握：羧酸和酯的命名；羧酸和酯的重要性质。

➢ 熟悉：重要羧酸及其衍生物在生产和医药中的应用。

➢ 了解：羧酸衍生物的命名和性质。

📖 **【能力要求】**

会分析含有羧基的化合物的一般性质。

第一节　羧　酸

由羰基和羟基组成的基团叫作羧基（ $-\overset{O}{\underset{\|}{C}}-OH$ ），羧基是羧酸的官能团，简写为—COOH。分子中含有羧基的有机化合物称为羧酸，常用通式 R—COOH 表示。羧基中的羟基被其他原子或基团取代后的产物称为羧酸衍生物，酯、酰胺、羧酐、酰卤等是常见的羧酸衍生物。羧酸和羧酸衍生物广泛存在于自然界中，它们在动植物的生长、繁殖、新陈代谢等方面起着重要作用。许多羧酸及羧酸衍生物都具有生物活性，因此，羧酸及羧酸衍生物都是与药物关系十分密切的重要有机物。

一、羧酸的分类及命名

1.分类

除甲酸外，羧酸可以看作烃分子中的氢原子被羧基取代的产物。可从不同角度对羧酸进行分类。

（1）根据分子中烃基的种类不同，羧酸可分为脂肪族羧酸、脂环族羧酸和芳香族羧酸。例如：

$$H_3CH_2C-\overset{\overset{\displaystyle O}{\|}}{C}-OH \qquad \overset{\overset{\displaystyle O}{\|}}{C}-OH \qquad \overset{\overset{\displaystyle O}{\|}}{C}-OH$$

丙酸(脂肪族羧酸)　　环己基甲酸(脂环族羧酸)　　苯甲酸(芳香族羧酸)

(2)根据烃基是否饱和,羧酸可分为饱和羧酸和不饱和羧酸。例如:

$$H_2C=CH-\overset{\overset{\displaystyle O}{\|}}{C}-OH \qquad H_3C-CH_2-\overset{\overset{\displaystyle O}{\|}}{C}-OH$$

不饱和羧酸(丙烯酸)　　　饱和羧酸(丙酸)

(3)根据分子中所含羧基的数目不同,羧酸可分为一元羧酸、二元羧酸和三元羧酸。例如:

$$HO-\overset{\overset{\displaystyle O}{\|}}{C}-CH_3 \qquad HO-\overset{\overset{\displaystyle O}{\|}}{C}-CH_2-\overset{\overset{\displaystyle O}{\|}}{C}-OH \qquad \begin{array}{l} H_2C-COOH \\ CH-COOH \\ H_2C-COOH \end{array}$$

一元羧酸(乙酸)　　　　二元羧酸(丙二酸)　　　　三元羧酸(己三酸)

2.命名

(1)普通命名法　自然界存在的脂肪主要成分是高级一元羧酸的甘油酯,因此,开链的一元羧酸又称脂肪酸。简单羧酸的命名常用俗名,俗名通常根据其来源获得,如甲酸是从蚂蚁蒸馏液中分离获得,故名蚁酸;乙酸是从食醋中得到,故名醋酸。常见羧酸的俗名见表10-1。

表 10-1　常见羧酸的俗名

化学式	系统名	俗名	化学式	系统名	俗名
HCOOH	甲酸	蚁酸	COOH‐COOH	乙二酸	草酸
CH_3COOH	乙酸	醋酸	H_2C(COOH)(COOH)	丙二酸	胡萝卜酸
$CH_3(CH_2)_2COOH$	丁酸	酪酸	CH_2COOH‐CH_2COOH	丁二酸	琥珀酸
$CH_3(CH_2)_{14}COOH$	十六酸	软脂酸	⬡—COOH	苯甲酸	安息香酸
$CH_3(CH_2)_{16}COOH$	十八酸	硬脂酸	⬡(COOH)(COOH)	邻苯二甲酸	酞酸
$CH_2=CHCOOH$	丙烯酸	败脂酸	⬡(COOH)(OH)	邻羟基苯甲酸	水杨酸
$CH(CH_2)_7CH_3$‖$CH(CH_2)_7COOH$	顺-十八碳-9-烯酸	油酸	⬡—CH=CHCOOH	3-苯丙烯酸	肉桂酸

（2）系统命名法

①饱和脂肪酸的命名　复杂的羧酸常用系统命名法命名,其原则与醛相同。命名时,选择含有羧基的最长碳链为主链,编号从羧基碳原子开始,用阿拉伯数字标明主链碳原子的位次,根据主链上所含碳原子的数目称为"某酸";然后以"某酸"为母体,其他基团作为取代基,在母体名称前面加上取代基的名称和位次。一些简单的脂肪酸也常用希腊字母标位,与羧基直接相连的碳原子为 α-碳,然后依次为 β-碳,γ-碳,……,例如:

$(CH_3)_2CHCH_2CH_2COOH$　　$(CH_3CH_2)_2CHCH(CH_3)CH_2COOH$

　　　4-甲基戊酸　　　　　　　　　3-甲基-4-乙基己酸

　　　γ-甲基戊酸　　　　　　　　　β-甲基-γ-乙基己酸

②不饱和脂肪酸的命名　若为不饱和酸,则要选取含有羧基及不饱和键在内的最长碳链作主链,称为"某烯酸"或"某炔酸"。主链碳原子的编号仍从羧基开始,将不饱和键的位次写在"某烯酸"或"某炔酸"名称的前面。例如:

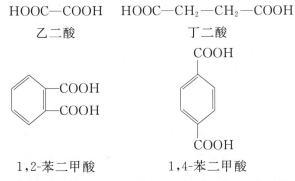

3-甲基戊酸(β-甲基戊酸)　　3-戊烯酸（β-戊烯酸）

③二元羧酸的命名　二元羧酸的命名要选择包含两个羧基在内的最长碳链为主链,根据碳原子的个数称为"某二酸",芳香族二元羧酸须注明两个羧基的位置。例如:

$HOOC—COOH$　　$HOOC—CH_2—CH_2—COOH$

　　　乙二酸　　　　　　　　　　丁二酸

1,2-苯二甲酸　　　　　　1,4-苯二甲酸

④脂环羧酸和芳香族羧酸的命名　芳香族羧酸分为两类,一类是羧基直接连在芳环上,最简单的芳香族羧酸是苯甲酸;命名其他的芳香族羧酸则以苯甲酸为母体,环上其他基团为取代基,并标明取代基的名称和位次。例如:

苯甲酸　　2,4-二甲基苯甲酸　　3-硝基苯甲酸(间硝基苯甲酸)

另一类是羧基连在芳香环侧链上。命名此类羧酸时,则以脂肪酸为母体,羧基为取代基。例如:

$$CH_3CHCH_2CH_2COOH \qquad CH_2{=}CCH_2COOH$$

4-苯基戊酸 　　　　　　3-苯基-3-丁烯酸

二、羧酸的物理性质

1. 物态与溶解性

常温常压下，C_1—C_3 的羧酸是无色、有刺激性气味的液体；C_4—C_9 的羧酸为液体；C_{10} 以上的一元羧酸为无色无味的白色固体，脂肪二元羧酸和芳香族羧酸都是白色晶体。

羧基是极性较强的亲水基团，故羧酸分子与水分子间的缔合比醇分子与水分子之间的缔合强，所以羧酸的溶解度比相应的醇大。C_1—C_4 的羧酸可以任意比例与水混溶；C_5 以上的羧酸随碳原子数增多，水溶性迅速降低；C_{10} 以上的羧酸不溶于水，但能溶于乙醇、乙醚、苯等有机溶剂。多元羧酸的水溶性大于同碳原子数的一元羧酸，芳香族羧酸一般难溶于水。

2. 熔点、沸点及相对密度

羧基中的羰基氧是氢键中的质子受体，羟基氢则是质子供体，所以羧酸分子间可以形成两个氢键，并通过这两个氢键形成双分子缔合二聚体。因此，羧酸的沸点比相同碳原子数的醇的沸点高很多，例如甲酸的沸点（100.5 ℃）比甲醇的沸点（65.0 ℃）高。羧酸的沸点常随分子量增大而升高。

$$2RCOOH \Longleftrightarrow R{-}C\begin{matrix} O\cdots H{-}O \\ \diagup \qquad\qquad \diagdown \\ O{-}H\cdots O \end{matrix}C{-}R$$

羧酸双分子缔合二聚体

饱和一元羧酸的熔点也随碳原子数的增加而呈锯齿形上升。含偶数碳原子的羧酸熔点比相邻两个含奇数碳原子的羧酸熔点要高，这是因为偶数碳原子的羧酸分子对称性高，排列比较紧密，分子间作用力较大。二元羧酸由于分子中碳链两端都有羧基，分子间的引力大，熔点比分子量相近的一元羧酸高得多。一些常见羧酸的熔点、沸点及溶解度如表 10-2 所示。

表 10-2　一些常见羧酸的物理常数

名　称	熔点/℃	沸点/℃	溶解度（g/100 g 水）
甲酸（蚁酸）	8.4	100.5	任意比混溶
乙酸（醋酸）	16.6	118	任意比混溶
丙酸（初油酸）	−22	141	任意比混溶
丁酸（络酸）	−5.5	162.5	任意比混溶
戊酸（缬草酸）	−34.5	187	3.7
己酸（洋油酸）	−4.0	205.4	1.10

续表

名　称	熔点/℃	沸点/℃	溶解度(g/100 g 水)
庚酸(毒水芹酸)	−11	223.5	0.24
辛酸(羊脂酸)	16.5	237	0.068
癸酸(羊蜡酸)	31.5	268	不溶
十六碳烷酸	62.9	269(0.01 MPa)	不溶
十八碳烷酸	69.9	287(0.01 MPa)	不溶
9-十八碳烯酸(油酸)	13	350~360	不溶
9,12-十八碳二烯酸(亚油酸)	−5	229~230	不溶
苯甲酸(安息香酸)	122.4	250.0	2.7
苯乙酸	78	65.5	1.66

三、羧酸的化学性质

①O—H 键断裂,显酸性。
②C—O 键断裂,羟基被取代。
③C—C 键断裂,发生脱羧反应。
④C—H 键断裂,α-氢原子被取代。

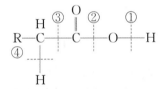

1.酸性

羧酸在水中能解离出 H^+,呈酸性,能使石蕊试纸变红。羧酸可与碳酸氢钠反应生成二氧化碳,说明其酸性比碳酸的酸性强。

$$CH_3COOH+H_2O \Longleftrightarrow CH_3COO^- + H_3O^+$$
$$2RCOOH+2Na \longrightarrow 2RCOONa+H_2 \uparrow$$
$$RCOOH+NaOH \longrightarrow RCOONa+H_2O$$
$$2RCOOH+Na_2CO_3 \longrightarrow 2RCOONa+CO_2 \uparrow +H_2O$$
$$RCOOH+NaHCO_3 \longrightarrow RCOONa+CO_2 \uparrow +H_2O$$

羧酸盐具有盐的一般性质,易溶于水,用强的无机酸酸化,可以转化为原来的羧酸,这个性质可用于羧酸的鉴别、分离、回收和提纯。

$$RCOONa+HCl \longrightarrow RCOOH+NaCl$$

不同结构的羧酸,其酸性强弱也各不相同,如饱和一元羧酸中,甲酸比其他羧酸的酸性都强。这是因为其他羧酸分子中烷基的供电子诱导效应使酸性减弱。当烷基上的氢原子被卤素原子、羟基、硝基等吸电子基取代后,酸性增强,吸电子基的数目越多,电负性越大,离羧基越近,羧酸的酸性就越强。例如:

$$FCH_2COOH > ClCH_2COOH > BrCH_2COOH > HCOOH > CH_3COOH > CH_3CH_2COOH$$

对于芳香族羧酸也有同样的影响。例如:

$$\text{（对位 }COOH\text{-}NO_2) > \text{（对位 }COOH\text{-}Cl) > \text{（}COOH\text{）} > \text{（对位 }COOH\text{-}CH_3)$$

2. 羟基上的取代反应

在一定条件下，羧基中的羟基可以被其他原子或基团取代，生成羧酸衍生物。常见的羧酸衍生物有酯、酰卤、羧酐和酰胺。

（1）酯的生成　羧酸和醇在强酸（如浓硫酸）的催化作用下发生分子间脱水，生成酯和水的反应即酯化反应。酯化反应为可逆反应，速度很慢，同样条件下，酯和水也可以作用生成相应的羧酸和醇，即酯的水解反应。例如：

$$H_3C\text{-}\overset{O}{\overset{\|}{C}}\text{-}OH + CH_3CH_2OH \underset{}{\overset{\text{浓 }H_2SO_4}{\rightleftharpoons}} H_3C\text{-}\overset{O}{\overset{\|}{C}}\text{-}OCH_2CH_3 + H_2O$$

在反应过程中一般通过使一种反应物过量或不断移除生成的水来提高酯的产率。

用乙酸与含有同位素 ^{18}O 的乙醇进行酯化反应，发现生成的酯含有 ^{18}O。这个实验事实说明：在酯化反应中，羧酸分子的酰氧键断裂，羧酸的羟基被醇分子中的烃氧基取代。

$$CH_3\text{-}\overset{O}{\overset{\|}{C}}\text{-}OH + H\text{-}^{18}O\text{-}CH_2CH_3 \underset{\triangle}{\overset{H_2SO_4}{\rightleftharpoons}} CH_3\text{-}\overset{O}{\overset{\|}{C}}\text{-}^{18}O\text{-}CH_2CH_3 + H_2O$$

酯化反应是一类重要的反应，在药物合成中常利用酯化反应将药物转变成前药，以改变药物的生物利用度、稳定性并克服多种不利因素。如具有降压作用的依那普利那的不良反应少，但口服生物利用度低，因此，将依那普利那做成生物利用度高的酯类前体药物依那普利，后者在体内被肝酯酶水解成活性代谢物依那普利那而发挥作用，临床用其马来酸盐，为长效抗高血压药。

$$\text{依那普利} \xrightarrow{\text{酯酶}} \text{依那普利那}$$

（2）酸酐的生成　羧酸在 P_2O_5、浓 H_2SO_4 等脱水剂的作用下或加热条件下，可发生分子间脱水，生成酸酐。例如：

$$RCOOH + R'COOH \underset{\triangle}{\overset{\text{脱水剂}}{\longrightarrow}} R\text{-}\overset{O}{\overset{\|}{C}}\text{-}O\text{-}\overset{O}{\overset{\|}{C}}\text{-}R' + H_2O$$

$$\text{（邻苯二甲酸）} \xrightarrow{196\sim199\ ℃} \text{（邻苯二甲酸酐）} + H_2O$$

（3）生成酰卤 羧基中的羟基被卤素原子取代所得的产物称为酰卤,其中最重要的是酰氯。羧酸在三氯化磷（PCl_3）、五氯化磷（PCl_5）、亚硫酰氯（SO_2Cl_2）等氯化剂作用下,分子中的羟基可以被卤素原子取代,生成酰卤。例如：

$$3H_3C-\overset{O}{\overset{\|}{C}}-OH + PCl_3 \longrightarrow 3H_3C-\overset{O}{\overset{\|}{C}}-Cl + H_3PO_3$$

$$H_3C-\overset{O}{\overset{\|}{C}}-OH + PCl_5 \longrightarrow H_3C-\overset{O}{\overset{\|}{C}}-Cl + POCl_3 + HCl$$

$$H_3C-\overset{O}{\overset{\|}{C}}-OH + SOCl_2 \longrightarrow H_3C-\overset{O}{\overset{\|}{C}}-Cl + SO_2\uparrow + HCl\uparrow$$

（4）生成酰胺 羧酸与氨（或胺）反应生成铵盐。干燥的铵盐高温分解,脱水得到酰胺。例如：

$$H_3C-\overset{O}{\overset{\|}{C}}-OH + NH_3 \longrightarrow H_3C-\overset{O}{\overset{\|}{C}}-ONH_4 \overset{\triangle}{\longrightarrow} H_3C-\overset{O}{\overset{\|}{C}}-NH_2 + H_2O$$

3. 脱羧反应

羧酸在加热条件下脱去羧基并放出 CO_2 的反应称为脱羧反应。饱和一元羧酸对热稳定,一般不发生脱羧反应,但其盐或羧酸中含有吸电子基时受热可以发生脱羧反应。

α-羟基酸在一定条件下可发生脱羧反应,如与酸性高锰酸钾共热,则分解脱水生成醛或酮。

$$\underset{\underset{OH}{|}}{RCHCOOH} \xrightarrow[H^+]{KMnO_4} R-\overset{O}{\overset{\|}{C}}-H + CO_2\uparrow + H_2O$$
$$\xrightarrow{KMnO_4} RCOOH$$

羧酸与碱石灰（$NaOH + CaO$）共热,发生脱羧反应,生成烷烃。

$$CH_3COONa + NaOH \xrightarrow[\triangle]{CaO} CH_4\uparrow + Na_2CO_3$$

当羧酸或其盐分子中的 α-碳原子上连有较强的吸电子基（如不饱和键、硝基、卤素、酮基、氰基等）时,在加热条件下羧酸易发生脱羧反应。例如：

$$CH_2=CH-CH_2-COOH \overset{\triangle}{\longrightarrow} CH_2=CH-CH_3 + CO_2\uparrow$$

乙二酸或羧基直接与羰基相连的 α-酮酸易发生脱羧反应。α-酮酸与稀硫酸共热,或被弱氧化剂（如托伦试剂）氧化,均可失去二氧化碳而生成少一个碳的醛或羧酸。

$$\underset{\underset{\overset{|}{\underset{O}{\overset{||}{C}}}}{\overset{\overset{O}{||}}{\underset{|}{H_2C-C-OH}}}{H_2C-C-OH} \xrightarrow{\triangle} \underset{\overset{||}{O}}{H_3CH_2C-C-OH} + CO_2 \uparrow$$

$$\underset{\overset{|}{\overset{||}{O}}}{CH_3-C-COOH} \xrightarrow{Ag(NH_3)_2^+} CH_3COOH + CO_2 \uparrow$$

4. α-氢的卤代反应

受羧基吸电子效应的影响,羧酸分子中的 α-氢原子有一定活性,在红磷等催化剂的存在下,能发生卤代反应而生成 α-卤代酸。若有足量的卤素存在,α-氢原子就可以逐步被卤素取代,生成二氯羧酸或三氯羧酸。

$$H_3CH_2C-\underset{\overset{||}{O}}{C}-OH + Cl_2 \xrightarrow[\triangle]{P} H_3CHC-\underset{\overset{||}{O}}{C}-OH + HCl$$

$$\underset{Cl}{\underset{|}{}} \xrightarrow[]{Cl_2 \atop P} H_3C\underset{\overset{|}{Cl}}{\overset{\overset{Cl}{|}}{C}}-\underset{\overset{||}{O}}{C}-OH$$

5. 还原反应

羧基虽然含有碳氧双键,但由于受羟基的影响,它失去了典型羰基的性质,在一般条件下不容易被还原。但是强还原剂氢化铝锂(LiAlH₄)等金属氢化物却能顺利地将羧酸还原为伯醇。

$$ROOOH \xrightarrow[H_3O^+]{LiAlH_4/C_2H_5OC_2H_5} RCH_2OH$$

氢化铝锂是一种具有高度选择性的还原剂,它可以还原许多具有羰基结构的化合物,而不能还原碳碳双键和碳碳三键。氢化铝锂的这一性质可用于制备不饱和的伯醇。

$$CH_2=CHCH_2COOH \xrightarrow[H^+,H_3O^+]{LiAlH_4} CH_2=CHCH_2CH_2OH$$

第二节 羧酸衍生物

羧酸分子中羧基上的羟基被其他原子或基团取代生成的产物称为羧酸衍生物,主要有酰卤、酸酐、酯、酰胺等。这些有机物分子结构中均含有酰基,因而也被称为酰基化合物,可用通

式 $R-\underset{\overset{||}{O}}{C}-L$ 来表示。

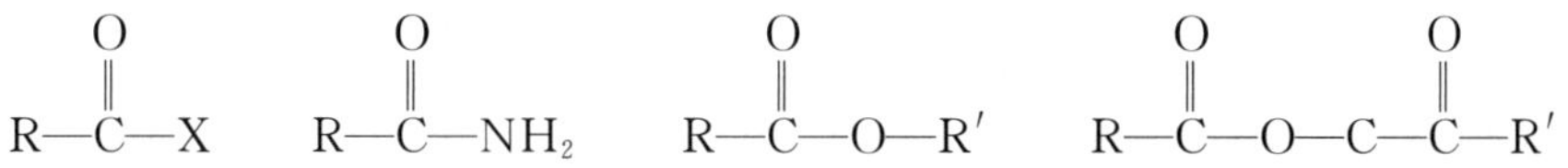

酰卤   酰胺   酯   酸酐

酰基是羧酸分子去掉羟基后剩余的基团,而酰基的命名则是将相应羧酸的名称"某酸"改为"某酰基"。例如:

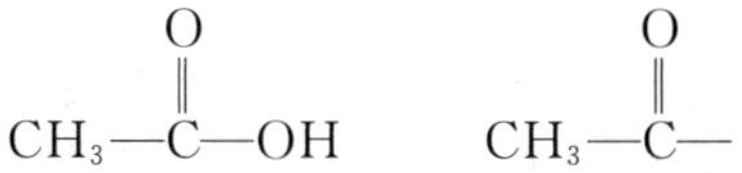

乙酸   乙酰基

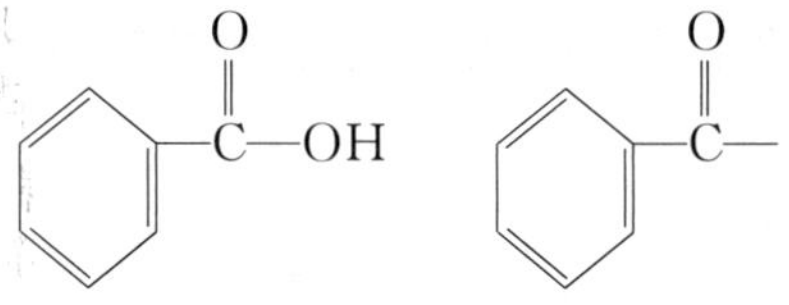

苯甲酸   苯甲酰基

一、羧酸衍生物的命名

1. 酰卤和酰胺

酰卤和酰胺的命名就是在酰基名称后加上卤素原子或胺的名称。例如:

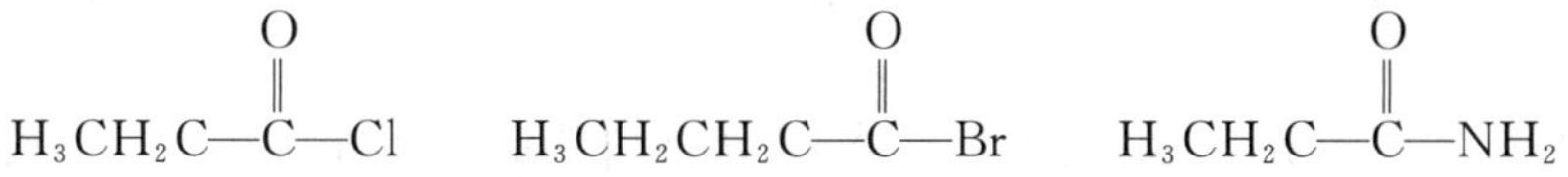

丙酰氯   丁酰溴   丙酰胺

两个酰基与一个氮原子相连的酰胺称为酰亚胺;环状酰胺称为内酰胺,青霉素类及头孢菌素类抗生素均含有 β-内酰胺结构。

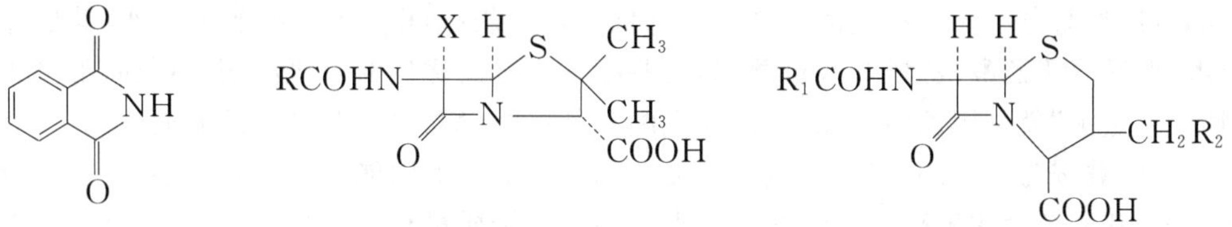

1,2-苯二甲酰亚胺   青霉素类   头孢菌素类

若酰胺分子中的氮原子上连有取代基,则在取代基名称前加"N"标出。例如:

N-甲基丙酰胺 N,N-二甲基甲酰胺

2. 酯

酯的命名是根据其水解生成的羧酸和醇的名称来的,羧酸的名称在前,醇的名称在后,但须将"醇"改为"酯",称为"某酸某酯"。例如:

$$CH_3-\overset{O}{\underset{\parallel}{C}}-OC_2H_5 \qquad CH_3-\overset{O}{\underset{\parallel}{C}}-O-CH_2-\bigcirc \qquad \bigcirc\overset{COOCH_3}{\underset{COOCH_3}{}}$$

乙酸乙酯   乙酸苯甲酯   邻苯二甲酸二甲酯

3. 酸酐

酸酐是羧酸脱水的产物,也可以看成是一个氧原子连接两个酰基所形成的化合物。根据脱水的两个羧酸分子是否相同,可将酸酐分为单(酸)酐和混(酸)酐。酸酐的命名是在相应的羧酸名称后加上"酐"字,单酐直接在羧酸的后面加"酐"字即可,称为"某酸酐";命名混酐时,小分子的羧酸在前,大分子的羧酸在后;如有芳香酸时,则芳香酸在前,称为"某某酸酐"。例如:

$$CH_3-\overset{O}{\underset{\parallel}{C}}-O-\overset{O}{\underset{\parallel}{C}}-CH_2CH_3$$

乙(酸)丙酸酐   丁二酸酐   苯甲酸酐

二、羧酸衍生物的物理性质

低级酰氯大多数是有强烈刺激性气味的无色液体。高级酰氯为白色固体,沸点比相应的羧酸低,这是因为酰氯分子间不形成氢键。酰氯不溶于水,易溶于有机溶剂,低级酰氯遇水水解。

低级酸酐是具有刺激性气味的无色液体,高级酸酐为无色无味的固体。酸酐的沸点比相对分子量相近的羧酸低。酸酐难溶于水而溶于有机溶剂。

酯在自然界中广泛存在,许多花果的香味都是由它们引起的,所以在化妆品及食品工业中大量使用酯来配制各种香精。低级酯是具有水果香味的无色液体,高级酯多为蜡状固体。酯的沸点比相对分子质量相近的醇和羧酸都低。除低级酯(C_3—C_5)微溶于水外,其他酯都不溶于水,但易溶于乙醇、乙醚等有机溶剂,有些酯本身也是优良的有机溶剂。例加,油漆工业中常用的"香蕉水"就是用乙酸乙酯、乙酸异戊酯和某些酮、醇、醚及芳烃等配制而成的。

除甲酰胺为液态外,其他酰胺均为无色晶体。低级酰胺能溶于水,随酰胺的相对分子质量的增大,其溶解性逐渐降低。酰胺的沸点比相对分子质量相近的羧酸高,这是因为酰胺分子间的缔合作用较强。相对分子质量相近的羧酸及其衍生物的沸点高低顺序为:酰胺＞羧酸＞酸酐＞酯＞酰氯。

三、羧酸衍生物的化学性质

羧酸衍生物分子中均含有酰基,而且与酰基相连的都是吸电子基团,所以它们的性质很相似,主要表现为带部分正电荷的羰基碳原子易受亲核试剂的进攻,发生水解、醇解、氨解等反应;受羰基的影响,α-H 表现出酸性。另外,羧酸衍生物的羰基也能发生还原反应。

1. 水解、醇解和氨解

(1)水解反应   羧酸衍生物能与水发生水解反应(羧酸衍生物的酰基与水的羟基结合)生

成羧酸。例如：

$$H_3CH_2C-\overset{\overset{\displaystyle O}{\|}}{C}-Cl + H_2O \longrightarrow H_3CH_2C-\overset{\overset{\displaystyle O}{\|}}{C}-OH + HCl$$

$$H_3CH_2C-\overset{\overset{\displaystyle O}{\|}}{C}-O-\overset{\overset{\displaystyle O}{\|}}{C}-CH_2CH_3 + H_2O \xrightarrow{\triangle} 2H_3CH_2C-\overset{\overset{\displaystyle O}{\|}}{C}-OH$$

$$H_3CH_2C-\overset{\overset{\displaystyle O}{\|}}{C}-OCH_3 + H_2O \xrightarrow[\text{或 } OH^-,\triangle]{H^+} H_3CH_2C-\overset{\overset{\displaystyle O}{\|}}{C}-OH + CH_3OH$$

$$H_3CH_2C-\overset{\overset{\displaystyle O}{\|}}{C}-NH_2 + H_2O \xrightarrow{\text{回流}} \begin{cases} \xrightarrow{H^+} H_3CH_2C-\overset{\overset{\displaystyle O}{\|}}{C}-OH + NH_4Cl \\ \xrightarrow{OH^-} H_3CH_2C-\overset{\overset{\displaystyle O}{\|}}{C}-O^- + NH_3\uparrow \end{cases}$$

不同的羧酸衍生物水解反应的难易程度不同。酰卤与水在室温下立即反应；酸酐在室温下与水缓慢作用，须加热才能迅速水解（酯的水解需在酸或碱的催化下加热才能顺利进行，其中在酸催化下的水解是可逆反应，逆反应是酯化反应；在碱性溶液中的水解反应又称皂化反应）；酰胺的水解较难，需要在酸或碱催化下长时间加热回流才能完成。可见，羧酸衍生物发生水解反应的活性顺序是：酰卤＞酸酐＞酯＞酰胺。

（2）醇解反应 羧酸衍生物的醇解反应与水解反应相似，即羧酸衍生物的酰基与醇结构中的烷氧基结合成酯。例如：

$$\left.\begin{array}{l} R-\overset{\overset{\displaystyle O}{\|}}{C}-X \\ R-\overset{\overset{\displaystyle O}{\|}}{C}-O-\overset{\overset{\displaystyle O}{\|}}{C}-R' \\ R-\overset{\overset{\displaystyle O}{\|}}{C}-OR' \\ R-\overset{\overset{\displaystyle O}{\|}}{C}-NH_2 \end{array}\right\} +H\!-\!OR'' \longrightarrow R-\overset{\overset{\displaystyle O}{\|}}{C}-OR'' + \begin{array}{l} HX \\ R'-\overset{\overset{\displaystyle O}{\|}}{C}-OH \\ R'OH \\ NH_3 \end{array}$$

酯的醇解反应可生成新的酯，此反应称为酯的交换反应。酯的交换反应可用于制备一些高级酯或一般难以直接用酯化反应合成的酯，也常用于药物及其中间体的合成。例如：

$$\underset{\underset{COOCH_3}{\bigcirc}}{\overset{COOCH_3}{}} + 2HOCH_2CH_2OH \xrightarrow{H^+} \underset{\underset{COOCH_2CH_2OH}{\bigcirc}}{\overset{COOCH_2CH_2OH}{}} + 2CH_3OH$$

（3）氨解反应 羧酸衍生物能与氨（或胺）作用生成酰胺，这是制备酰胺的常用方法。

$$R-\overset{\overset{O}{\|}}{C}-L+H-NH_2 \longrightarrow R-\overset{\overset{O}{\|}}{C}-NH_2+HL(L\ \text{表示}\ -Cl、-OOCR、-OR')$$

$$R-\overset{\overset{O}{\|}}{C}-X$$
$$R-\overset{\overset{O}{\|}}{C}-O\overset{\overset{O}{\|}}{C}-R'+H-NH_2 \longrightarrow R-\overset{\overset{O}{\|}}{C}-NH_2+R'-\overset{\overset{O}{\|}}{C}-OH$$
$$R-\overset{\overset{O}{\|}}{C}-OR'$$

HX

R'OH

水解、醇解和氨解反应都相当于在水、醇、氨中引入酰基，是分子中的活泼氢原子被酰基取代的反应。这类在分子中引入酰基的反应称为酰基化反应，其中，提供酰基的试剂称为酰基化试剂，简称酰化剂。酰氯、酸酐为常用的酰化剂。

醇和氨（或胺）的酰化反应在有机化学和新药设计中有着重要的意义，可用于制备前体药物；或增加药物的脂溶性，以改善体内吸收；或延长药物的作用时间；或降低药物的毒性，提高疗效等。例如：大环内酯类抗生素红霉素味苦、不耐酸，口服易被破坏，因此将其做成红霉素的酯类前药（如依托红霉素、琥乙红霉素），稳定性提高，口服后其酯类前药遇酯酶分解为红霉素而发挥作用。

2.还原反应

羧酸衍生物可以被 $LiAlH_4$ 等还原剂还原，酰氯、酸酐、酯还原成相应的醇，酰胺还原成胺。

$$R-\overset{\overset{O}{\|}}{C}-Cl \xrightarrow{LiAlH_4} RCH_2-OH$$

$$R-\overset{\overset{O}{\|}}{C}-O-\overset{\overset{O}{\|}}{C}-R \xrightarrow{LiAlH_4} RCH_2-OH$$

$$H_2C=CH-\overset{\overset{O}{\|}}{C}-OCH_3 \xrightarrow{LiAlH_4} H_2C=CH-CH_2-OH$$

$$R-\overset{\overset{O}{\|}}{C}-NH_2 \xrightarrow{LiAlH_4} RCH_2-NH_2$$

$$R-\overset{\overset{O}{\|}}{C}-NHR' \xrightarrow{LiAlH_4} RCH_2-NHR'$$

$$R-\overset{\overset{O}{\|}}{C}-NR'_2 \xrightarrow{LiAlH_4} RCH_2-NR'_2$$

3.其他反应

酰胺结构中含有 $-\overset{\overset{O}{\|}}{C}-NH_2$ 基团，所以除发生上述反应外，还表现出一些特殊的性质。

（1）脱水反应　酰胺在 P_2O_5、$SOCl_2$ 等脱水剂的作用下可以发生脱水反应，生成腈。例如：

$$H_3C-\underset{\underset{CH_3}{|}}{\overset{\overset{H}{|}}{C}}-\underset{\overset{\parallel}{O}}{\overset{OH}{C}}-NH_2 \xrightarrow[\triangle]{P_2O_5} H_3C-\underset{\underset{CH_3}{|}}{\overset{\overset{H}{|}}{C}}-CN +H_2O$$

（2）霍夫曼降解反应　酰胺与次氯酸钠或次溴酸钠的碱溶液作用,失去羰基生成伯胺,使碳链比原来的碳链少一个碳原子,此反应称为霍夫曼降解反应。例如：

$$\underset{}{\text{Ph}}-CH_2-\underset{\underset{CH_3}{|}}{CH}-\underset{\overset{\parallel}{O}}{C}-NH_2 \xrightarrow[NaOH]{NaOBr} \text{Ph}-CH_2-\underset{\underset{CH_3}{|}}{CH}-NH_2$$

该反应常用于由酰胺制备少一个碳原子的伯胺,例如:强心药氨力农合成的最后一步就是采用霍夫曼降解反应将酰胺转变为伯胺。

$$\xrightarrow{Br_2/NaOH}$$

氨力农(64.2%)

第三节　重要的羧酸及羧酸衍生物

一、重要的羧酸

1. 甲酸

甲酸,俗称蚁酸,是一种有刺激性气味的无色液体,可与水混溶,易溶于乙醇、乙醚等有机溶剂。甲酸具有较强的酸性($pK_a=3.76$),是饱和一元羧酸中酸性最强的,并且具有极强的腐蚀性,能刺激皮肤,使用时应避免与皮肤接触。甲酸是重要的有机化工原料,被广泛用于制取甲酸酯和某些染料,还可作为还原剂、媒染剂和橡胶凝胶剂。另外,甲酸还具有杀菌能力,可作消毒剂和防腐剂。

甲酸的结构比较特殊,既有羧基又有醛基,是一个具有双官能团的化合物。因此,甲酸既有羧酸的一般性质,也有醛的某些性质。例如：

（1）甲酸具有酸性,较易发生脱水、脱羧反应,当与浓硫酸共热时,则分解成一氧化碳和水。

$$HCOOH \xrightarrow[H_2SO_4]{60\sim80\ ℃} CO+H_2O$$

（2）甲酸有还原性,不仅能被高锰酸钾等强氧化剂氧化,还能被弱氧化剂(如托伦试剂)氧化,因此可利用银镜反应区别甲酸与其他羧酸。

$$HCOOH \xrightarrow{KMnO_4} CO_2+H_2O$$

$$HCOOH+2Ag(NH_3)_2OH \longrightarrow 2Ag\downarrow +(NH_4)_2CO_3+2NH_3+H_2O$$

2. 乙酸

乙酸俗称醋酸,普通食醋中含 $6\%\sim8\%$。人类最早制备醋酸的方法是谷物发酵法,这一方法至今仍应用于食醋工业。现代工业主要采用乙醛催化氧化法制取乙酸。

乙酸是具有刺激性气味的无色透明液体,可与水、乙醇、乙醚混溶。无水乙酸在低于16.6 ℃时呈冰状结晶,故称冰醋酸。乙酸还具有杀菌能力,$0.5\%\sim2\%$ 的乙酸稀溶液可用于烫伤或灼伤感染的创面消毒。

乙酸是常用的有机溶剂,也是重要的化工原料。在制药、橡胶、食品、人造纤维、合成纤维、染料、香料等工业中都有广泛应用。

3. 乙二酸

乙二酸($H_2C_2O_4$)是最简单的二元羧酸,通常以盐的形式存在于许多植物体内,故俗称草酸。草酸常含有两分子结晶水,是无色片状晶体,易溶于水和乙醇。将其加热至105 ℃左右时,它就会失去结晶水变成无水草酸。无水草酸的熔点为189 ℃。

乙二酸的酸性比其他二元羧酸强,除了具有羧酸的通性外,还具有还原性,能与金属形成配合物,可脱水和脱羧等。乙二酸可以被高锰酸钾氧化成二氧化碳和水。这一反应是定量进行的,故在分析中常用纯乙二酸来标定高锰酸钾溶液的浓度。

$$5H_2C_2O_4 + 2KMnO_4 + 6H^+ \longrightarrow 2Mn^{2+} + 10CO_2 + H_2O$$

乙二酸是制造抗生素和冰片等药物的重要原料,在工业上还常用作还原剂、漂白剂、媒染剂等,也可用来除铁锈或墨渍。因为乙二酸能和许多金属离子配合,生成可溶性的配合离子,所以它还可以用来提取稀有元素。

4. 苯甲酸

苯甲酸是典型的芳香酸,存在于安息香胶及其他一些树脂中,故俗称安息香酸。其纯品为白色鳞片状晶体,能升华,微溶于冷水,能溶于热水和乙醇、乙醚、氯仿等有机溶剂。苯甲酸具有较强的抑菌、防腐作用,其钠盐是食品和药液中常用的防腐剂。

在工业生产上常以甲苯氧化制取苯甲酸。

5. 水杨酸

水杨酸学名为邻羟基苯甲酸,存在于柳树、水杨树皮及其他许多植物中,故俗称柳酸。水杨酸是白色针状晶体,稍溶于水,易溶于乙醇和乙醚。现代工业用苯酚钠在加压情况下与二氧化碳反应制取水杨酸。

水杨酸分子中含有羟基和羧基,因此它具有酚和羧酸的一般性质,如易氧化,遇氯化铁呈紫色,水溶液显酸性,能成盐、成酯等。将水杨酸加热到熔点以上,能脱羧生成苯酚。

水杨酸具有消毒、防腐、解热、镇痛和抗风湿的作用,其许多衍生物都是重要的药物,例如解热镇痛兼抗风湿作用药阿司匹林、抗结核病药对氨基水杨酸等。

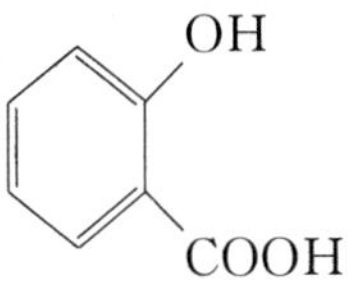

| 水杨酸 | 水杨酸钠 | 乙酰水杨酸(阿司匹林) | 对氨基水杨酸 |

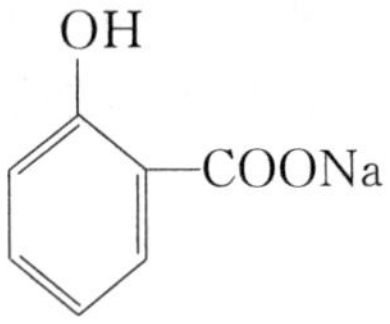

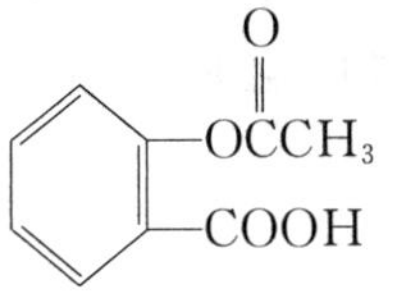

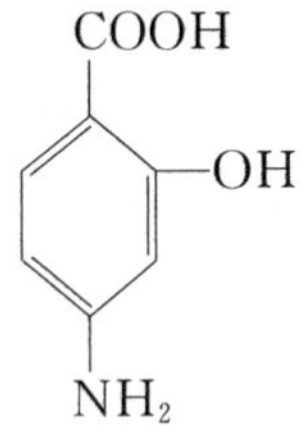

二、重要的羧酸衍生物

1. 乙酰氯

乙酰氯($CH_3-\overset{O}{\overset{\|}{C}}-Cl$)为无色、有刺激性气味的发烟液体,能与乙醚、氯仿、冰醋酸、苯和汽油混溶,室温下能被空气中的湿气分解,所以要密封保存。乙酰氯是重要的乙酰化试剂,常用于有机化合物、染料及药品的生产。乙酰氯可作为羧酸发生氯化反应的催化剂,也可用于羟基或氨基的定量分析。

2. 乙酸酐

乙酸酐($CH_3-\overset{O}{\overset{\|}{C}}-O-\overset{O}{\overset{\|}{C}}-CH_3$)又名醋(酸)酐,为无色、有醋酸气味的液体,溶于乙醚、苯和氯仿,微溶于水,并逐渐水解成醋酸。乙酸酐是一种优良的溶剂,也是重要的乙酰化试剂,可用于制造纤维素乙酸酯、乙酸塑料等;在医药工业中用于制造咖啡因和阿司匹林等;还可用于染料、香料的工业生产。

3. 邻苯二甲酸酐

邻苯二甲酸酐俗称苯酐,为白色针状晶体,易升华,溶于沸水并可被水解成邻苯二甲酸。苯酐广泛用于制造染料、药物、醇酸树脂、增塑剂等。

苯酐与苯酚在浓硫酸等脱水剂作用下,可发生缩合反应生成酚酞。酚酞是白色晶体,不溶于水,易溶于乙醇,是常用的酸碱指示剂,在医药上可用作缓泻剂。

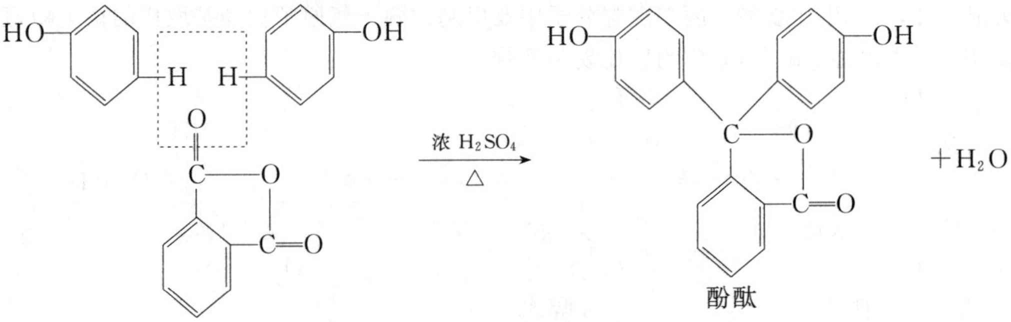

酚酞

4. 乙酸乙酯

乙酸乙酯（ $CH_3-\overset{O}{\overset{\|}{C}}-O-CH_2-CH_3$ ）为无色、可燃性液体，有水果香味，微溶于水，溶于乙醇、乙醚和氯仿等有机溶剂。乙酸乙酯广泛用作工业溶剂、涂料、黏合剂等，也是制药工业和有机合成的重要原料。

5. 碳酰胺

碳酰胺也称尿素或脲。尿素是哺乳动物体内蛋白质代谢的最终产物，成人每天排泄的尿中约含有 30 g 尿素，所以尿素可以从动物的尿液中提取。尿素是白色晶体，易溶于水和乙醇，但不溶于乙醚。尿素是农业生产上常用的高效固体氮肥。尿素在工业上也有重要的应用，例如，尿素与甲醛可合成脲醛树脂；与丙二酸酯或其衍生物作用可制取巴比妥类药物；利用尿素的饱和甲酸溶液还可以从汽油中分离出直链烷烃以提高汽油的质量等。

尿素具有双酰胺的结构，所以有与酰胺相似的性质，但由于分子中两个氨基连在同一个羰基上，因此又具有一些特性。

（1）成盐　尿素呈弱碱性，能与强酸作用生成盐。例如：

$$H_2N-\overset{O}{\overset{\|}{C}}-NH_2 + HNO_3 \longrightarrow H_2N-\overset{O}{\overset{\|}{C}}-NH_2 \cdot HNO_3$$

尿素　　　　　　　　　　　　　硝酸脲

生成的硝酸脲不溶于硝酸和水，利用这一特性可从尿液中提取尿素。

（2）缩合　将尿素缓慢加热，两分子尿素可脱去一分子氨生成缩二脲。

$$H_2N-\overset{O}{\overset{\|}{C}}-NH_2 + H-HN-\overset{O}{\overset{\|}{C}}-NH_2 \overset{\triangle}{\longrightarrow} H_2N-\overset{O}{\overset{\|}{C}}-NH-\overset{O}{\overset{\|}{C}}-NH_2 + NH_3\uparrow$$

缩二脲

在缩二脲的碱性溶液中，滴加少量的稀硫酸铜溶液，溶液呈现紫红色，这个显色反应称为缩二脲反应。凡是分子中含有两个或两个以上酰胺键（肽键）结构的有机化合物，如多肽、蛋白质等，都可以发生缩二脲反应。该性质常用于有机分析和药物分析鉴定。

6. 丙二酰脲

丙二酰脲分子中亚甲基的 α-H 和两个酰亚氨基中的氢原子都很活泼。在水溶液中，丙二酰脲存在酮式和烯醇式的互变异构现象。烯醇式显示较强的酸性（ $pK_a=3.98$ ），所以丙二酰脲显酸性，又称巴比妥酸。丙二酰脲分子中亚甲基的两个氢原子被烃基取代的衍生物，是最早使用的一类镇静催眠药，总称为巴比妥类药物。

酮式　　　　　　　　　　烯醇式

利用其酸性，巴比妥类药物常被制成钠盐水溶液，供注射用，如苯巴比妥钠。

习 题

1.选择题。

(1)下列化合物中,能与托伦试剂发生银镜反应的是(　　)。

A. 甲酸　　　　　　　　B. 乙酸　　　　　　　　C. 乙酸甲酯　　　　　　D. 乙酸乙酯

(2)乙酸的俗称是(　　)。

A. 蚁酸　　　　　　　　B. 醋酸　　　　　　　　C. 乳酸　　　　　　　　D. 水杨酸

(3)下列化合物中,酸性最强的是(　　)。

A. 乙二酸　　　　　　　B. 乙醇　　　　　　　　C. 乙酸　　　　　　　　D. 乙醛

(4)脲的俗称是(　　)。

A. 阿司匹林　　　　　　B. 巴比妥酸　　　　　　C. 石炭酸　　　　　　　D. 尿素

(5)下列化合物中,属于芳香羧酸的是(　　)。

A. 甲酸　　　　　　　　B. 乙酸　　　　　　　　C. 乙二酸　　　　　　　D. 苯甲酸

(6)乙酸和甲酸甲酯的关系为(　　)。

A. 位置异构　　　　　　B. 碳链异构　　　　　　C. 官能团异构　　　　　D. 互变异构

(7)下列化合物既能溶于氢氧化钠溶液又能溶于碳酸氢钠溶液的是(　　)。

A. 苯胺　　　　　　　　B. 苯甲醇　　　　　　　C. 苯酚　　　　　　　　D. 苯甲酸

(8)2015 年版《中华人民共和国药典》鉴别阿司匹林的方法之一是:"取本品适量加水煮沸,放冷后加入 $FeCl_3$ 试液 1 滴,即显紫色。"采用该方法的原因是(　　)。

A. 阿司匹林水解生成的乙酸与 Fe^{3+} 生成紫色配合物

B. 阿司匹林水解生成的水杨酸与 Fe^{3+} 生成紫色配合物

C. 阿司匹林结构中的羧基与 Fe^{3+} 生成紫色配合物

D. 阿司匹林结构中的酰氧键与 Fe^{3+} 生成紫色配合物

(9)下列羧酸酸性最强的是(　　)。

A. 　　　　B.

C. 　　　　D.

(10)下列酸中,属于不饱和脂肪酸的是(　　)。

A. 甲酸　　　　　　　　B. 草酸　　　　　　　　C. 硬脂酸　　　　　　　D. 油酸

(11)①CH_3COOH ②FCH_2COOH ③$ClCH_2COOH$ ④$BrCH_2COOH$ 在水溶液中,上述化合物的酸性强弱顺序为(　　)。

A. ①＞②＞③＞④　　　　　　　　　　B. ④＞③＞②＞①

C.②>③>④>①　　　　　　　　　　　　D.①>④>③>②

(12)下列物质中,既能使高锰酸钾溶液褪色,又能使溴水褪色,还能与 NaOH 发生中和反应的物质是(　　)。

A.$CH_2=CHCOOH$　　　B.$C_6H_5CH_3$　　　　　C.C_6H_5COOH　　　　D.CH_3COOH

2.用系统命名法命名下列化合物或写出化合物的构造式。

(1) $CH_3CHCOOH$
　　　　|
　　CH_2CH_3

(2) $CH_3CHCHCOOH$
　　　　　　　|
　　　　　　CH_3
(上方:CH_3)

(3) $CH_3CH_2CCH_2COOH$
　　　　　　　　‖
　　　　　　　CH_2

(4)$CH_2=CHCH_2COOH$　　　　　　(5)$HOOC(CH_2)_5COOH$

(6) 苯环,上方 COOH,右侧 CH_3,下方 CH_3

(7) 苯环,上方 Cl,右侧 COOH

(8)乙酸乙酯　　　(9)水杨酸　　　(10)脲

3.写出下列反应的主要产物。

(1) 苯基$-\overset{\overset{O}{\|}}{C}-OH + PCl_3 \longrightarrow$

(2) $CH_3COOH + HO-CH_2-$苯基 $\overset{H^+}{\longrightarrow}$

(3)$(CH_3)_2CHCOOCH_3 + H_2O \longrightarrow$

(4) 苯环(上方 COOH,下方 OH) — 分别 $\overset{NaOH}{\longrightarrow}$ 和 $\overset{NaHCO_3}{\longrightarrow}$

(5) $CH_3-\overset{\overset{H-C-COOH}{\|}}{C}-COOH \overset{\triangle}{\longrightarrow}$

(6) 苯环(上方 COOH) $+LiAlH_4 \overset{乙醚}{\longrightarrow}$

(7) $CH_3-\overset{\overset{O}{\|}}{C}-OH + NH_3 \longrightarrow \overset{\triangle}{\longrightarrow}$

4.用简单的方法区分下列各组化合物。

(1)甲酸、甲醛、甲醇。

(2)苯甲酸、苯甲醇、苯甲醛。

(3)乙酸、乙醇、乙醛。

第十一章　含氮有机化合物

📖【知识要求】

➤掌握:胺类化合物的结构特征、命名;胺类化合物重要的化学反应。

➤熟悉:硝基化合物、重氮化合物和偶氮化合物的结构、命名及理化性质。

➤了解:常见含氮化合物的特点。

📖【能力要求】

能解释含氮药物的特点和使用中应注意的问题。

分子中含有氮元素的有机化合物称为含氮有机化合物。它们可以被看作烃分子中的氢原子被各种含氮原子的官能团取代而生成的含有碳氮键的化合物。有机含氮化合物的种类很多,前面讲过的酰胺、生命有机化学中的氨基酸等都属于含氮化合物。本章主要介绍硝基化合物、胺、重氮化合物和偶氮化合物等。

第一节　硝基化合物

一、硝基化合物的命名

分子中含有硝基($-NO_2$)的有机化合物称为硝基化合物,它可以被看成是烃分中的氢原子被硝基取代的产物。根据硝基连接的烃不同,硝基化合物可分为脂肪族和芳香族硝基化合物,其中硝基与脂肪族烃基相连的称为脂肪族硝基化合物;与芳香族烃基相连的称为芳香族硝基化合物。

硝基化合物的命名与卤代烃相似,通常是以烃基为母体,硝基作为取代基。具体步骤如下:

(1)选择主链　选择含有硝基在内的最长碳链为主链。如结构中含有不饱和键,则应选择包含不饱和键和硝基在内的最长碳链为主链。

(2)编号　从靠近取代基的一侧开始编号。对于含有不饱和键的硝基化合物,应遵循使不饱和键的位次最小的原则。

（3）命名　按取代基在前，母体在后的顺序对其进行命名。例如：

$$CH_3NO_2 \qquad CH_3CH_2CH_2\overset{\overset{\displaystyle NO_2}{|}}{C}HCH_3$$

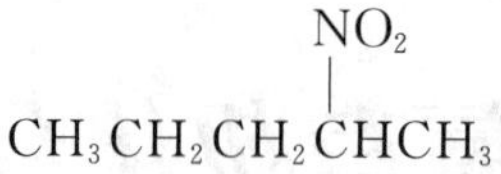

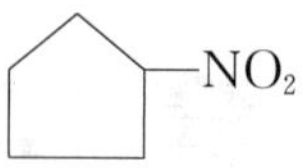

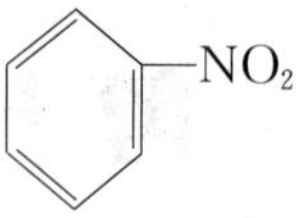

硝基甲烷　　　2-硝基戊烷　　　硝基环戊烷　　　硝基苯

命名多官能团硝基化合物时，硝基仍作为取代基。例如：

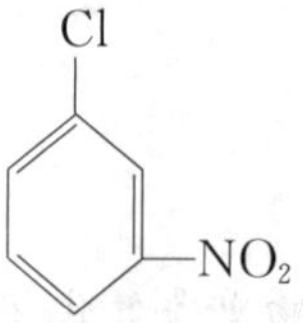

间硝基氯苯 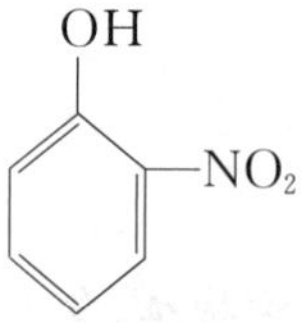　　　　　　邻硝基苯酚

二、硝基化合物的性质

1. 物理性质

脂肪族硝基化合物是无色、难溶于水、相对密度大于 1 的液体，易溶于醇、醚等有机溶剂，其本身也是较好的有机溶剂。

芳香族硝基化合物为无色或淡黄色，有苦杏仁气味，除少数一元硝基化合物是高沸点液体外，多数是固体。芳香族多硝基化合物通常具有强烈的爆炸性，例如 TNT(2,4,6-三硝基甲苯)就是一种烈性炸药，使用时应注意安全。

此外，硝基化合物一般都有毒性，容易引起肝、肾和血液中毒，使用时应避免与皮肤接触或吸入蒸气。

2. 化学性质

（1）硝基的还原反应　芳香族硝基化合物是重要的精细化工中间体，可广泛用于染料、医药、农药及炸药的生产。硝基化合物可在不同介质中还原成不同的产物。

①金属/酸还原　芳香族硝基化合物在酸性介质中与还原剂作用，硝基直接被还原为氨基，生成芳胺。常用的还原剂有 Fe/HCl 和 Sn/HCl。

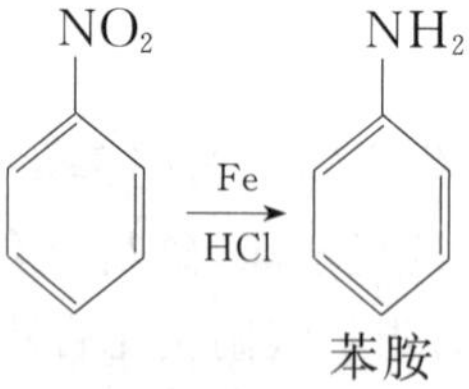

苯胺

用此法还原硝基苯虽然工艺简单，但污染严重。

②催化加氢　催化加氢(H_2/Ni)是在中性条件下进行的，是目前生产苯胺最常用的方法。

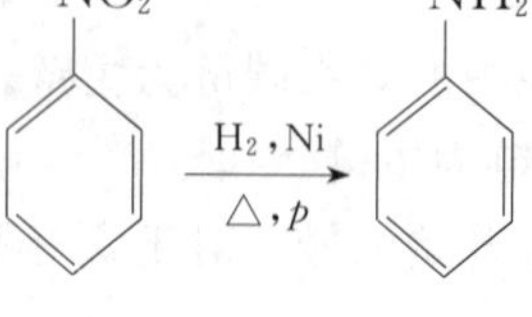

③选择性还原 还原多硝基化合物时,选择不同的还原剂可使硝基部分或全部还原。例如在间二硝基苯的还原反应中,若选用硫氢化钠作还原剂,则只还原其中的一个硝基,生成间硝基苯胺;但若选用铁和盐酸作还原剂或催化加氢,则两个硝基全部被还原,生成间苯二胺。工业上常利用多硝基苯的选择还原性制取许多有用的化工产品。

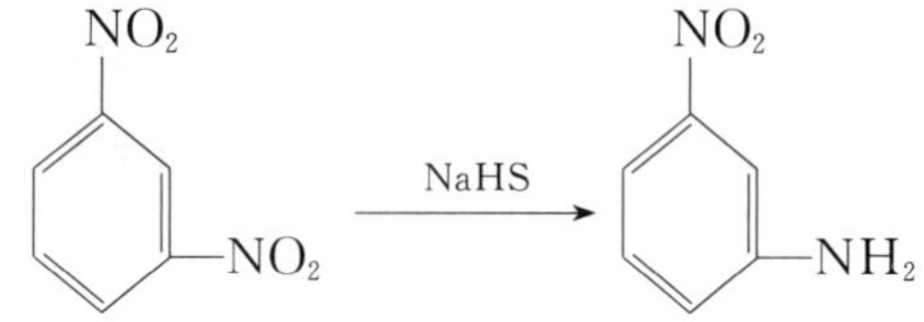

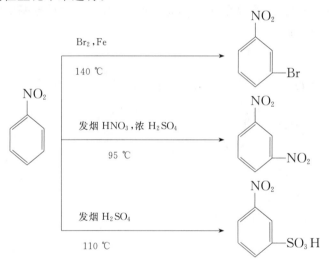

间二硝基苯   间硝基苯胺

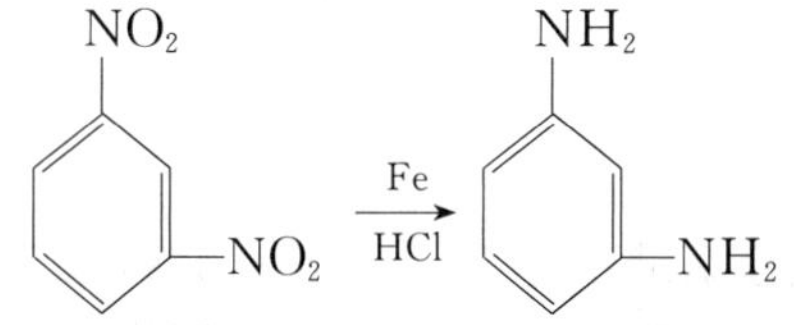

间二硝基苯   间苯二胺

(2)苯环上的取代反应 硝基是间位定位基,可使苯环钝化,因此亲电取代反应主要发生在间位且比苯难进行。

(3)硝基对苯环上其他基团的影响 硝基是强吸电子基团,不仅钝化苯环,使苯环上的取代反应难以进行,而且对苯环上的其他取代基的性质也会产生显著的影响。

①使卤苯的水解反应容易进行 通常情况下,卤苯很难发生水解反应,但当卤素原子邻位或对位上连有硝基时,由于硝基的强吸电子作用,与卤素原子直接相连的碳原子上电子云密度大大降低,从而有利于亲核试剂 OH^- 的进攻,使卤苯容易发生水解反应。硝基越多,反应越容易进行。例如:

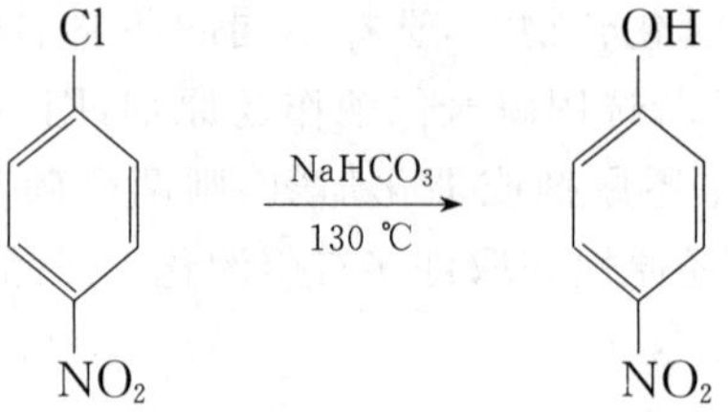

对硝基氯苯   对硝基苯酚

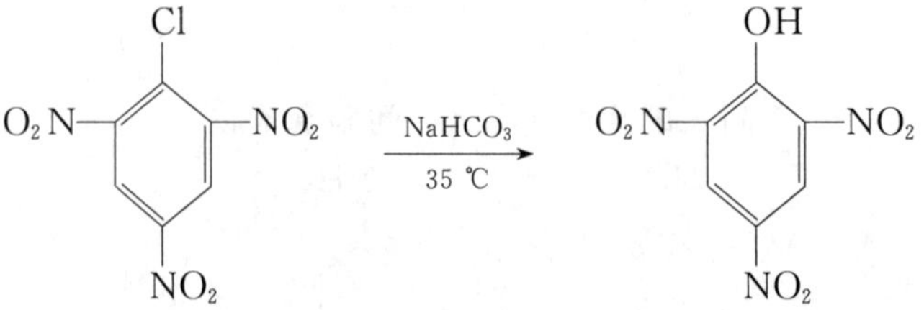

2,4,6-三硝基氯苯   2,4,6-三硝基苯酚

②使酚的酸性增强 苯酚的酸性较弱,而2,4-二硝基苯酚的酸性与甲酸相近;2,4,6-三硝基苯酚(苦味酸)的酸性与强无机酸相近,能使刚果红试纸由红色变成蓝紫色。这是因为,酚羟基的邻位或对位有硝基时,吸电子的硝基通过共轭效应的传递,使氧原子上的电子云更偏向苯环,降低了酚羟基上氧原子的电子云密度,从而增强了氢解离成质子的能力,使酚羟基的酸性增强。硝基数目越多,酸性越强。例如:

酸性比较:

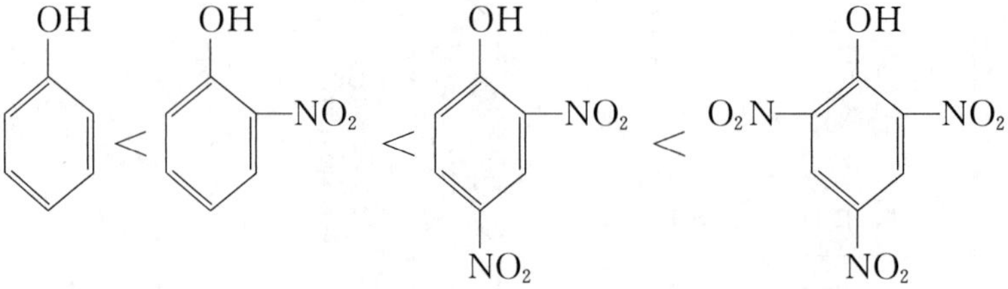

三、重要的硝基化合物

1.硝基苯

硝基苯(—NO$_2$)为浅黄色油状液体,相对密度1.204,具有苦杏仁气味,有毒,不溶于水,而易溶于乙醇、乙醚和苯等有机溶剂。硝基苯可通过苯的硝化反应制得,它是生产苯胺、偶氮苯及制备染料和药物的重要原料。

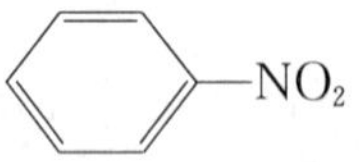

2.2,4,6-三硝基甲苯

2,4,6-三硝基甲苯俗称 TNT,为黄色晶体,熔点 80.1 ℃,不溶于水,可溶于苯、甲苯和丙酮,有毒。TNT 是一种重要的军用炸药。因其熔融后不分解,受震动也相当稳定,所以装弹运输比较安全。经起爆剂引发,TNT 会发生猛烈爆炸,TNT 常用在民用筑路、开山、采矿等爆破工程中,此外还可用于染料制造等。

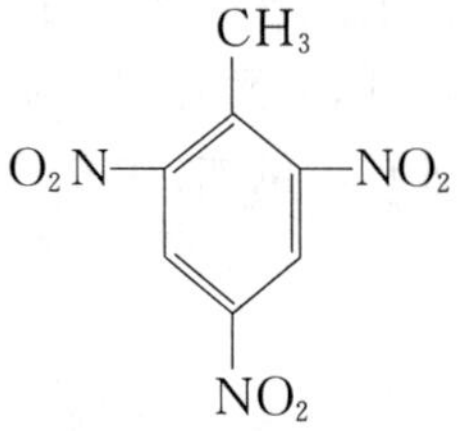

2,4,6- 三硝基甲苯

3.2,4,6-三硝基苯酚

2,4,6-三硝基苯酚为黄色晶体,味苦,俗称苦味酸,酸性较强,不溶于冷水,可溶于热水、乙醇和乙醚中,有毒,并有强烈的爆炸性。苦味酸是制造硫化染料的原料,也可作为生物碱的沉淀剂,医药上常用作外科收敛剂。

2,4,6-三硝基苯酚

4.硝酸甘油

硝酸甘油,即丙三醇三硝酸酯,为淡黄色、无臭、带甜味的不透明油状液体,略溶于水,溶于乙醇、氯仿、丙酮。

舌下含服硝酸甘油可通过口腔黏膜迅速吸收,用于心绞痛急性发作治疗。

第二节　胺

分子中含有氨基(—NH$_2$)的有机化合物称为胺。它可以被看成是氨分子中的氢原子被烃基取代而生成的一系列衍生物,常用通式 R—NH$_2$ 表示。蛋白质、核酸、抗生素、生物碱以及许多激素都含氨基或取代氨基,因此,胺类化合物与药物具有十分密切的联系。

一、胺的分类和命名

1.胺的分类

(1)根据直接与氮原子连接的烃基结构不同,胺可分为脂肪胺和芳香胺。例如:

CH$_3$CH$_2$CH$_2$NH$_2$　　(CH$_3$CH$_2$)$_2$NH　　〔苯环〕—NH$_2$　　〔苯环〕—NHCH$_3$

丙胺　　　　　二乙胺　　　　　苯胺　　　　　N-甲基苯胺

脂肪胺　　　　　　　　　　　芳香胺

(2)根据分子中所含氨基的数目不同,胺可分为一元胺和多元胺。例如:

CH$_3$CHCH$_3$　　H$_2$NCH$_2$CH$_2$CH$_2$CH$_2$CH$_2$NH$_2$
　|
　NH$_2$

一元胺(异丙胺)　　　　　多元胺(己二胺)

(3)根据氮原子上连接烃基的数目不同,可将胺分成伯胺(一级胺)、仲胺(二级胺)、叔胺(三级胺)和季铵盐(四级铵盐)。例如:

RNH$_2$　　　　R$_2$NH　　　　R$_3$N　　　　R$_4$N$^+$X$^-$

CH$_3$NH$_2$　　　(CH$_3$)$_2$NH　　　(CH$_3$)$_3$N　　　(CH$_3$)$_4$N$^+$Cl$^-$

伯胺　　　　　仲胺　　　　　叔胺　　　　　季铵盐

需要注意的是:伯、仲、叔胺的含义和伯、仲、叔醇是不同的。胺的伯、仲、叔是指与氨的氮原子连接的烃基的数目,与烃基本身的结构无关;而在卤代烃和醇中,则以卤素原子和羟基所连接的碳原子的类型划分。例如:

$$\underset{\underset{\underset{\underset{}{}}{}}{}}{\overset{\overset{\overset{CH_3}{|}}{}}{\underset{\underset{CH_3}{|}}{H_3C-C-NH_2}}}$$

$$\underset{}{\overset{CH_3}{\underset{CH_3}{H_3C-C-OH}}}$$

叔丁胺(伯胺)   叔丁醇(叔醇)

(4)氨能与酸作用生成铵盐,季铵盐相应的氢氧化物称为季铵碱。例如:

$$CH_3CH_2\overset{\overset{CH_3}{|}}{\underset{\underset{CH_3}{|}}{N^+}}CH_3Br^-$$

$$CH_3\overset{\overset{CH_3}{|}}{\underset{\underset{CH_3}{|}}{N^+}}CH_3OH^-$$

季铵盐   季铵碱

2.胺的命名

(1)习惯命名法　结构简单的胺可以根据烃基的名称来命名,即在烃基的名称后加上"胺"字。当氮原子上连接的烃基相同时,在"胺"前用"二"或"三"表示烃基的数目;当烃基不同时,则按基团的次序规则,较优基团名称放在后面。

$$CH_3NH_2 \qquad H_3C-\overset{\overset{CH_3}{|}}{N}-CH_3 \qquad CH_3NHCH_2CH_3$$

甲胺   三甲胺   甲乙胺

当氮原子上同时连有烷基和芳基时,则以芳胺为母体,烷基名称前加英文字母"*N*",表示烷基是连在氮原子上。

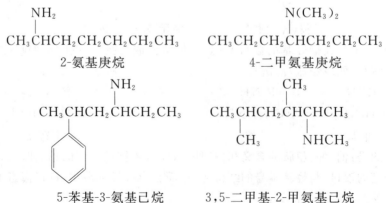

苯甲胺   *N*,*N*-二甲基苯胺   *N*-乙基苯胺

季铵盐或季铵碱的命名与无机盐、无机碱相似,在铵字前加上烃基的名称即可。例如:

$$[(CH_3)_3NCH_2CH_3]^+Cl^- \qquad [(CH_3CH_2)_4N]^+OH^-$$

氯化三甲基乙基铵   氢氧化四乙基铵

(2)系统命名法　复杂的胺常用系统命名法命名。命名时,将氨基作为取代基,以烃基或其他官能团作母体,取代基按次序规则排列,较优基团后列出。例如:

$$\underset{2-氨基庚烷}{\overset{\overset{NH_2}{|}}{CH_3CHCH_2CH_2CH_2CH_3}}$$

$$\underset{4-二甲氨基庚烷}{\overset{\overset{N(CH_3)_2}{|}}{CH_3CH_2CH_2CHCH_2CH_2CH_3}}$$

5-苯基-3-氨基己烷   3,5-二甲基-2-甲氨基己烷

注：有机化学中，"氨""胺""铵"3 个字易混淆。一般用法为：作为取代基时称氨基，如 —NH$_2$ 称氨基，—NHCH$_3$ 称甲氨基；作为官能团时称胺，如 CH$_3$NH$_2$ 称甲胺；氮上带正电荷时称铵，如 CH$_3$N$^+$H$_3$Cl$^-$ 称为氯化甲铵，如写成 CH$_3$NH$_2$·HCl 时称为甲胺盐酸盐。

二、胺的性质

1. 物理性质

（1）物态　常温常压下，甲胺、二甲胺、三甲胺为无色气体，其他胺为液体或固体。低级胺有类似氨的气味，高级胺无味。

（2）沸点　胺的沸点比相对分子质量相近的烃和醚高，比醇和羧酸低。在相对分子质量相同的脂肪胺中，伯胺的沸点最高，仲胺次之，叔胺最低。这是因为伯胺、仲胺分子中存在极性的 N—H 键，可以形成分子间氢键，但由于氮的电负性小于氧，N—H 键的极性比 O—H 键弱，形成的氢键也较弱，因此，伯胺、仲胺的沸点比相对分子质量相近的醇和羧酸低。而叔胺无 N—H 键，自身分子间不能形成氢键，所以其沸点远远低于伯胺和仲胺。叔胺虽然分子间不能形成氢键，但仍可与水形成氢键。

（3）水溶性　低级胺易溶于水，随着相对分子质量的增加，胺的溶解度降低。例如，甲胺、乙胺、二乙胺等可与水以任意比例混溶，而 C$_6$ 以上的胺则不溶于水。这是因为低级胺与水分子间能形成氢键，随着胺分子中烃基的增大，空间阻碍作用增强，难以与水形成氢键，因此高级胺难溶于水。

（4）毒性　胺有难闻的气味，许多脂肪胺有鱼腥臭，丁二胺和戊二胺有腐烂肉的臭味，它们又被分别称为腐胺和尸胺。苯胺有毒，可引起皮肤起疹、恶心、视力不清、精神不安，使用时要小心。有些芳香胺还是致癌物质，如联苯胺，长期接触可引起膀胱癌，现在工业上已停止使用。

2. 化学性质

胺中的氮上有一对未共用电子对，胺有与其他原子共享这对电子的倾向，所以胺具有碱性和亲核性。而在芳香胺中，芳环也可发生亲电取代反应，且比苯容易。

（1）胺的碱性　胺与氨相似，伯、仲、叔胺的氮原子上均有未共用电子对，可以接受质子形成铵离子。

$$R—NH_2 + H_2O \Longrightarrow R—NH_3^+ + OH^-$$

胺是弱碱，可与酸发生中和反应生成弱碱盐而溶于水，生成的弱碱盐与强碱作用时，胺又重新游离出来。铵盐是典型的离子型化合物，胺的氢卤酸盐、硫酸盐及硝酸盐易溶于水，而不溶于非极性溶剂。利用胺及其盐在溶解性上的差异可分离、提纯、鉴别不溶于水的胺类化合物。

例如，苯胺与硝基苯混合物的分离：

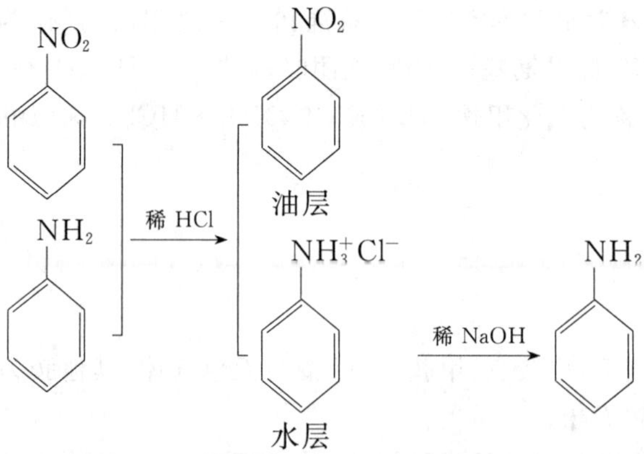

脂肪胺的碱性比氨强,芳胺的碱性比氨弱,原因是:胺的碱性强弱主要受电子效应和空间效应影响,烃基是供电基,能使氮原子的电子云密度增加,接受质子的能力增强,故胺的碱性就增强,氮原子上连接的烷基越多,碱性越强;而芳胺分子中由于苯环的吸电子作用,氮原子的电子云密度减小,接受质子的能力减弱,故胺的碱性就较弱。同时,与氮原子相连的基团的体积越大,空间位阻就越大,结合质子就越困难,碱性就越弱。在考虑胺的碱性时,应综合考虑这两方面因素。

脂肪胺中,仲胺碱性最强,伯胺次之,叔胺最弱,即二甲胺>甲胺>三甲胺。

不同芳胺的碱性强弱顺序为:

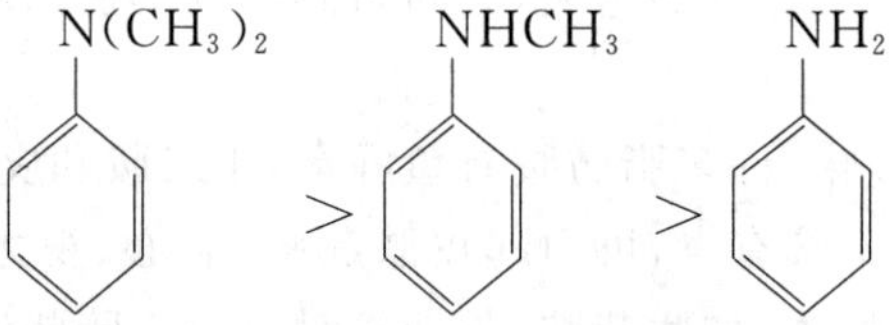

取代苯胺的碱性强弱,取决于取代基的性质。当芳胺的苯环上连有供电子基时,可使其碱性增强;而连有吸电子基时,则使其碱性减弱。例如,下列芳胺的碱性强弱顺序为:

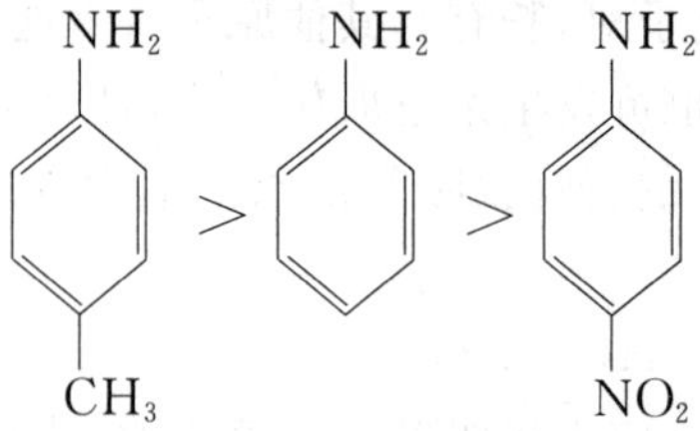

(2)胺的烷基化反应　伯胺与卤代烷、醇等烷基化试剂反应时,氨基上的氢原子被烷基取代,生成仲胺、叔胺和季铵盐的混合物,此反应用于制备仲胺和叔胺。例如,工业上利用苯胺与甲醇在硫酸催化下,加热、加压制取 N-甲基苯胺和 N,N-二甲苯胺:当苯胺过量时,主要产物是 N-甲基苯胺;当甲醇过量时,主要产物是 N,N-二甲苯胺。

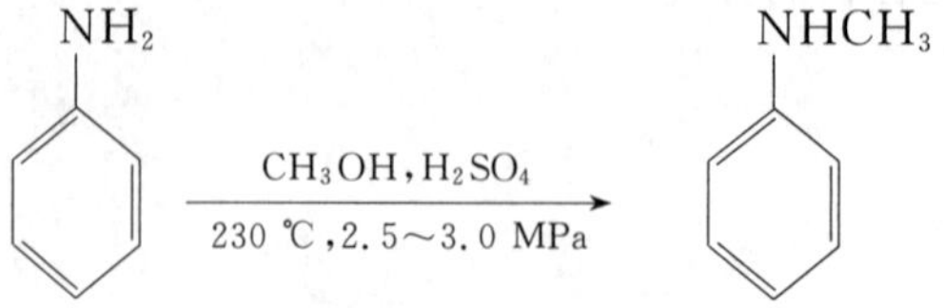

N-甲基苯胺

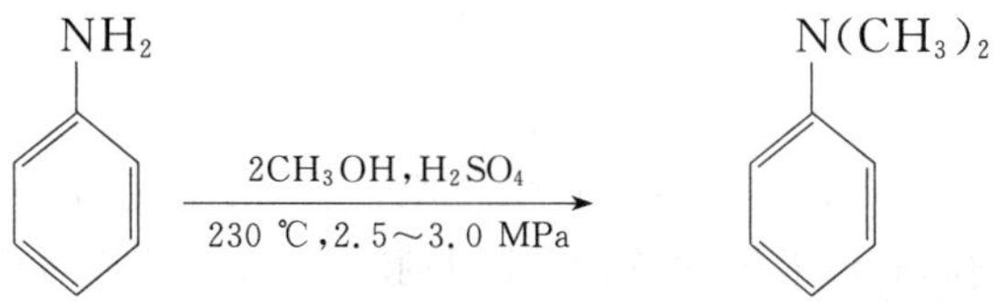

$$N,N\text{-二甲基苯胺}$$

（3）**胺的酰基化反应** 伯胺或仲胺能与酰基化试剂（如酰卤、酸酐等）发生酰基化反应，氨基上的氢原子被酰基取代，生成酰胺化合物。例如，苯胺与乙酰氯反应可生成乙酰苯胺。叔胺氮上没有氢原子，所以不能发生酰基化反应。

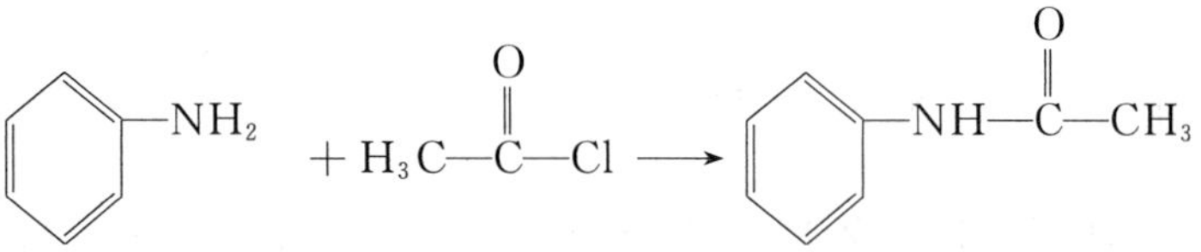

虽然伯胺分子中有两个氢原子，但一般只能引入一个酰基。因为生成酰胺后，由于羰基的吸电子作用，氮原子的亲核性大大降低。而酰胺不稳定，在酸性或碱性条件下容易水解再游离出原来的胺，所以在有机合成上，常利用酰基化反应将氨基进行保护以避免芳胺在发生某些反应时氨基被破坏。例如：

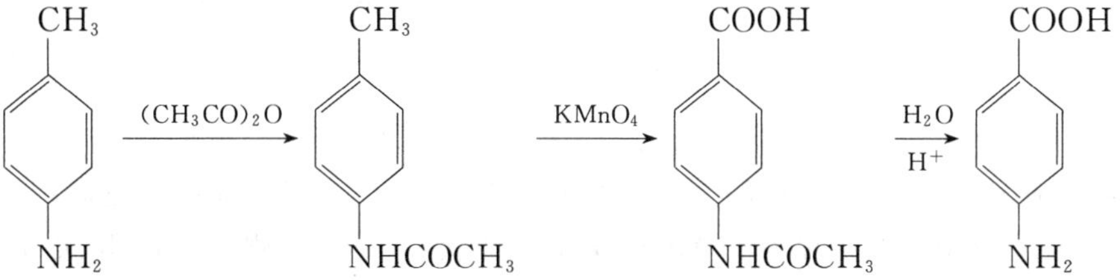

（4）**胺的磺酰化反应** 在碱性条件下（如氢氧化钠或氢氧化钾溶液中），伯胺或仲胺可与芳香族磺酰氯（如苯磺酰氯或对甲基苯磺酰氯）发生磺酰化反应，即苯磺酰基取代氮原子上的氢原子，生成相应的磺酰胺。叔胺氮原子上无氢原子，故不能发生磺酰化反应。

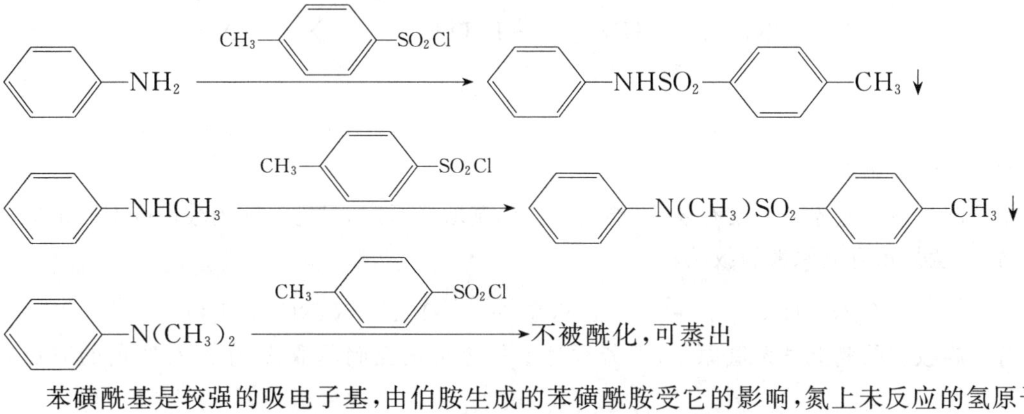

苯磺酰基是较强的吸电子基，由伯胺生成的苯磺酰胺受它的影响，氮上未反应的氢原子较活泼，具有一定的酸性，在强碱性（如氢氧化钠）介质中能进一步发生中和反应生成盐而溶于碱的水溶液中。仲胺生成的苯磺酰胺，其氮上没有氢原子，故不呈酸性，不能溶解于碱的水溶液中，利用这个性质可以鉴别或分离伯、仲、叔胺。

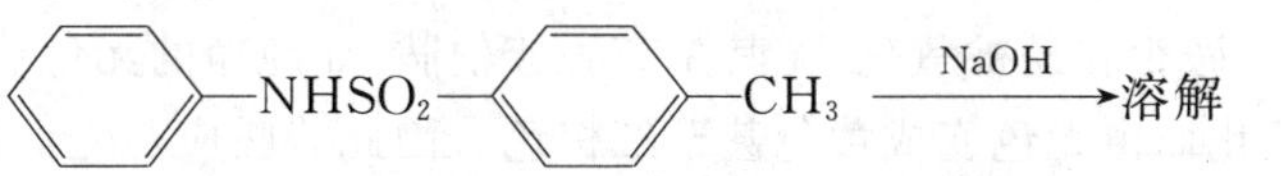

$$\text{（苯环）}-N(CH_3)SO_2-\text{（苯环）}-CH_3 \xrightarrow{NaOH} \text{不溶解}$$

（5）与亚硝酸反应　胺与亚硝酸的反应比较复杂，胺不同所得的产物也就不同，因此，胺与亚硝酸的反应可用于鉴别脂肪族及芳香族伯、仲、叔胺。由于亚硝酸不稳定，易分解，所以在反应中一般用亚硝酸钠与盐酸混合现用现配亚硝酸。

$$NaNO_2 + HCl \longrightarrow HNO_2 + NaCl$$

①伯胺与亚硝酸的反应。

芳香族伯胺与亚硝酸在低温下生成重氮盐。例如：

$$\text{（苯环）}-NH_2 + NaNO_2 + HCl \xrightarrow{0\sim5\ ℃} \text{（苯环）}-N\equiv N^+ Cl^- + H_2O$$

脂肪族伯胺同样能够与亚硝酸进行重氮化反应，生成重氮盐。但是脂肪族重氮盐极不稳定，即使在很低的温度下也会很快分解，放出氮气，生成高度活泼的碳正离子。由于此反应能定量地放出氮气，因此可用于伯氨的测定。

$$R-NH_2 + NaNO_2 + 2HX \xrightarrow{H_2O} [R-\overset{+}{N}\equiv NX^-] + NaX + 2H_2O$$

极不稳定的重氮盐

$$\downarrow$$

$$R^+ + X^- + N_2\uparrow$$

②仲胺与亚硝酸的反应。无论是芳香族仲胺还是脂肪族仲胺，都能与亚硝酸反应，生成 N-亚硝基胺。N-亚硝基胺一般为黄色不溶于水的油状物，有些有强致癌作用，几乎没有合成价值。

$$(CH_3)_2NH + HNO_2 \longrightarrow H_2O + (CH_3)_2N-N=O$$

N-亚硝基二甲胺

$$\text{（苯环）}-NHCH_3 + HNO_2 \longrightarrow H_2O + \text{（苯环）}-\underset{CH_3}{N}-N=O$$

N-甲基-N-亚硝基苯胺

③叔胺与亚硝酸的反应。

脂肪族叔胺的氮原子上没有氢，不能进行亚硝基取代反应，只能与亚硝酸形成不稳定的亚硝酸盐，该盐易水解成原来的叔胺。

$$R_3N + HNO_2 \longrightarrow R_3N^+ HNO_2^- \xrightarrow{NaOH} R_3N + NaNO_2 + H_2O$$

芳香族叔胺的氮上虽无氢原子，但芳香环上的氢可被亚硝基取代，生成有颜色的对亚硝基胺。

$$\text{（苯环）}-N(CH_3)_2 + HNO_2 \longrightarrow O=N-\text{（苯环）}-N(CH_3)_2 + H_2O$$

N,N-二甲基-4-亚硝基苯胺

（6）胺的氧化　胺很容易被氧化，尤其是芳香族伯胺，如纯净的无色油状液体苯胺，在空气中放置时因逐渐氧化而由无色变成黄色甚至红棕色。因此芳胺应避光保存。

苯胺的氧化产物比较复杂,其中包含了聚合、氧化、水解等反应的产物。氧化剂及反应条件不同,其氧化产物也不同。例如,在酸性条件下,用二氧化锰氧化苯胺时主要产物是对苯醌;但若用酸性高锰酸钾氧化苯胺,则生成结构复杂的黑色染料苯胺黑。

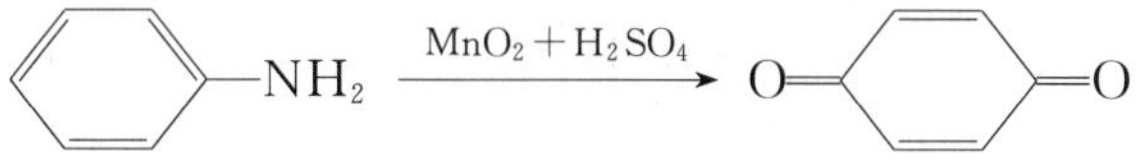

对苯醌

(7)芳胺苯环上的取代反应　在芳胺中,氨基直接与苯环相连,氨基是很强的邻、对位定位基,可活化苯环,使其邻、对位上的氢原子变得非常活泼,容易被取代。

①卤化　常温下,苯胺与溴水作用,立即生成不溶于水的 2,4,6-三溴苯胺白色沉淀,此反应非常灵敏,可用于苯胺的定性和定量分析。

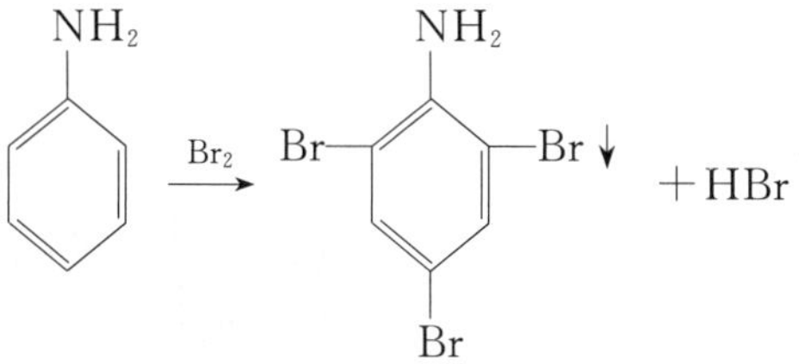

苯胺的卤化反应很难停留在一元取代阶段,若要制备一溴苯胺,就必须降低氨基的活性。此时,一般做法是:先将苯胺经酰基化反应转化为乙酰苯胺;然后再溴化,由于乙酰氨基比氨基活性弱,且空间障碍大,故取代主要发生在乙酰氨基的对位;最后酰胺水解,去掉乙酰基,制得一溴苯胺。

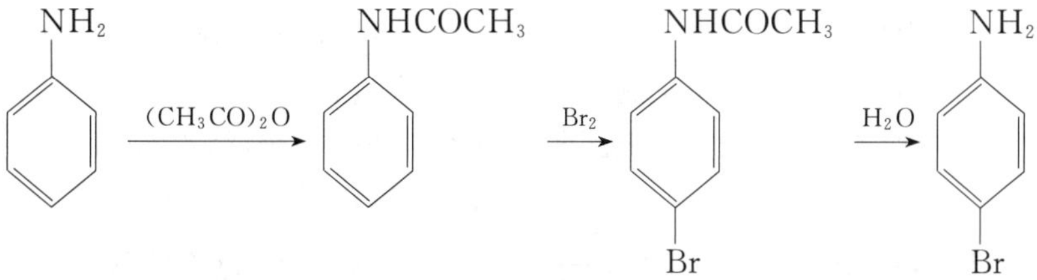

②硝化　硝酸的强氧化性容易使苯胺被氧化,因此,硝化反应前应先将氨基保护起来。如要制备对硝基苯胺,需将苯胺先转变为乙酰苯胺,然后再于不同的溶剂中进行硝化反应、水解反应,最后得到硝化产物。

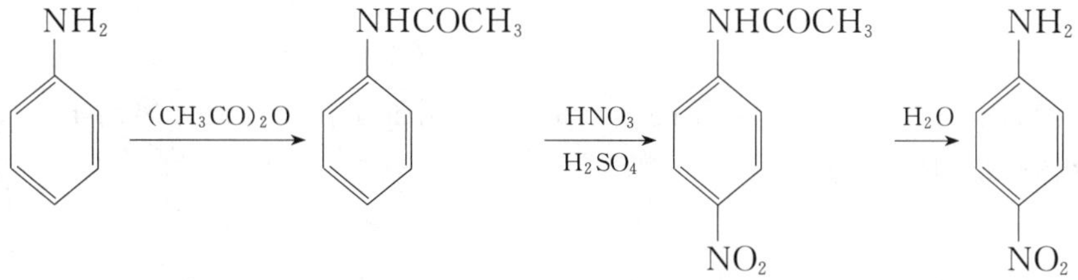

制备间硝基苯胺,可先将苯胺溶于浓硫酸中,使之转变为苯胺硫酸盐以保护氨基,然后再进行硝化。

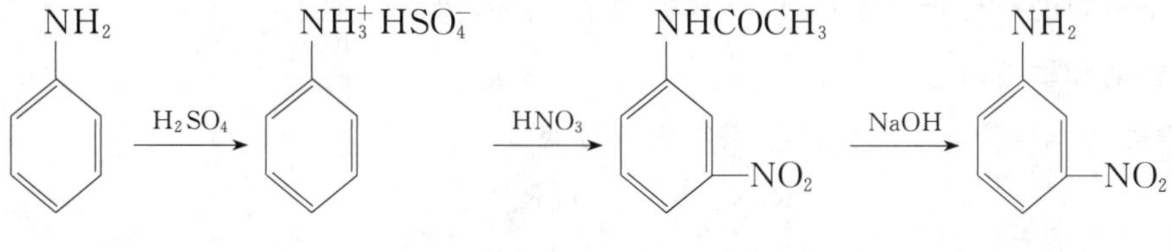

③磺化　常温下,苯胺与浓硫酸反应,生成苯胺硫酸盐,然后在高温下将此盐加热脱水,重排为对氨基苯磺酸。这是工业上生产对氨基苯磺酸的方法。对氨基苯磺酸俗称磺胺酸,为白色晶体,是制备偶氮染料和磺胺药物的原料。

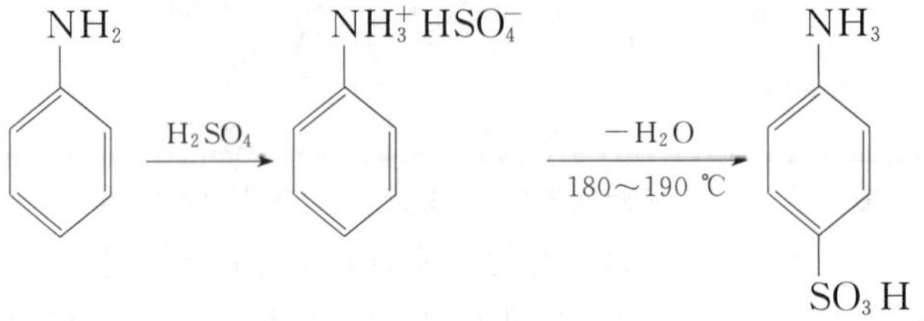

三、重要的胺

1. 甲胺、二甲胺、三甲胺

甲胺(CH_3NH_2)、二甲胺$[(CH_3)_2NH]$、三甲胺$[(CH_3)_3N]$在常温下都是无色气体,易溶于水,低浓度气体有鱼腥味,高浓度气体有令人不愉快的氨味,呈碱性。在一些植物中有甲胺存在,蛋白质腐败往往有甲胺生成。在动物组织尤其是鱼肉中含有三甲胺,鱼腐败时它就游离出来,三甲胺是生物体内含氮有机物的降解产物。甲胺、二甲胺和三甲胺都是有机合成原料,用于农药、医药、染料等的工业生产。

2. 乙二胺

乙二胺($H_2N—CH_2CH_2—NH_2$)是最简单的二元胺,为无色黏稠状液体,易溶于水。

乙二胺是有机合成原料,主要用于制造药物、农药和乳化剂等。乙二胺与氯乙酸在碱性溶液中作用生成乙二胺四乙酸盐,后者再经酸化可得乙二胺四乙酸,简称EDTA。

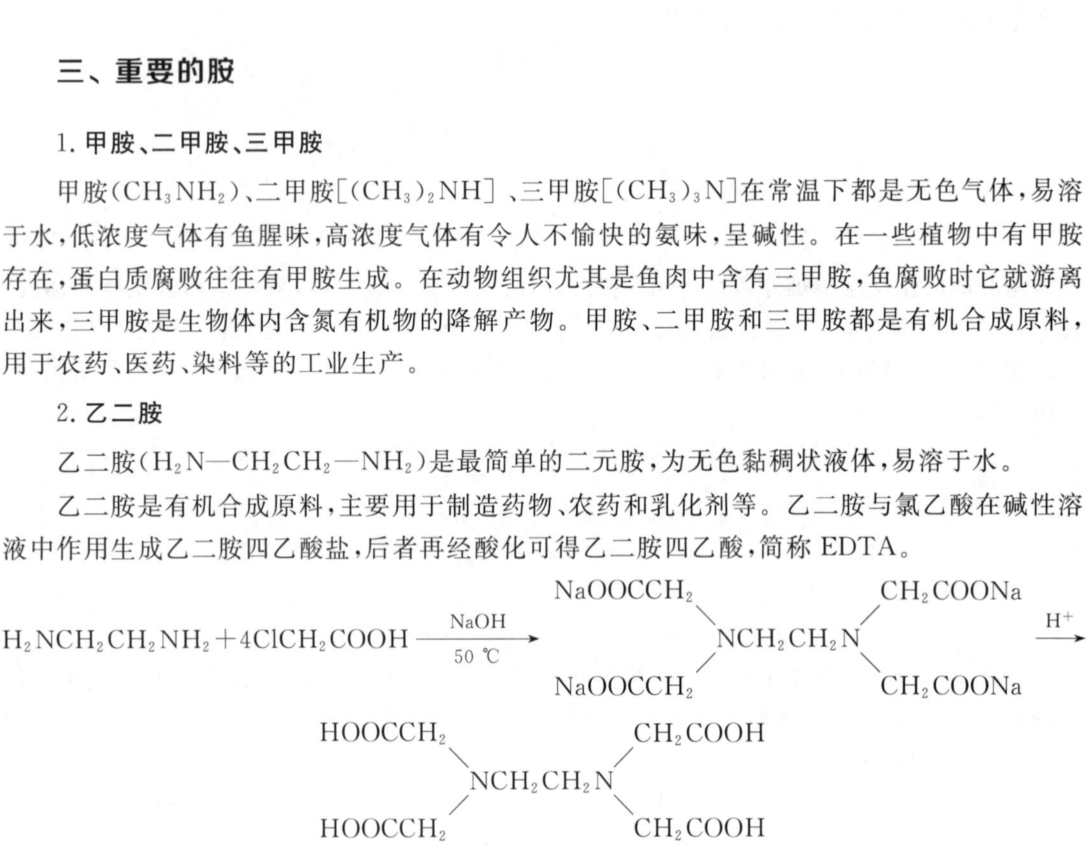

EDTA及其盐是分析化学中常用的金属螯合剂,用于配合和分离金属离子。EDTA二钠盐还是重金属中毒的解毒药。

3. 苯胺

苯胺($C_6H_5NH_2$)有毒,最初是从煤焦油中分离得到的,现在主要用硝基苯还原制得。苯胺是无色油状液体,微溶于水,可溶于苯、乙醇、乙醚等有机溶剂。

苯胺是重要的有机合成原料,广泛地应用于制药和染料工业。

4. 季铵盐和季铵碱

(1)季铵盐　叔胺能与卤代烷作用生成季铵盐。

$$R_3N+RX \longrightarrow [R_4N]^+X^-$$

季铵盐是白色晶体,具有盐的性质,易溶于水,难溶于乙醚等非极性的有机溶剂。季铵盐熔点高,常在熔融时分解为叔胺和卤代烷。

$$[R_4N]^+X^- \xrightarrow{\triangle} R_3N + RX$$

季铵盐与潮湿的氧化银反应,生成卤化银沉淀,并获得较纯的季铵碱。例如:

$$2[(CH_3)_4N]^+I^- + Ag_2O \xrightarrow{H_2O} 2[(CH_3)_4N]^+OH^- + 2AgI\downarrow$$

含有长链烃基(C_{15}—C_{25})的季铵盐既溶于水,又溶于有机溶剂,是常用的阳离子型表面活性剂。这些表面活性剂还具有杀菌消毒作用。

$$\left[n\text{-}C_{12}H_{25}-\overset{\overset{\displaystyle CH_3}{|}}{\underset{\underset{\displaystyle CH_3}{|}}{N^+}}-CH_2Ph \right]Br^- \qquad \left[n\text{-}C_{12}H_{25}-\overset{\overset{\displaystyle CH_3}{|}}{\underset{\underset{\displaystyle CH_3}{|}}{N^+}}-CH_2CH_2OPh \right]Br^-$$

十二烷基二甲基苄基溴化铵　　　　十二烷基二甲基-2-苯氧乙基溴化铵

苯扎溴铵(新洁尔灭)　　　　　　　　（消毒宁）

季铵盐的另一个重要用途是作为相转移催化剂。一般含有 15～25 个碳原子的季铵盐可产生较好的催化作用。

(2)季铵碱　季铵碱是强碱,其碱性与氢氧化钠或氢氧化钾相当,易潮解,易溶于水,能吸收空气中的二氧化碳,也能和酸发生中和反应生成季铵盐。季铵碱受热时易发生分解反应,分解产物和烃基结构有关。当 4 个烃基均为甲基时,分子中没有 β-氢原子,其分解产物为甲醇和三甲胺。例如:

$$[(CH_3)_4N]^+OH^- \longrightarrow (CH_3)_3N + CH_3OH$$

当季铵碱中氮原子的 β-碳上含有氢原子时,则分解成烯烃、叔胺和水。例如:

$$[CH_3CH_2N(CH_3)_3]^+OH^- \longrightarrow CH_2{=}CH_2 + (CH_3)_3N + H_2O$$

该反应产生的烯烃是烃基脱 β-氢而成,形成碳碳双键的同时,C—N 键断裂。当烃基结构较复杂时,得到的主要产物是双键碳上含取代基较少的烯烃,这一消除方式与卤代烷的消除方式(查依采夫规则)相反,称为霍夫曼消除。例如:

$$CH_3CH_2CH_2\overset{\overset{\displaystyle}{}}{\underset{\underset{\displaystyle CH_3}{|}}{C}}HN^+(CH_3)_3\cdot OH^- \longrightarrow CH_3CH_2CH_2CH{=}CH_2 + (CH_3)_3N + H_2O$$

季铵碱的霍夫曼消除反应常用于胺结构的测定及烯烃的制备。

某些季铵碱具有生理功能,例如胆碱广泛分布于生物体内,是卵磷脂的组成成分,是维生素 B 族成员之一,能调节肝中脂肪代谢,有抗脂肪肝作用,临床上用来治疗肝炎、肝中毒等。

乙酰胆碱($[CH_3COOCH_2CH_2N(CH_3)_3]^+OH^-$)是胆碱分子中羟基的乙酰化产物,是相邻的神经细胞之间通过神经节传导神经刺激的重要物质。

$$[CH_2CH_2 \overset{\overset{\displaystyle CH_3}{|}}{\underset{\underset{\displaystyle CH_3}{|}}{N}CH_3}]^+ OH^- \qquad\qquad [CH_3\overset{\overset{\displaystyle O}{\|}}{C}OCH_2CH_2\overset{\overset{\displaystyle CH_3}{|}}{\underset{\underset{\displaystyle CH_3}{|}}{N}CH_3}]^+ OH^-$$

胆碱   乙酰胆碱

第三节　腈

腈是一类分子中含有官能团氰基(—CN)的化合物,它可被看作氢氰酸(HCN)分子中的氢原子被烃基取代后的产物,通常用 R—CN 表示。

根据分子中所连烃基结构不同,腈可分为脂肪族腈(R—CN)和芳香族腈(Ar—CN);也可根据分子中氰基数目不同,分为一元腈和多元腈。

一、腈的结构与命名

1.腈的结构

氰基中碳原子与氮原子以三键相连,构造式为 —C≡N ,常简写为—CN。与炔烃的碳碳三键相似,碳和氮均采取 sp 杂化。碳氮原子之间形成一个 C—N σ 键,碳原子和氮原子还各有两个 p 轨道,形成 C—N π 键,氮原子的另一个 sp 杂化轨道被一对未共用的电子对占据。

2.腈的命名

(1)普通命名法　结构简单的腈采用普通命名法,即根据分子中所含碳原子的数目(包括氰基的碳)称为某腈。例如:

$$H_3C—CN \qquad H_3C—H_2C—CN \qquad H_2C=\overset{\overset{\displaystyle H}{|}}{C}—CN \qquad \text{苯—CN}$$

乙腈   丙腈   丙烯腈   苯腈

(2)系统命名法　以烃为母体,把氰基作为取代基,称为"氰基某烃"。例如:

$$CH_3-\overset{\overset{\displaystyle H}{|}}{\underset{\underset{\displaystyle CN}{|}}{C}}-CH_2-CH_3 \qquad\qquad CH_3-\overset{\overset{\displaystyle H_3C}{|}}{\underset{\underset{\displaystyle CN}{|}}{C}}-CH_2-CH_3$$

2-腈基丁烷   2-腈基-2-甲基丁烷

二、腈的性质

1.腈的物理性质

(1)物态　低级腈为无色液体,高级腈为固体。

(2)沸点　由于腈分子间引力较大,因此其沸点较高。腈的沸点比相对分子质量相近的烃、醚、醛、酮和胺的沸点高,比相应的羧酸沸点低。

(3)溶解性　氰基是强极性基团,腈分子的极性较大。低级腈易溶于水,随着相对分子质量的增加,在水中的溶解度逐渐降低。例如乙腈能与水混溶,戊腈以上难溶于水。腈也能溶解多种极性和非极性物质,并能溶解许多盐类,故腈本身也是优良的溶剂。

2.腈的化学性质

腈的化学反应主要发生在官能团氰基上。氰基上的碳原子可以接受水、醇等亲核试剂的进攻,发生水解和醇解反应;氰基还容易发生还原反应。

(1)水解反应　腈在酸或碱的催化作用下,加热可水解生成羧酸或羧酸盐。

$$CH_3CH_2CH_2CN + H_2O \xrightarrow{H^+} CH_3CH_2CH_2COOH$$

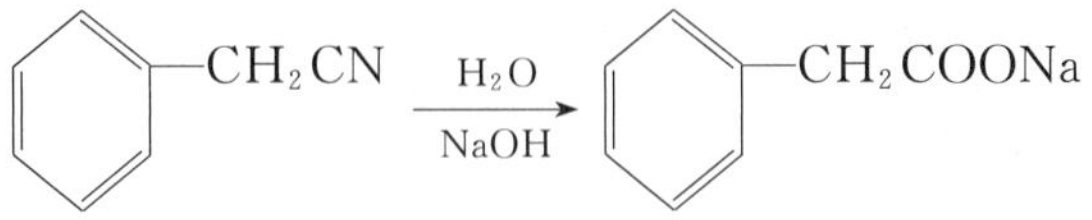

实际上,腈发生水解反应时首先生成酰胺,进一步水解才生成羧酸。如果控制在比较温和的条件下水解,例如在含有 $6\% \sim 12\%$ 过氧化氢(H_2O_2)的 NaOH 溶液中水解,可以使反应停留在生成酰胺的阶段。例如:

$$CH_3CH_2CN + H_2O \xrightarrow[H_2O_2]{NaOH} CH_3CH_2\overset{O}{\overset{\|}{C}}NH_2 + O_2$$

丙酰胺

(2)醇解反应　腈在酸的催化作用下,与醇反应可生成酯。例如:

$$CH_3CH_2CN + CH_3OH \xrightarrow{H^+} CH_3CH_2COOCH_3 + NH_3$$

(3)还原反应　腈催化加氢或用氢化铝锂还原,可生成相应的伯胺。这是制备伯胺的一种方法。例如:

$$CH_3CN \xrightarrow[\text{高压}]{H_2,Ni} CH_3CH_2NH_2$$

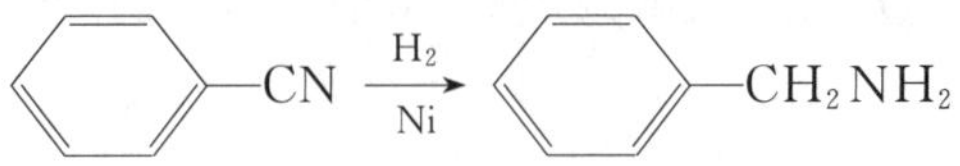

三、重要的腈

1.乙腈

乙腈(CH_3CN)为无色液体,沸点 $80 \sim 82$ ℃,有芳香气味,有毒,可溶于水和乙醇,水解可生成乙酸,还原可生成乙胺。乙腈可用于制备维生素 B_1 等药物及香料,也可用作脂肪酸萃取剂等。

2. 丙烯腈

丙烯腈(CH_2=$CHCN$)为无色液体,微溶于水,易溶于有机溶剂。其蒸气有毒,能与空气形成爆炸性混合物,爆炸极限为 3.05%~17.0%(体积分数)。丙烯腈在有引发剂(如过氧化苯甲酰)存在时,可发生聚合反应生成聚丙烯腈。

$$nCH_2\!=\!CH\!-\!CN \longrightarrow \left[\!CH_2\!-\!CH\!\right]_n$$
$$\qquad\qquad\qquad\qquad\quad\ \ \ |$$
$$\qquad\qquad\qquad\qquad\quad\ \ CN$$

聚丙烯腈可以制成合成纤维,商品名为"腈纶"。它类似羊毛,俗称"人造羊毛",具有强度高、密度小、保暖性好等优点,具有耐光、耐酸及耐溶剂等特性。

第四节 重氮化合物和偶氮化合物

一、重氮化合物

1. 重氮化合物的结构与命名

重氮化合物分子中含有氮氮双键(—N=N—),在重氮化合物中称为重氮基,是重氮化合物的官能团。

重氮基通常有两种形式:一种为—N=N—,该基团一端与烃基相连,另一端与非碳原子相连;另一种则常以重氮盐(—N$^+$≡N)的形式存在,或是其中一个氮原子以双键与脂肪烃基相连。例如:

$$\text{⬡}\!-\!N\!=\!N\!-\!OH \qquad \text{⬡}\!-\!N^+\!\!\equiv\!NCl^- \qquad \text{⬡}\!-\!N_2^+\,HSO_4^- \qquad CH_2\!=\!N\!\equiv\!N$$

    苯基重氮酸   氯化重氮苯   硫酸氢重氮苯   重氮甲烷

重氮化合物不稳定,大多具有爆炸性,只在低温(0~5 ℃)时具有一定的稳定性。最简单的重氮化合物是重氮甲烷,一种不稳定的黄色气体。

2. 重氮化合物的性质

芳香族伯胺在低温和过量强酸(盐酸或硫酸)溶液中与亚硝酸作用,生成重氮盐的反应,称为重氮化反应。例如:

$$\text{⬡}\!-\!NH_2 + NaNO_2 + HCl \xrightarrow{\ 0\sim5\ ℃\ } \text{⬡}\!-\!N_2^+Cl^- + NaCl + H_2O$$

                                                   氯化重氮苯

生成的重氮盐是离子型化合物,具有盐的性质,可溶于水(水溶液能导电),不溶于有机溶剂。干燥的重氮盐极不稳定,受热或振动时易发生爆炸,但在低温水溶液中比较稳定,因此重氮化反应一般在水溶液中低温进行。重氮盐的性质很活泼,能够发生多种化学反应。

(1)取代反应　重氮盐的取代反应有其特殊的重要性,是一种较普遍的制备芳香族多取代物的方法。

①被羟基取代　在强酸性溶液中,将重氮盐加热煮沸,发生水解反应,重氮基被羟基取代生成酚,同时放出氮气。例如:

$$N_2^+HSO_4^- + H_2O \xrightarrow[\triangle]{H^+} OH + N_2\uparrow + H_2SO_4$$

这个反应一般是用重氮硫酸盐,在较浓的强酸溶液(如 40%～50%)中进行,如果用重氮盐酸盐,则时常有副产物氯苯生成。若反应在中性条件下进行,则生成的酚会与未反应的重氮盐偶联生成偶氮化合物。

②被氢原子取代　若重氮盐在次磷酸(H_3PO_2)水溶液中反应,则重氮基可被氢原子取代,生成相应的芳香族化合物,同时放出氮气。例如:

$$N_2^+Cl^- + H_3PO_2 + H_2O \longrightarrow + N_2\uparrow + H_3PO_3 + HCl$$

将重氮盐与乙醇反应,也能生成相应的芳香族化合物和氮气,同时伴有副产物生成。例如:

$$N_2^+Cl^- + C_2H_5OH \longrightarrow + N_2\uparrow + CH_3CHO + HCl$$

该反应可将氨基、硝基从芳环上除去,因此,利用重氮盐的脱氨基反应,可以合成一些用直接合成法无法得到的芳烃衍生物。例如:1,3,5—三溴苯(均三溴苯)无法由苯直接溴代得到,因此可由苯胺通过溴代、重氮化,再通过取代除去氨基,达到合成目的。

$$NH_2 \xrightarrow{Br_2} NH_2(Br,Br,Br) \xrightarrow[H_2SO_4]{NaNO_2} N_2^+HSO_4^-(Br,Br,Br) \xrightarrow{C_2H_5OH} Br,Br,Br$$

1,3,5-三溴苯

③被卤素原子取代　重氮盐与氯化亚铜的浓盐酸溶液(或溴化亚铜的浓氢溴酸溶液)共热可发生桑德迈尔反应,即重氮基被卤素原子取代,生成氯苯(或溴苯),同时放出氮气。例如:

碘代反应要容易得多,加热重氮盐与碘化钾的混合溶液,反应不需要催化剂就能得到产率较高的碘化物,同时放出氮气。

这是将碘原子引入芳烃的简便方法。在有机合成上,这类反应可制备某些不能直接用卤代法合成的芳卤代化合物。例如,以甲苯为原料合成对碘苯甲酸,可按以下步骤进行。

④被氰基取代　重氮盐与氰化亚铜的氰化钾溶液共热,重氮基被氰基取代,生成芳香腈,同时放出氮气,此反应也属于桑德迈尔反应。例如:

此反应是在芳环上引入氰基的较好方法。氰基可以进一步水解转变为羧基,也可以还原成氨甲基,还可以继续合成许多衍生物。

(2)还原反应　芳香族重氮盐的重氮基在还原剂的作用下可被还原成肼,这是工业生产苯肼的方法。常用的还原剂为氯化亚锡、亚硫酸钠、亚硫酸氢钠、硫代硫酸钠等。

纯的苯肼为无色晶体或油状液体(冷却时凝固成晶体),熔点 19.5 ℃,微溶于水和碱溶液,易溶于酸,能与乙醇、乙醚、三氯甲烷和苯相混溶。苯肼具有还原性,在空气中容易被氧化而呈红棕色。苯肼有毒,能与蒸气一同挥发,使用时要特别注意。苯肼是常用的羰基试剂,常用于鉴定醛、酮和糖类化合物,也是合成染料、药物的重要原料。

(3)偶合反应　在适当的条件下,重氮盐与酚或芳胺作用,生成有颜色的偶氮化合物的反应称为偶合反应,也称偶联反应。

①与酚的偶合反应 芳香族重氮盐与酚类在弱碱性(pH 值为 8～10)条件下迅速发生偶合。偶合反应一般发生在羟基的对位,当对位有取代基时,则得邻位偶合产物。

$$ \text{［苯基］}-N_2^+Cl^- + \text{［苯基］}-OH \xrightarrow{\text{弱碱}} \text{［苯基］}-N=N-\text{［苯基］}-OH $$

对羟基偶氮苯(橘红色)

②与芳胺的偶合反应 芳香族重氮盐与芳香叔胺在弱酸性(pH 值为 5～7)条件下迅速发生偶合。偶合反应一般也是发生在氨基的对位,当对位有取代基时,才发生在邻位。

$$ \text{［苯基］}-N_2^+Cl^- + \text{［苯基-}N(CH_3)_2\text{］} \xrightarrow{\text{弱碱}} \text{［苯基］}-N=N-\text{［苯基-}N(CH_3)_2\text{］} $$

对二甲氨基偶氮苯(黄色)

偶合反应主要用于制取偶氮染料,偶合反应中的重氮盐称为重氮组分,酚或芳胺称为偶合组分。重氮正离子 ArN^+ 是弱的亲电试剂,只能与酚或芳胺这类活泼的芳香族化合物作用。

二、偶氮化合物和偶氮染料

1.偶氮化合物

(1)偶氮化合物的结构和命名 偶氮化合物的官能团—N=N—称为偶氮基,与重氮化合物不同的是,官能团两端都与烃基相连,可用通式 R—N=N—R′ 表示,其中 R 和 R′ 可以是相同的烃基,也可以是不同的烃基;可以是脂肪族烃基,也可以是芳香族烃基。例如:

$$ CH_3-N=N-CH_3 \qquad \text{［苯基］}-N=N-\text{［苯基］} \qquad \text{［苯基］}-N=N-\text{［苯基］}-OH $$

偶氮甲烷　　　　　　　偶氮苯　　　　　　　对羟基偶氮苯

偶氮化合物一般为有颜色的固体物质,相对分子质量较大,即使分子内有氨基或羟基等亲水基团,也难溶于水,而溶于有机溶剂。

(2)发色团和助色团

①发色团 物质都能够吸收一定波长的可见光,吸收光的波长与物质的分子结构有关:有机化合物分子内的共轭体系越长,吸收光的波长越长。偶氮苯中偶氮基(—N=N—)把两个苯环连接起来,形成一个较长的共轭体系,使 π 电子运动范围扩大,吸收光的波长移到可见光区,从而显色。

一些不饱和基团可使有机化合物的共轭体系增长而显色,这种基团称为发色团(或生色团),如—C=C—、—C=O—、—CO—CO—、—COOH、—CHO、—NO₂、—NO、—N=N—、

$$ \text{［环己二烯基］}\text{、}\text{［环己二烯基］} \qquad \text{等。} $$

②助色团 一些酸性或碱性基团,连接在共轭链或发色团上,使共轭体系增长,颜色变深,这样的基团叫作助色团(或深色团),如—OH(酚羟基)、—NH₂、—SO₃H、—NHR(烃代氨基)

等。助色团能使有色物质易与纤维结合,并使有色物质的水溶性增大。

2.偶氮染料

分子中有助色团的偶氮化合物不仅有色,还能牢固地附着在纤维织品上,耐洗耐晒,经久而不褪色,所以常作染料使用,称为偶氮染料。偶氮染料颜色齐全,色泽鲜艳,广泛用于棉、麻织品、毛以及食品、皮革等产品的染色,是一类品种最多、应用最广的合成染料。

偶氮染料结构上的共同特点是:分子中含有一个或几个偶氮基。例如:

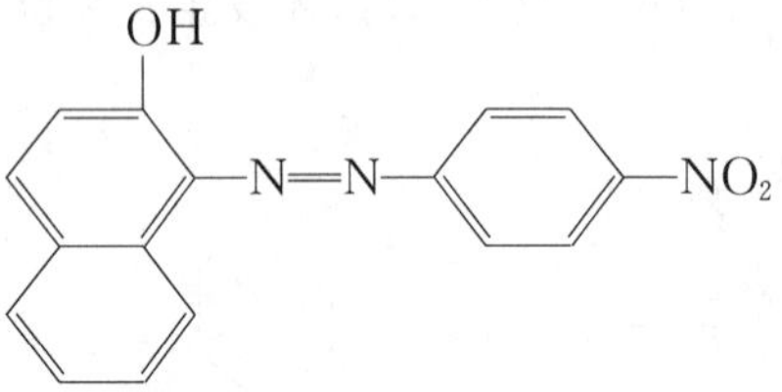

对位红 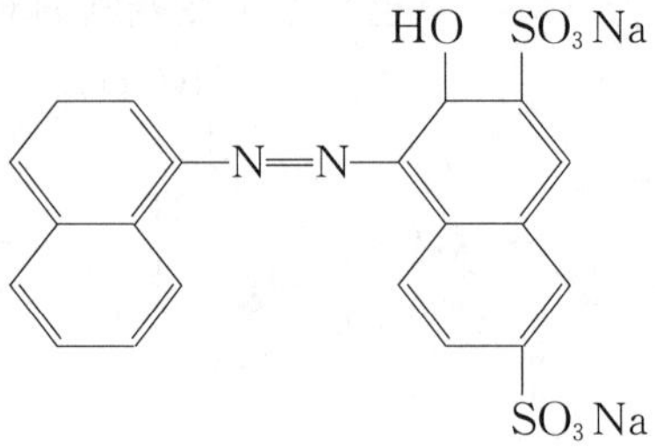   酸性枣红

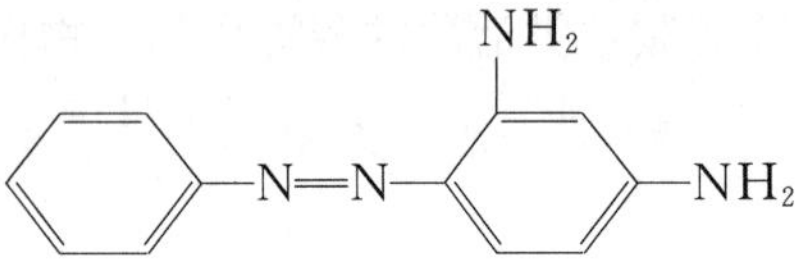

碱性菊橙 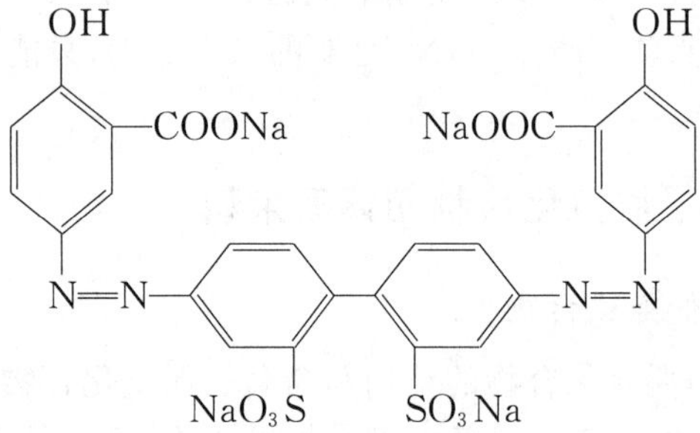   媒染纯黄

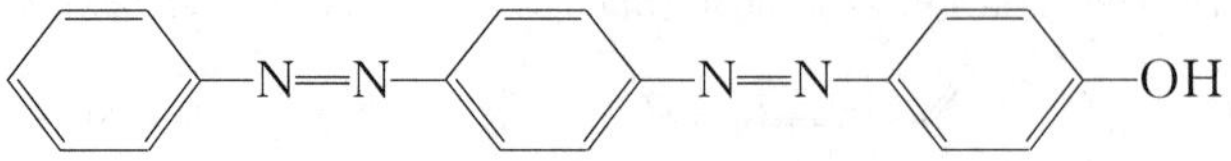

分散黄

3.酸碱指示剂

有色物质并非都可用作染料。有些有色物质虽符合作染料的条件,但其颜色会随着溶液酸碱性的改变灵敏地变化,这类物质就可作酸碱指示剂使用。

(1)甲基橙 学名为对二甲氨基偶氮苯磺酸钠,是对氨基苯磺酸重氮盐与 N,N-二甲基苯胺发生偶合反应制得的,为黄色鳞状晶体,微溶于水,不溶于乙醇,是一种酸碱指示剂,其变色范围 pH 为 3.1~4.4。

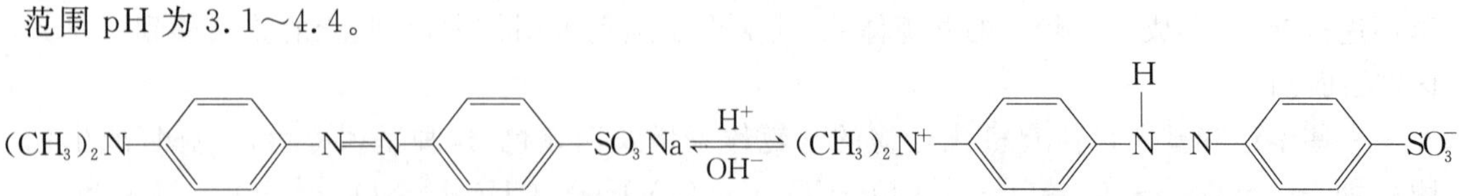

pH>4.4 黄色   pH<3.1 红色

(2)刚果红 又称直接大红或直接朱红,是一种可以直接使丝毛和棉纤维着色的红色染料,可溶于水和乙醇。同时,它也是一种酸碱指示剂,变色范围 pH 为 3.5~5.2。刚果红在pH<3.5 的溶液中显蓝紫色,在 pH>5.2 的溶液中显红色。

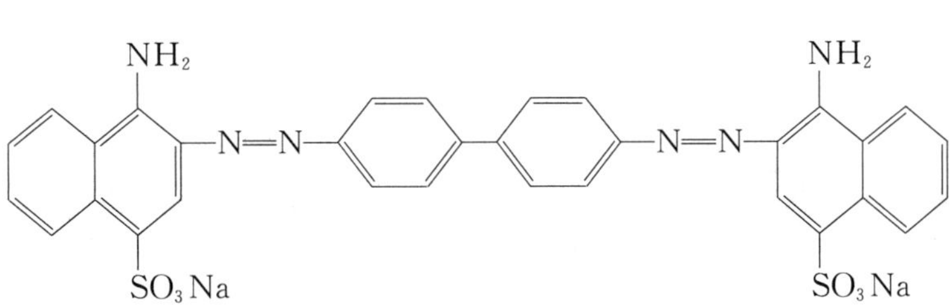

习 题

1.用系统命名法命名下列化合物。

(1)

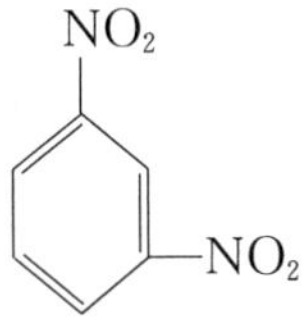

(2) 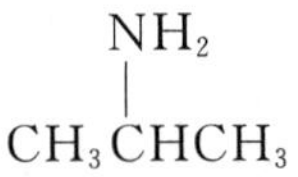 CH_3CHCH_3 带 NH_2

(3) CH_3CH_2 带 N 带 CH_3 $CHCH_3$ 带 CH_3

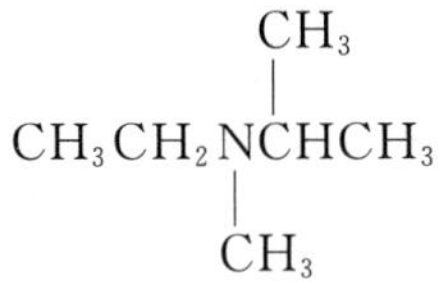

(4)

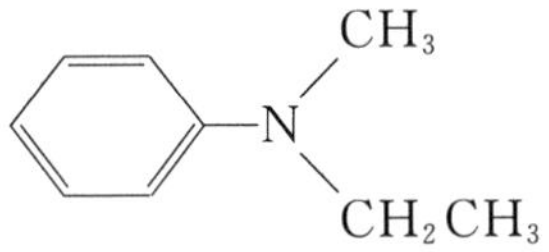

(5)

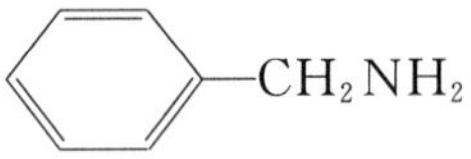

(6)

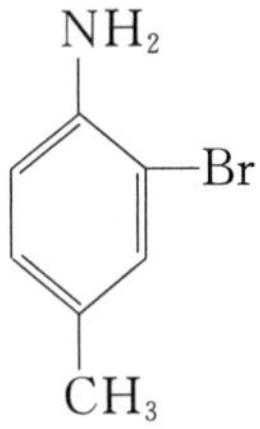

(7)

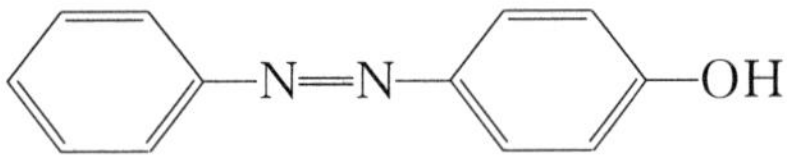

(8)

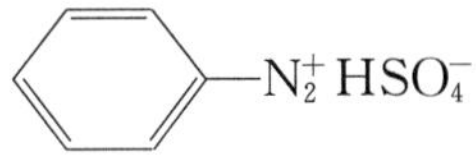

(9) $[(C_2H_5)_4N]^+OH^-$

(10) $[(CH_3)_2CHCH_2N^+(CH_3)_3]I^-$

2.写出下列化合物的构造式。

(1)邻苯二胺　　　　(2)对硝基乙苯　　　　(3)对氨基苯甲酸

(4)叔丁胺　　　　　(5)仲丁醇　　　　　　(6)盐酸甲乙胺

(7)2,7-二硝基萘　　(8)三苯胺　　　　　　(9)对氨基偶氮苯

3.用化学方法区别下列各组化合物。

(1)苯酚、苯胺、硝基苯

(2)甲胺、二甲胺、三甲胺

(3)苯乙酮、苯酚、苯胺

4.写出下列反应的主要产物。

（1）

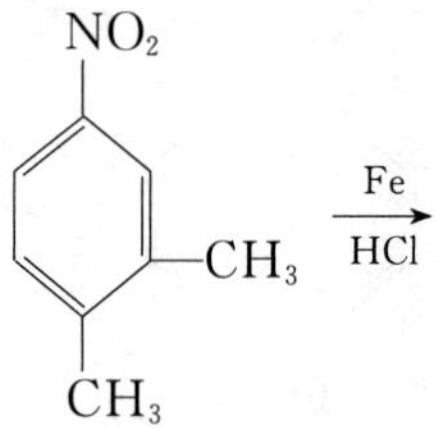

$\xrightarrow[\text{HCl}]{\text{Fe}}$

（2）

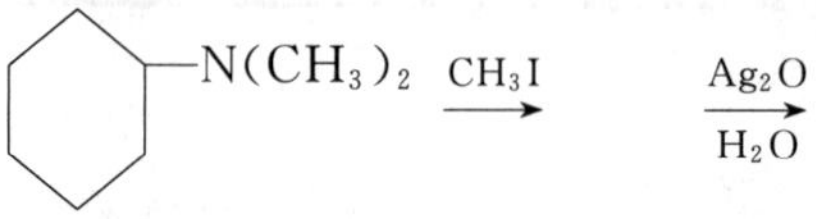

$\xrightarrow{\text{CH}_3\text{I}}$ $\xrightarrow[\text{H}_2\text{O}]{\text{Ag}_2\text{O}}$

（3）

$\text{—SO}_2\text{Cl} + \text{CH}_3\text{CH}_2\text{CH}_2\text{NH}_2 \longrightarrow$ $\xrightarrow{\text{NaOH}}$

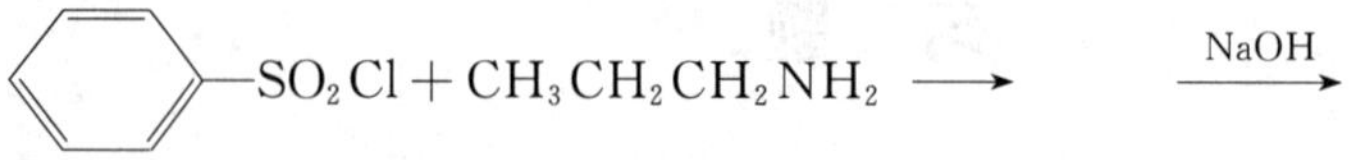

（4）$\text{H}_3\text{C}—$

$—\text{NH}_2 \xrightarrow[\text{HCl}]{\text{NaNO}_2} \xrightarrow{\text{Cu}_2(\text{CN})_2} \xrightarrow[\text{H}^+]{\text{H}_2\text{O}}$

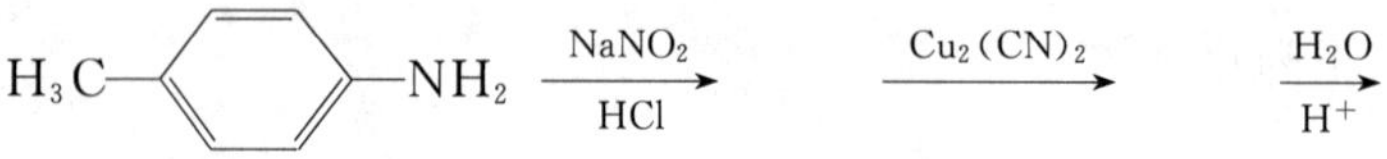

（5）

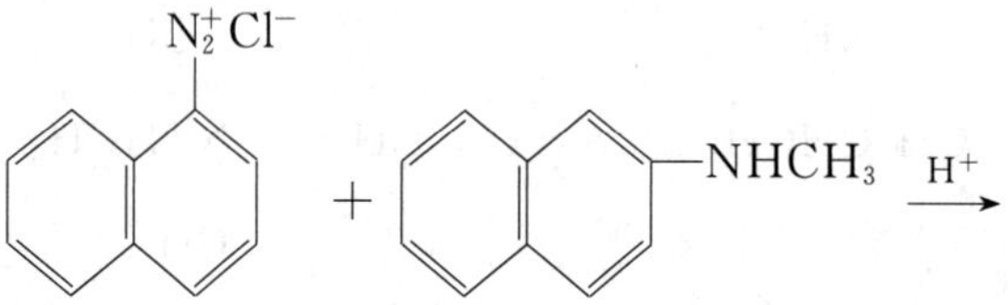

$+$

$—\text{NHCH}_3 \xrightarrow{\text{H}^+}$

（6）

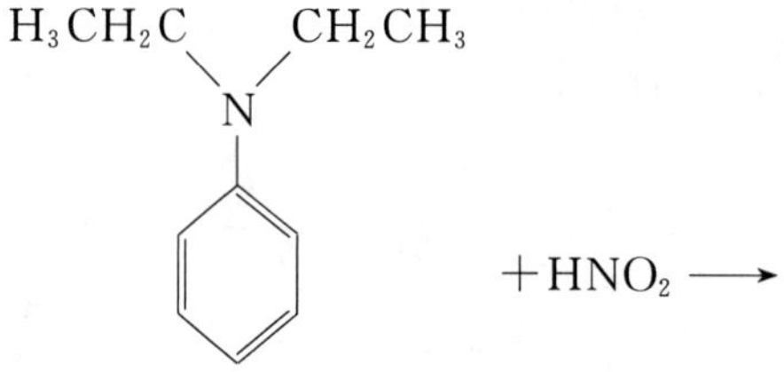

$+\text{HNO}_2 \longrightarrow$

（7）

$\xrightarrow{\text{H}_2\text{SO}_4}$

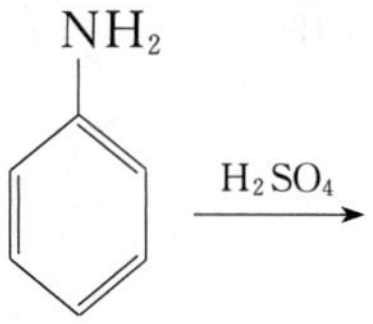

第十二章　甾体化合物

📖【知识要求】

➤掌握：甾体化合物的基本碳架结构及编号次序。

➤熟悉：甾体化合物的类别及性质；重要甾体化合物的应用。

➤了解：甾体化合物的命名。

📖【能力要求】

能看懂甾体化合物的命名；能识别甾体化合物所属类别。

甾体化合物又称甾族化合物，广泛存在于动植物体内，在动植物的生命活动中起着重要的调节作用。例如：人体肾上腺皮质分泌出来的肾上腺皮质激素氢化可的松、去氧皮质酮；性腺分泌的孕激素黄体酮、雄性激素睾酮等，均在人体中起着非常重要的生理作用。

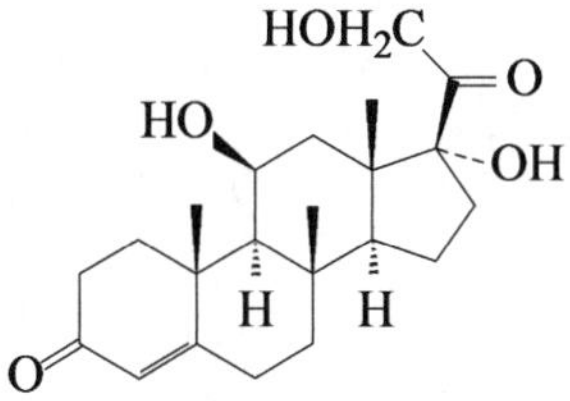

氢化可的松

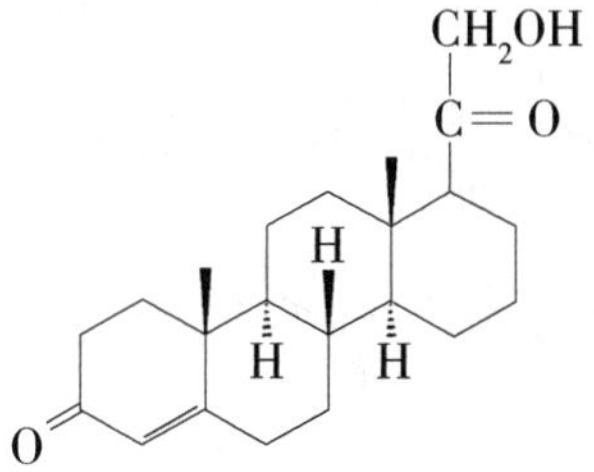

去氧皮质酮

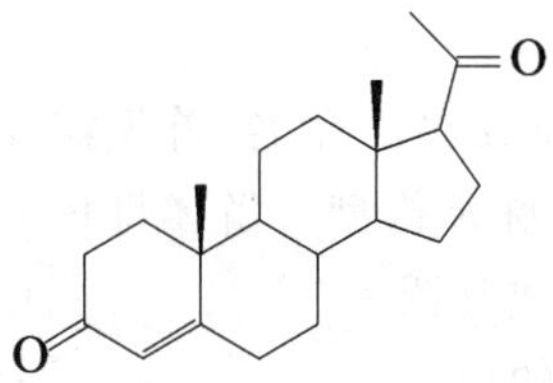

黄体酮

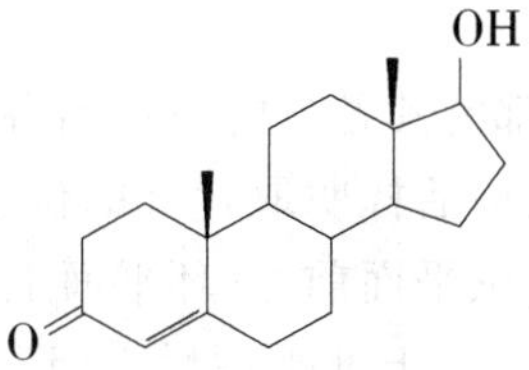

睾酮

第一节 甾体化合物的结构和命名

一、甾体化合物的结构

从化学结构上看,甾体化合物的基本碳架是由环戊烷并多氢菲和 3 个侧链构成的。"甾"字很形象地表示出了甾体化合物的碳架结构特征,"田"表示 4 个稠合环,分别用 A、B、C、D 标示,"巛"则表示环上的 3 个侧链。甾体化合物的基本碳架为:

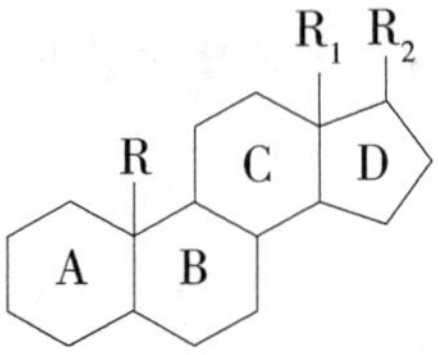

一般情况下,R、R_1 都是甲基(专称"角甲基"),R_2 可为不同碳原子数的碳链或含氧基团。甾体化合物的基本碳架具有特殊的编号规定,其编号次序如下所示:

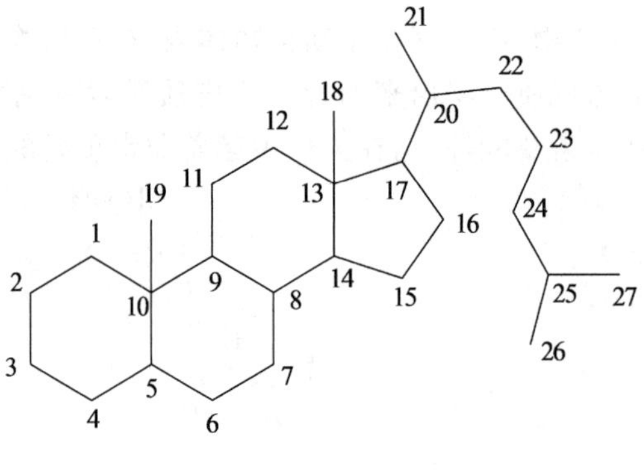

二、甾体化合物的命名

很多自然界的甾体化合物都有其各自的习惯名称。若按系统命名法命名,首先需要确定母核的名称,然后在母核名称的前后标明取代基的位置、数目、名称及构型。甾体母核上所连的基团有不同的空间取向,位于纸平面前方(环平面上方)的原子或基团称为 β 构型,用实线或粗线表示;位于纸平面后方(环平面下方)的原子或基团称为 α 构型,用虚线表示;波纹线则表示所连基团的构型待定(或包括 α、β 两种构型)。

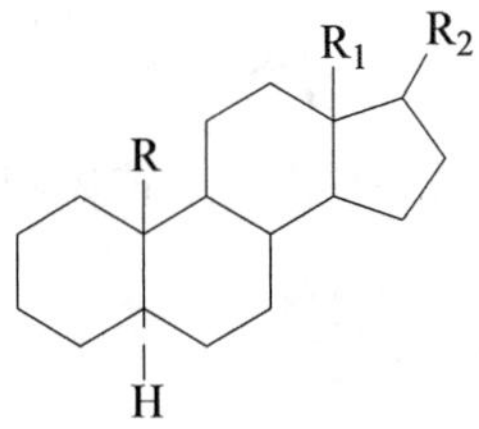

甾体化合物常见的基本母核有 6 种,是根据 C_{10}、C_{13}、C_{17} 所连侧链的不同来划分的,其名称如表 12-1 所示。

表 12-1 甾体化合物常见的 6 种母核结构及其名称

R	R_1	R_2	甾体母核名称
—H	—H	—H	甾烷
—H	—CH₃	—H	雌甾烷
—CH₃	—CH₃	—H	雄甾烷
—CH₃	—CH₃	—CH₂CH₃	孕甾烷

—CH₃	—CH₃	—CHCH₂CH₂CH₃
		  |
		  CH₃
			胆烷

—CH₃	—CH₃	—CHCH₂CH₂CH₂CH(CH₃)₂
		  |
		  CH₃
			胆甾烷

甾体化合物均可作为甾体母核的衍生物来命名,选定母核名称后,再根据以下规则对甾体化合物进行命名:

(1)母核中含有碳碳双键时,将"烷"改为相应的"烯""二烯""三烯"等,并标出双键的位置;含有碳碳三键时,命名为"炔"。

(2)母核上连有取代基或官能团时,取代基的名称、位置及构型放在母核名称前,若官能团(羰基、羧基、烯、炔等)作母体时,将其放在母核名称之后。例如:

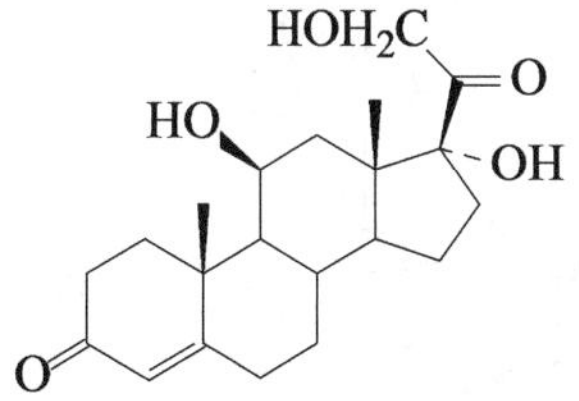

11β,17α,21-三羟基孕甾-4-烯-3,20-二酮
(氢化可的松)

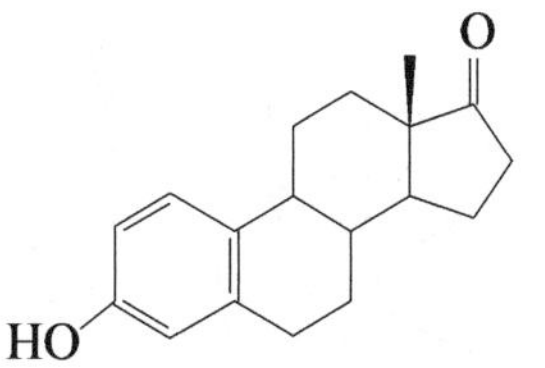

3-羟基雌甾-1,3,5(10)-三烯-17-酮
(雌酚酮)

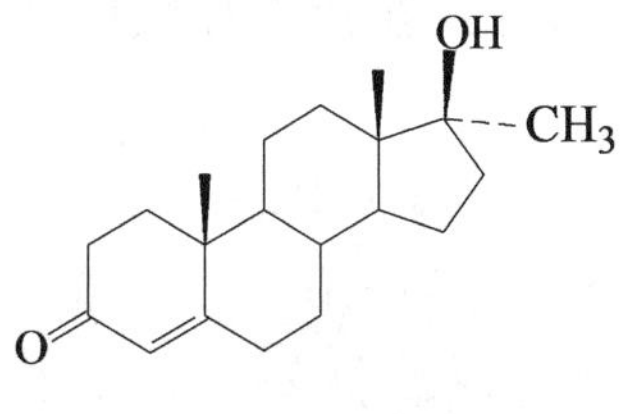

17α-甲基-17β-羟基雄甾-4-烯-3-酮(甲基酮) 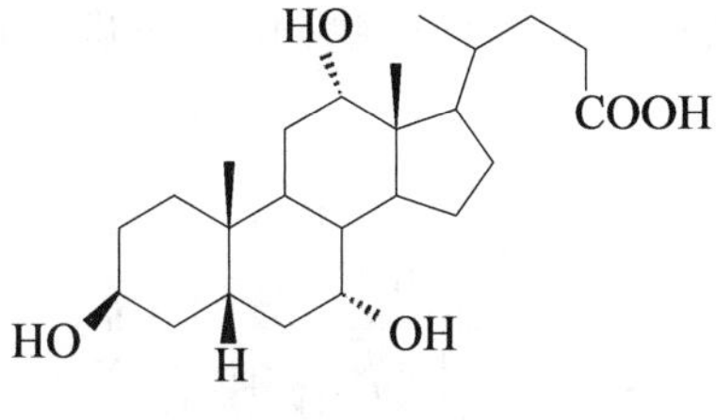　　3α,7α,12α-三羟基-5β-胆烷-24-酸(胆酸)

(3)对于差向异构体,可在习惯名称前加"表"字。例如:

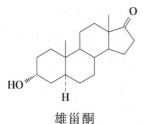

雄甾酮 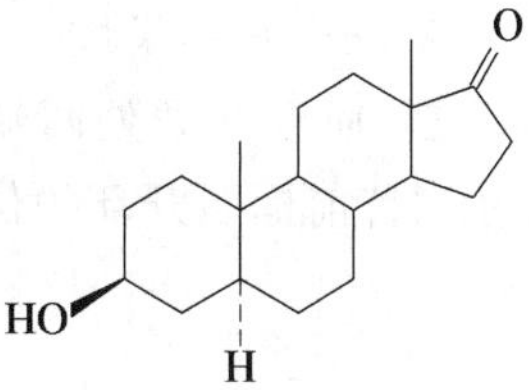　　　　　　　　　　　　　　　表雄甾酮

（4）在角甲基被去除时，可加词首"nor"，译为"去甲基"，并在其前标明失去的甲基的位置。若同时失去两个角甲基，可用"18,19-dinor"表示，译为"18,19-双去甲基"。例如：

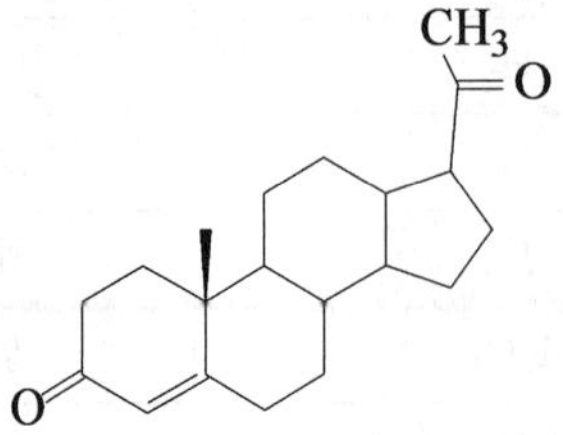

18-去甲基孕甾-4-烯-3,20-二酮 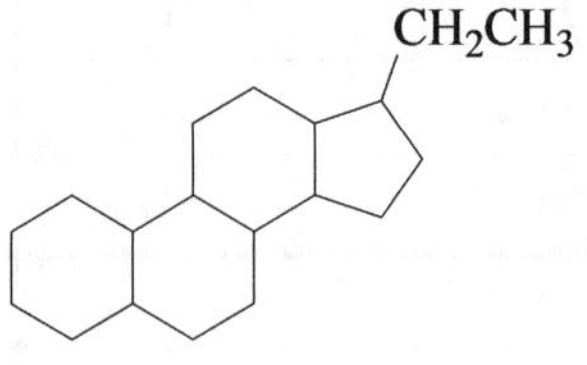   18,19-双去甲基孕甾烷

（5）当母核的碳环扩大或缩小时，分别用词首"增碳（homo）"或"失碳（nor）"表示。若同时扩增或减少两个碳原子，就用词首"增双碳（dihomo）"或"失双碳（dinor）"表示，并在其前用 A、B、C 或 D 注明是何环发生改变。例如：

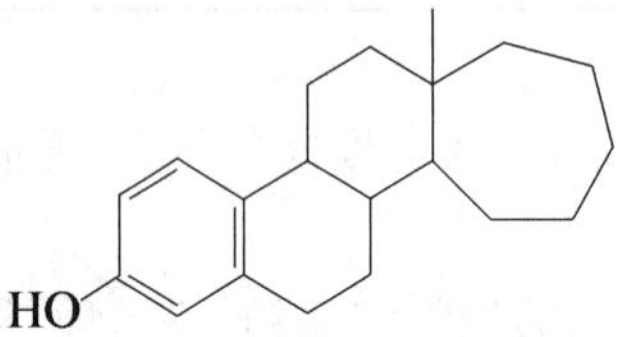

3-羟基-D-dihomo-雌甾-1,3,5(10)三烯 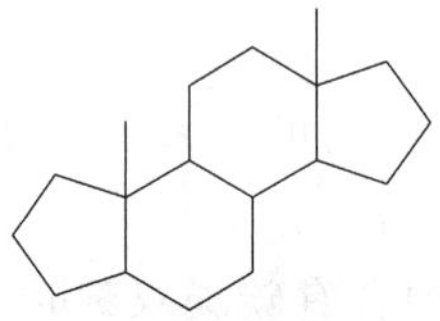   A-nor-雄甾烷

含增碳环的甾体化合物需要编号时，原编号顺序不变，只在增碳环的最高编号数后加小写字母 a、b、c 等表示与另一环连接处的编号。例如：

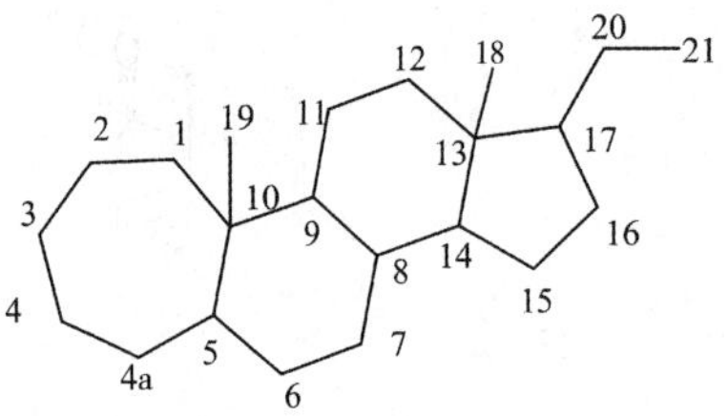

A-homo-孕甾烷

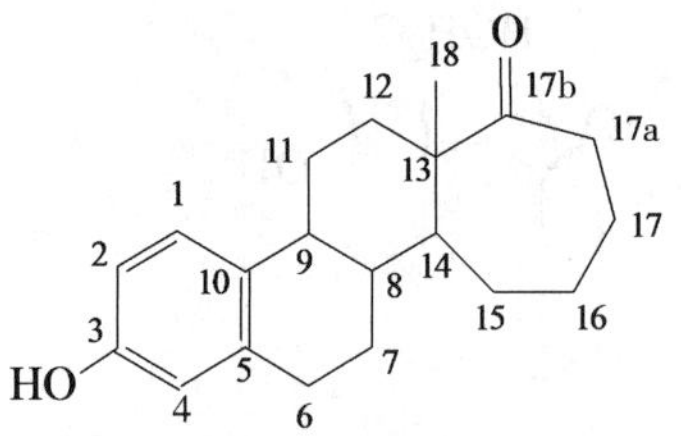

3-羟基-D-dihomo-雌甾-1,3,5(10)
三烯-17b-酮

含失碳环的甾体化合物，仅将失碳环的最高编号删去，其余按原编号顺序进行编号。例如：

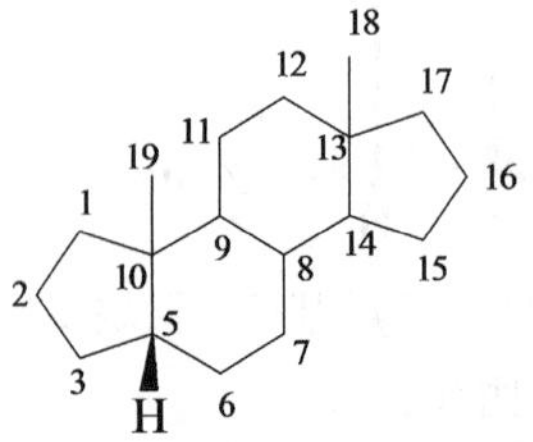

A-nor-5β-雄甾烷 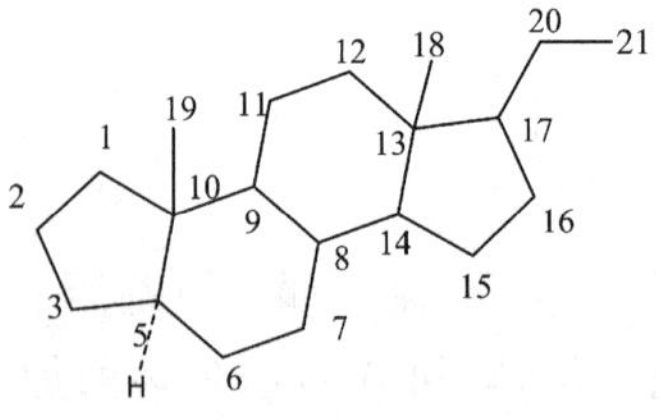   A-nor-5α-孕甾烷

（6）母核碳环开裂，而且开裂处两端的碳都与氢相连时，仍采用原名及其编号，并用词首"seco"表示，同时在词首前标明开环的位置。例如：

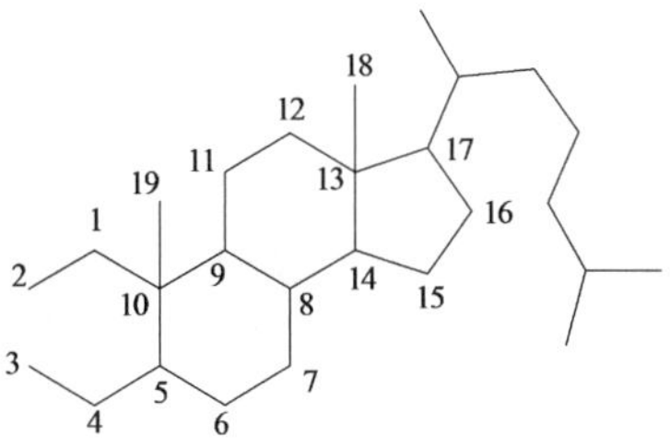

2,3-seco-胆甾烷 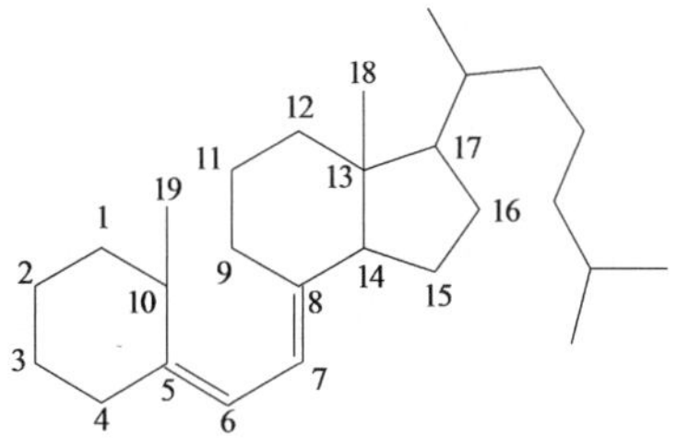　　　　　　　9,10-seco-5,7-胆甾二烯

第二节　甾体化合物的构型和构象

一、甾体化合物的构型

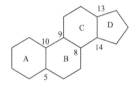

仅就母核而言,甾体化合物含有 6 个手性碳原子(C_5、C_8、C_9、C_{10}、C_{13}、C_{14}),理论上它应有 $64(2^6)$ 个光学异构体,但由于稠环的存在及其空间位阻的影响,实际存在的异构体数目大为减少。

绝大多数甾体化合物的构型具有如下特点:

(1)甾体母核中 4 个碳环 A、B、C、D 在手性碳 5、10(A/B),8、9(B/C)和 13、14(C/D)处稠合。其中 B/C 和 C/D 处一般为反式稠合。

若稠合处碳原子连有基团,则基团的构型为 8β、9α、13β、14α。

(2)A/B 环有顺式和反式两种稠合方式,因此存在两种不同的构型。当 A/B 顺式稠合时,C_5 上的氢原子和 C_{10} 上的角甲基位于环平面的同侧,都位于平面的前方(用实线表示),此构型称为 β 构型,这种甾体化合物的碳架构型称为正系,简称 5β 型。当 A/B 环反式稠合时,C_5 上的氢原子与 C_{10} 上的角甲基位于环平面的异侧,C_5 上的氢原子位于平面的后方(用虚线表示),此构型称为 α 构型,这种甾体化合物的碳架构型称为别系,简称 5α 型。

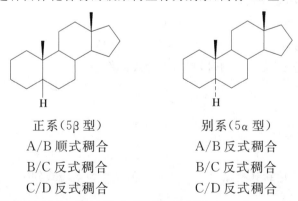

正系(5β 型)　　　　　　　别系(5α 型)
A/B 顺式稠合　　　　　　　A/B 反式稠合
B/C 反式稠合　　　　　　　B/C 反式稠合
C/D 反式稠合　　　　　　　C/D 反式稠合

通常情况下,表示 B/C 环和 C/D 环反式稠合特征的 8β-H、9α-H、14α-H 均被省略,而仅用 5α-H 或 5β-H 来表示其分属于别系或正系。例如:

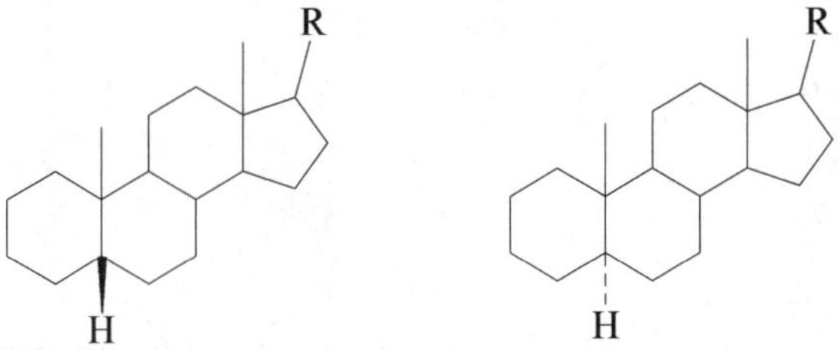

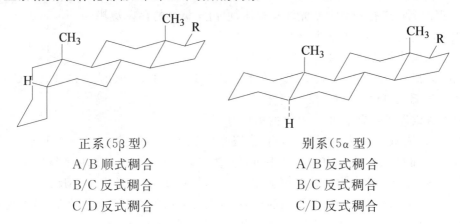

正系(5β 型)　　　　　　　　别系(5α 型)

如果 $C_4—C_5$、$C_5—C_6$、$C_5—C_{10}$ 间有双键，A/B 环稠合的构型无差别，则无正系和别系之分。

二、甾体化合物的构象

甾体化合物碳架由 3 个环己烷相互按十氢萘的方式稠合成全氢菲碳架，再与环戊烷并合而成。因此其构象类似于环己烷、十氢萘及环戊烷的构象。但由于反式稠合环的存在增大了碳架的刚性，分子内的环己烷很难转环，所以每个构型仅有一种构象。

1.正系、别系甾体化合物 A/B/C 环碳架的构象

正系(5β 型)　　　　　　　　别系(5α 型)

A/B 顺式稠合　　　　　　　　A/B 反式稠合

B/C 反式稠合　　　　　　　　B/C 反式稠合

C/D 反式稠合　　　　　　　　C/D 反式稠合

2.甾体化合物 D 环碳架的构象

D 环为环戊烷，它具有半椅式和信封式两种构象，D 环取哪种构象与 D 环上的取代基及其位置有关。例如 17-酮甾体化合物中，D 环为信封式构象；17-位为羟基取代时，D 环也为信封式构象；但是当 16-位为酮类化合物时，则为半椅式构象。

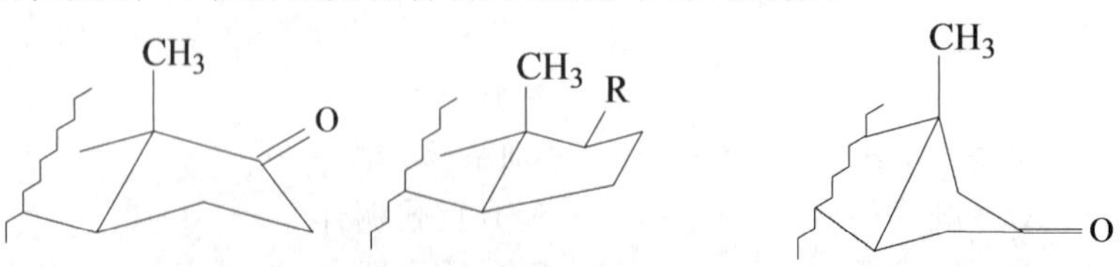

D 环为信封式构象　　　　　　　　D 环为半椅式构象

第三节　重要的甾体化合物

甾体化合物结构类型复杂、数目繁多,它们各有其生理活性,临床上用于治疗某些疾病有明显疗效。甾体激素类药物按其结构特点可分为雌甾烷类、雄甾烷类、孕甾烷类;孕甾烷类按药理性质不同又可分为孕激素类及肾上腺皮质激素类药物。

$$甾体激素药物\begin{cases}雌甾烷类:如雌二醇、炔雌醇等\\雄甾烷类:如甲睾酮、苯丙酸诺龙等\\孕甾烷类\begin{cases}孕激素类:如黄体酮、醋酸甲地孕酮等\\肾上腺皮质激素类:如醋酸地塞米松等\end{cases}\end{cases}$$

1.雌二醇

化学名为:雌甾-1,3,5(10)三烯-3,17β-二醇,临床上用于治疗女性更年期综合征。

2.甲睾酮

化学名为:17β-羟基-17α-甲基雄甾-4-烯-3-酮,临床上主要用于治疗男性缺乏睾丸素所引起的各种疾病。

3.黄体酮

化学名为:孕甾-4-烯-3,20-二酮,临床上用于先兆性流产、习惯性流产及月经不调等症的治疗。

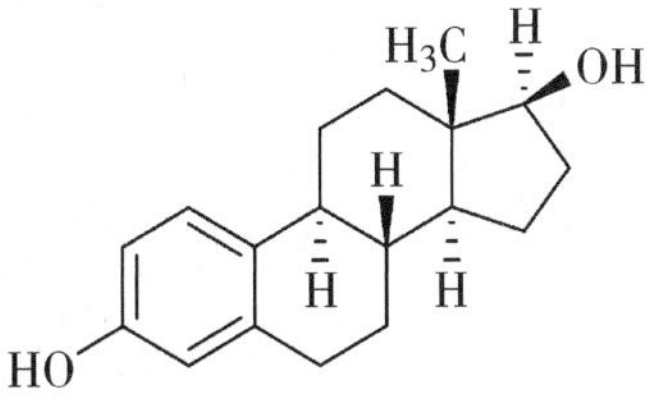

雌二醇 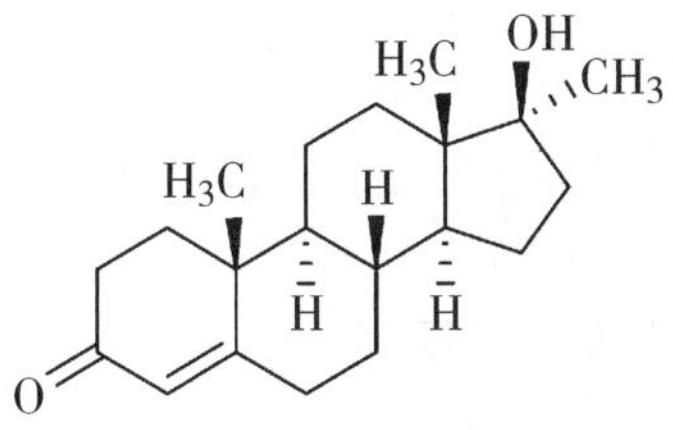　　　　　甲睾酮 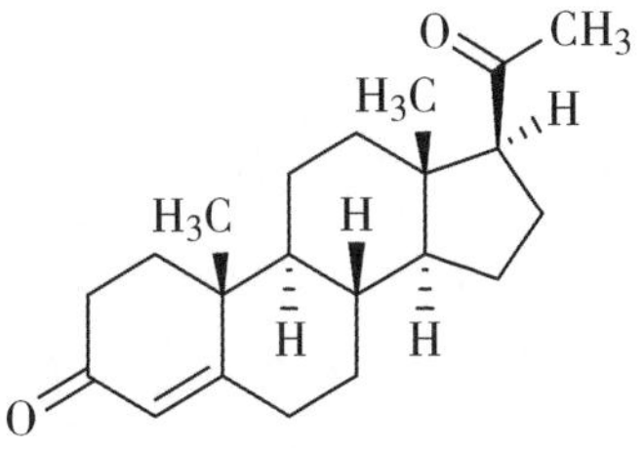　　　　　黄体酮

4.醋酸地塞米松

化学名为:16α-甲基-11β,17α,21-三羟基-9α-氟孕甾-1,4-二烯-3,20-二酮-21-醋酸酯,临床上主要用于治疗风湿性关节炎、皮炎、湿疹等疾病,属肾上腺皮质激素类药物。

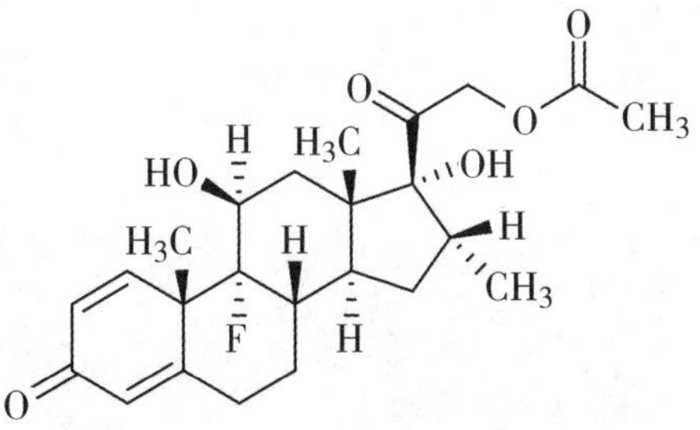

醋酸地塞米松

5.胆固醇(胆甾醇)

化学名为:胆甾-5-烯-3β-醇。胆固醇是一种动物甾醇,最初在胆结石中发现,故而得名。它在人和动物体内大多以脂肪酸酯的形式存在,是真核生物细胞膜的重要组分,生物膜的流动性与其密切相关。胆固醇也是生物合成胆甾酸和甾体激素的前体,在体内有重要作用。但胆固醇摄入过量或代谢发生障碍,均会从血清中沉积在动脉血管壁上,导致冠心病和动脉粥样硬化。

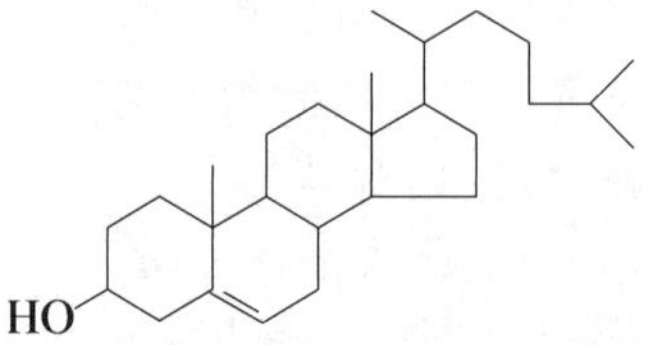

胆固醇

习 题

1.写出甾烷、雌甾烷、雄甾烷、孕甾烷的基本碳架,并标出碳原子的编号顺序。

2.用系统命名法命名下列甾体化合物。

(1)

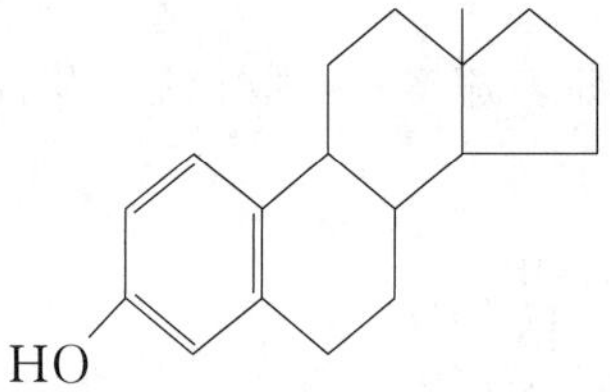

(2)

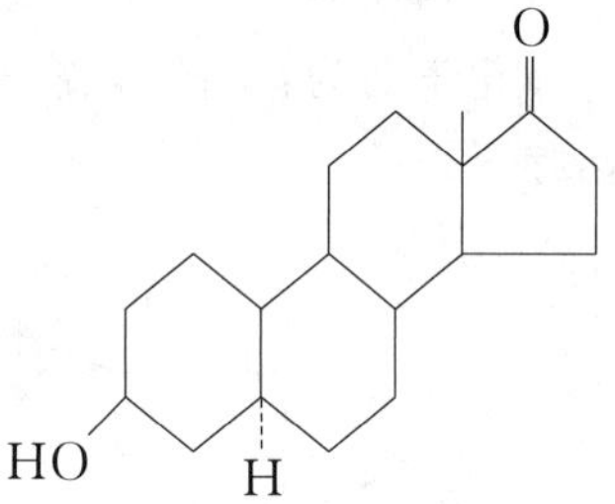

(3)

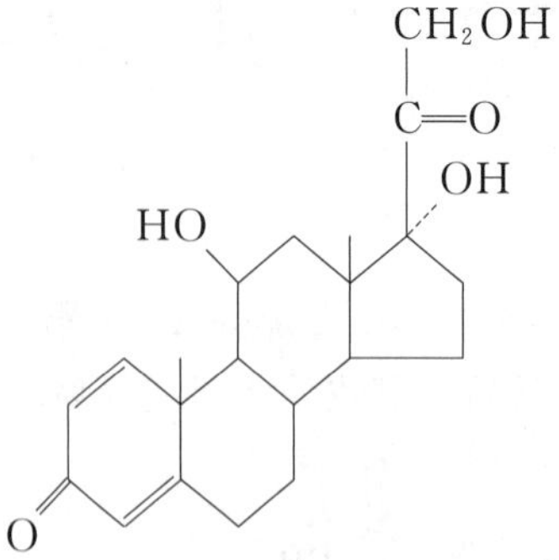

(4)

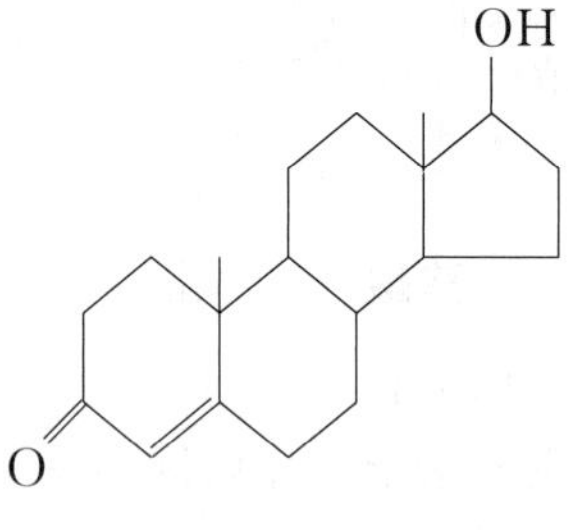

第十三章　杂环化合物和生物碱

【知识要求】

➢熟悉：杂环化合物的结构和命名；重要杂环化合物的化学性质。

➢了解：生物碱的一般性质，重要生物碱的生理功能。

【能力要求】

会辨别杂环化合物的种类；能理解杂环化合物的结构与性能之间的关系；能识别一些重要的杂环化合物及其衍生物。

第一节　杂环化合物

一、杂环化合物的概述

杂环化合物是指由碳原子和非碳原子共同构成的环状化合物。这些非碳原子称为杂原子，常见的杂原子有氮原子、氧原子、硫原子等。

杂环化合物及其衍生物在自然界分布极广。大多数杂环化合物，如叶绿素、血红素、维生素、激素、抗生素、中草药的有效成分生物碱以及与生命现象有密切关系的核酸等都具有生理活性。许多杂环化合物还是合成药物、色素、植物染料、合成染料和纤维的重要原料。

杂环化合物及其衍生物数目繁多，分类时可根据环的大小、环的数量及所含杂原子的数目进行：根据环的大小，分为五元杂环、六元杂环和七元杂环等；根据环的数量，分为单杂环化合物和稠杂环化合物；根据杂原子的种类，分为氧杂环、氮杂环和硫杂环等。

有些化合物，如环氧乙烷、γ-丁内酯、丁烯二酸酐、戊内酰胺等，虽然环内也含有氧或氮等杂原子，但这些化合物极易开环，性质与相应的开链化合物相似，所以常被列入脂肪族化合物的范畴。

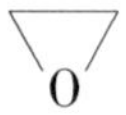

| 环氧乙烷 | 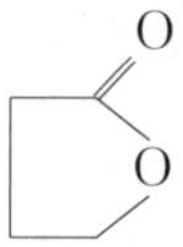 γ-丁内酯 | 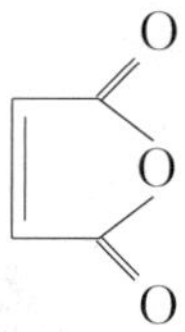 丁烯二酸酐 | 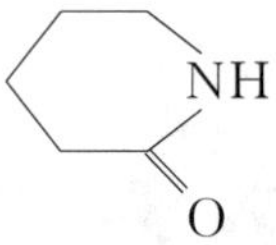 戊内酰胺 |

二、杂环化合物的命名

杂环化合物的命名常用音译法,音译法是根据英文名称的译音,选择带"口"字旁的同音汉字来命名,见表 13-1。表中所列的化合物,环上不含有取代基,它们可以被看作杂环化合物的母体。

表 13-1　常见环的结构及名称

单　环			
类别	音译名	系统名或其他信息	结构式
五元杂环	呋喃	氧(杂)茂	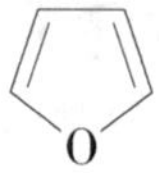
	四氢呋喃	1,4-环氧丁烷; 氧杂环戊烷	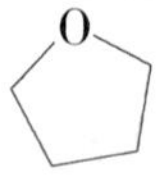
	吡咯	氮(杂)茂	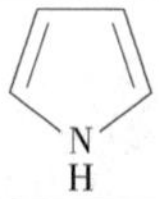
	噻吩	硫(杂)茂	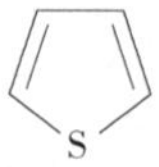
	吡唑	1,2-二氮唑; 邻二氮杂茂	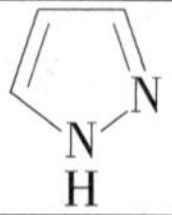
	咪唑	1,3-二氮唑; 间二氮茂	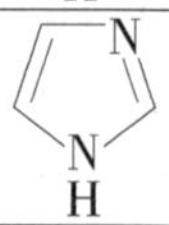
	噁唑	氧代呋喃:含有 1 个氧杂原子和 1 个 氮杂原子的五元杂环化合物	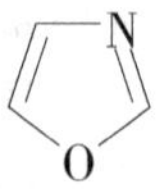
	异噁唑	氧原子和氮原子分别占 1、2 位	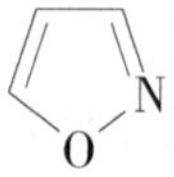
	噻唑	硫原子和氮原子分别占 1、3 位	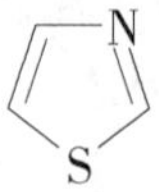
	异噻唑	硫原子和氮原子分别占 1、2 位	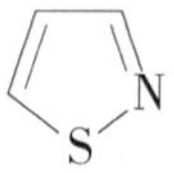

单　环			
类别	音译名	系统名或其他信息	结构式
六元杂环	吡啶	氮杂苯	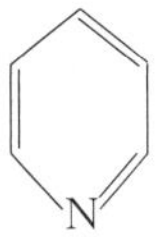
	2*H*-吡喃	含有 1 个氧杂原子的六元杂环化合物	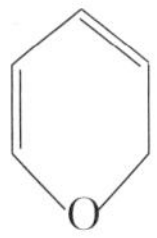
	吡喃	4H—吡喃	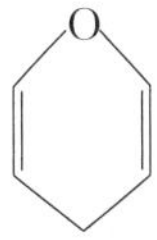
	哒嗪	1、2 位分别含 1 个氮杂原子的六元杂环化合物,又称邻二氮苯	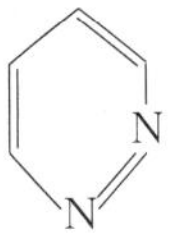
	嘧啶	1、3 位分别含 1 个氮原子	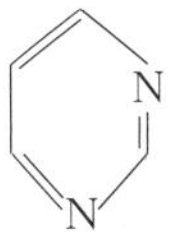
	吡嗪	2 个氮原子分别占 1、4 位	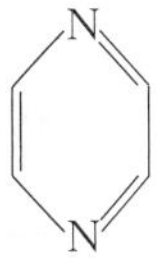
	哌嗪	对二氮己环	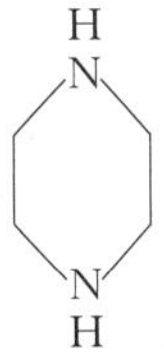
七元杂环	杂䓬	1,4-氧氮(杂)䓬	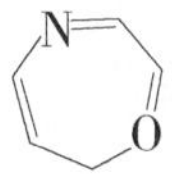
		1,4-二氮(杂)䓬	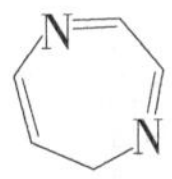
		1,4-硫氮(杂)䓬	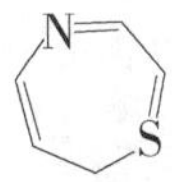

续表

稠　环			
类别	音译名	系统名或其他信息	结构式
五元及六元稠杂环	吲哚	苯并吡咯	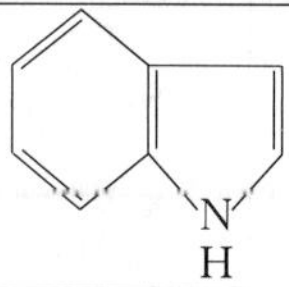
	苯并咪唑	间(二)氮茚	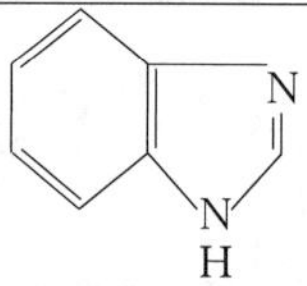
	咔唑	9H-咔唑	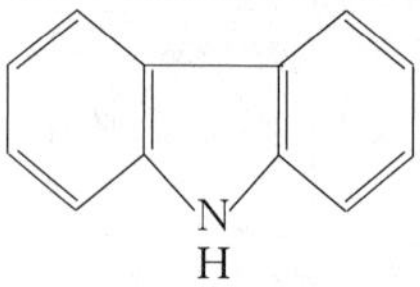
	喹啉	苯并吡啶	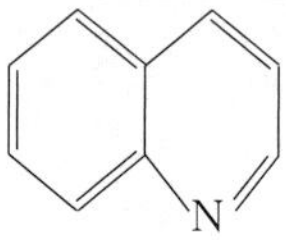
	异喹啉	2-氮杂萘	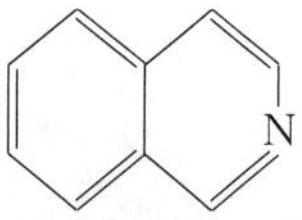
	蝶啶	吡嗪并嘧啶	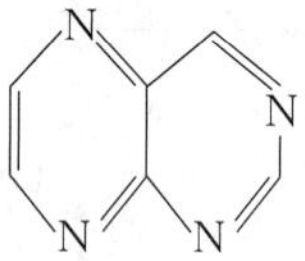
	嘌呤	7H-嘌呤	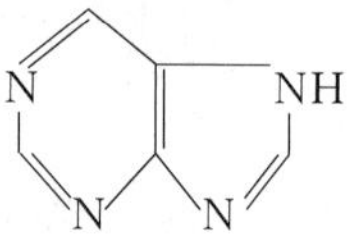
	吖啶	10-氮杂蒽；氮蒽；二苯并吡啶	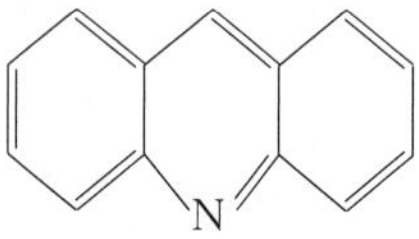
	吩嗪	夹二氮(杂)蒽；二苯并吡嗪	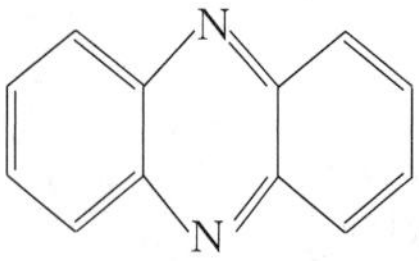
	吩噻嗪	夹硫氮(杂)蒽	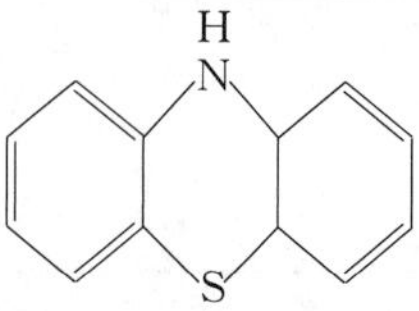

稠　环			
类别	音译名	系统名或其他信息	结构式
非杂环	环戊二烯	茂	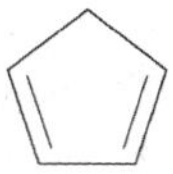
	萘	分子式为 $C_{10}H_8$	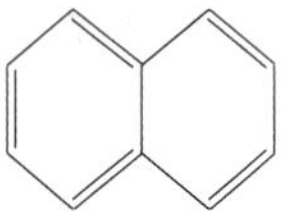
	茚	苯并戊二烯	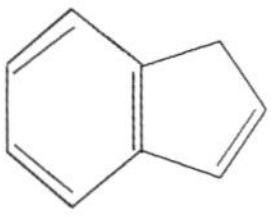
	蒽	含 3 个苯环的稠环芳烃	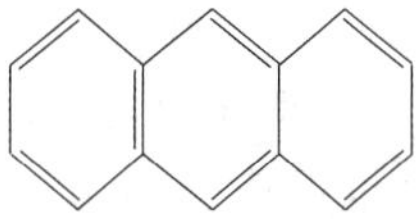
	菲	与蒽互为同分异构体	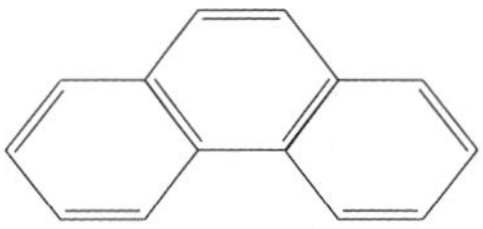
	蒽醌	9,10-蒽醌	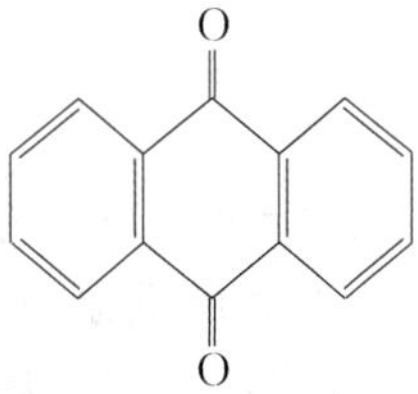

注："唑"由外文字尾"azole"音译而来,意为含氮的五元杂环。"嗪""啶"一般指六元杂环,"䓬"一般指七元杂环。

1. 特定名称杂环的编号

杂环化合物的环上连有取代基时,必须给母体环编号,其编号原则如下:

(1)单杂环母核　对于单杂环母核,一般从杂原子开始,沿着环用阿拉伯数字编号,也可用希腊字母编号:与杂原子直接相连的碳原子为 α 位,其后依次为 β 位、γ 位……。例如:

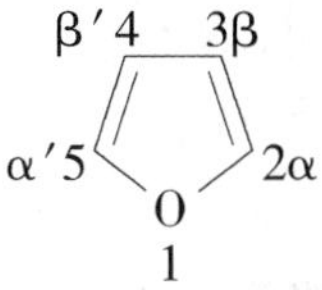

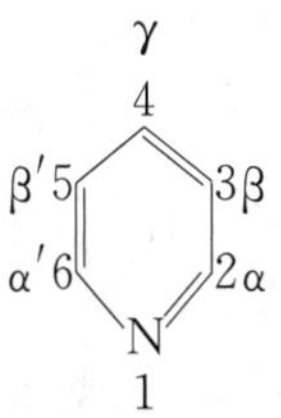

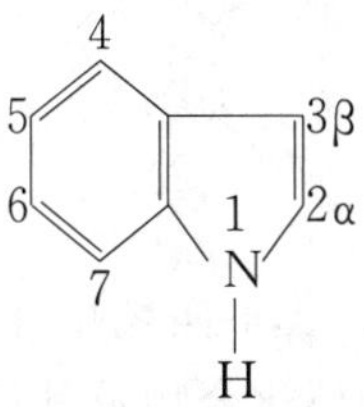

(2)含两个或多个杂原子的杂环　若同一环上有多个杂原子,按 O、S、NH、N 的顺序编号,并使杂原子编号位次尽可能小。例如:

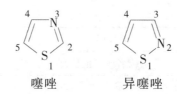

噻唑　　　　异噻唑

（3）有特定名称的稠杂环　有特定名称的稠杂环有其固定的编号：有的按其相应的稠环芳烃的母环编号，如喹啉、异喹啉等；有的从一端开始依次编号，共用的碳原子一般不编号，编号时还要注意使杂原子尽可能取较小的编号，并遵守杂原子的优先顺序，如吩噻嗪、吖啶等。

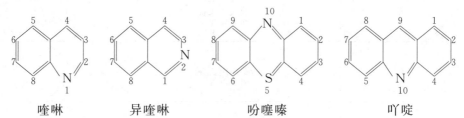

喹啉　　　　　异喹啉　　　　　吩噻嗪　　　　　吖啶

（4）特殊规定的编号　还有些杂环具有特殊的编号，不仅共用碳原子参与编号，而且编号顺序也很特别，如嘌呤。

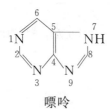

嘌呤

（5）标氢　当特定杂环的母核拥有最多数目的非聚集双键（已经含有最多的双键），而环中仍然有饱和的碳原子或氮原子时，这个饱和的碳原子上所连接的氢原子称为"标氢"或"指示氢"。命名时要在杂环名称前面加上标注的阿拉伯数字及大写的斜体"H"。例如：

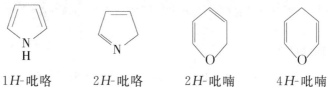

1H-吡咯　　　2H-吡咯　　　2H-吡喃　　　4H-吡喃

若杂环上尚未含有最多数目的非聚集双键（并非含有最多的双键），则多出的氢原子称为外加氢。命名时要标明外加氢的位置及数目，全饱和时可不标明位置。例如：

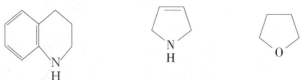

1,2,3,4-四氢喹啉　　　2,5-二氢吡咯　　　四氢呋喃

含活泼氢的杂环化合物及其衍生物，可能存在着互变异构体，命名时需按上述标氢的方式标明。例如：

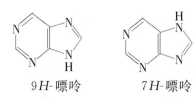

9*H*-嘌呤　　　　　7*H*-嘌呤

2.取代杂环化合物的命名

当杂环上连有取代基时,先确定杂环母体的名称和编号,然后将取代基的名称连同位置编号写在母体名称前或后即可。环上取代基一般可按照芳香族化合物的命名原则来处理,编号时使连有取代基的碳原子的位次最小。

杂环化合物若环上有取代基(如烷基、卤素、羟基、氨基、硝基等),则在命名时以杂环为母体;但若环上有醛基、羧基、磺酸基等官能团时,一般将杂环作为取代基。例如:

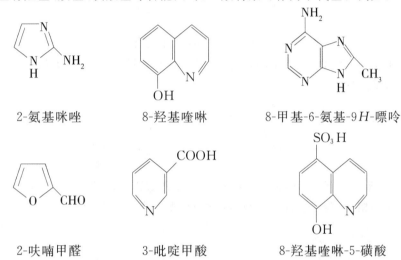

2-氨基咪唑　　　　8-羟基喹啉　　　　8-甲基-6-氨基-9*H*-嘌呤

2-呋喃甲醛　　　　3-吡啶甲酸　　　　8-羟基喹啉-5-磺酸

当氮原子上有取代基时,往往用"N"表示取代基的位次。例如:

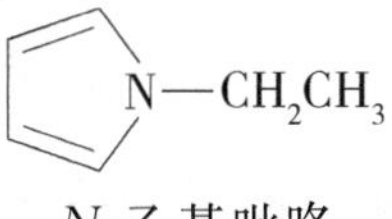

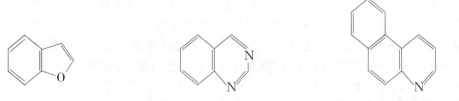

N-乙基吡咯

3.无特定名称的稠杂环的命名

绝大多数稠杂环无特定名称,命名时可将其看成两个单杂环并合在一起(也可以是一个碳环与一个杂环并合),其中一个环选为基本环(或母体),它的名称作为词尾;另一个环则选为附加环(或取代环),其名称作为"词首",中间加一个"并"字。

(1)基本环与附加环的确定　基本环的选择原则如下:

①碳环与杂环组成的稠杂环,选杂环为基本环。例如:

苯并呋喃(呋喃为基本环)　　　苯并嘧啶(嘧啶为基本环)　　　苯并喹啉(喹啉为基本环)

②由大小不同的两个杂环组成的稠杂环，选择大的杂环为基本环。例如：

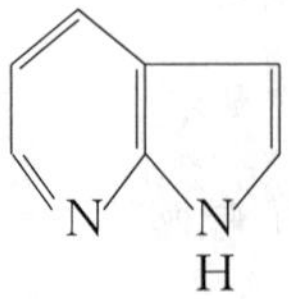

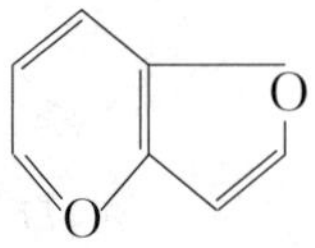

吡咯并吡啶（吡啶为基本环）　呋喃并吡喃（吡喃为基本环）

③由大小相同的两个杂环组成的稠杂环，基本环按所含杂原子（N、O、S）的优先顺序来确定。例如：

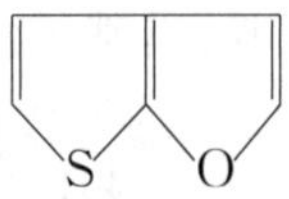

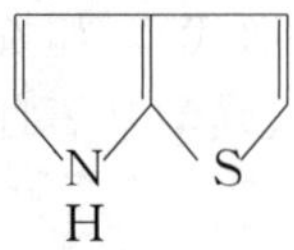

噻吩并呋喃（呋喃为基本环）　噻吩并吡咯（吡咯为基本环）

④两环大小相同，杂原子个数不同时，选杂原子多的为基本环；杂原子数目也相同时，选杂原子种类多的为基本环。例如：

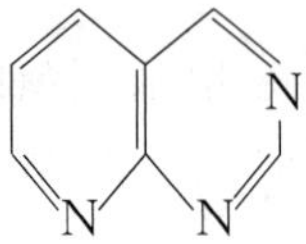

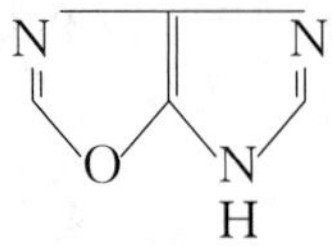

吡啶并嘧啶（嘧啶为基本环）　吡唑并噁唑（噁唑为基本环）

⑤如果环大小相同，杂原子种类和数目也相同，则以稠合前杂原子编号较低者为基本环。例如：

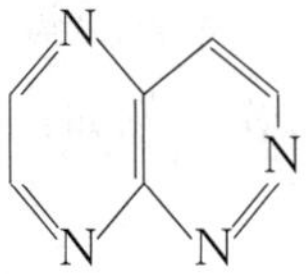

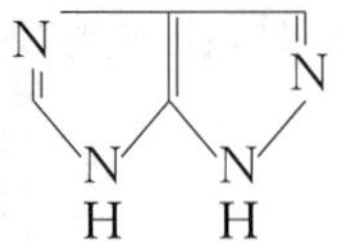

吡嗪并哒嗪（哒嗪为基本环）　咪唑并吡唑（吡唑为基本环）

⑥稠合边有杂原子，共用杂原子同属于两个环时，确定的基本环和附加环应均包含该杂原子。然后再按上述规则选择基本环。例如：

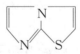

咪唑并噻唑（噻唑为基本环）

（2）稠合边的表示方法　稠杂环的稠合边（即共用边）的位置是用附加环和基本环的位号来共同表示的。基本环按照原杂环的编号顺序，将环上各边用小写的英文字母 a、b、c⋯表示（在编号 1,2 之间为 a 边；2,3 之间为 b 边⋯⋯）。附加环按原杂环的编号顺序，以阿拉伯数字 1、2、3⋯标注各原子。当有选择时，应使稠合边的编号尽可能小。将稠合原子的编号和稠合边放在方括号内，置于"并"字之后。

命名时，阿拉伯数字在前，中间用逗号隔开；小写的英文字母（基本环）在后，阿拉伯数字和

英文字母以短线相连。阿拉伯数字排列顺序要与基本环一致,芳碳环的稠合边无须标注。例如:

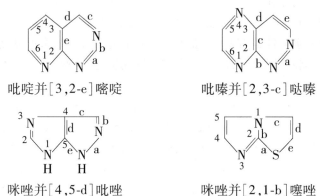

吡啶并[3,2-e]嘧啶　　　　吡嗪并[2,3-c]哒嗪

咪唑并[4,5-d]吡唑　　　　咪唑并[2,1-b]噻唑

第二节　五元杂环化合物

典型五元杂环化合物中含一个杂原子的有呋喃、噻吩和吡咯;含两个杂原子的有噻唑、咪唑和吡唑;杂环与苯环或其他杂环稠合的环系有吲哚、苯并呋喃等。

一、呋喃、噻吩、吡咯

1.呋喃、噻吩、吡咯的结构

近代物理方法测知:呋喃、噻吩、吡咯都是平面型分子,成环的 4 个碳原子和 1 个杂原子都是以 sp² 杂化轨道与相邻的原子彼此以 σ 键"头碰头"重叠;4 个碳原子和 1 个杂原子未杂化的 p 轨道与环平面垂直;碳原子的 p 轨道中各有 1 个电子,杂原子的 p 轨道中有 2 个电子,p 轨道彼此平行,"肩并肩"重叠成一个由属于 5 个原子的 6 个 π 电子组成的闭合共轭体系(图 13-1)。此共轭体系的 π 电子数符合休克尔规则(π 电子数 = $4n+2$),与苯相似,因此呋喃、噻吩、吡咯表现出与苯相似的芳香性。

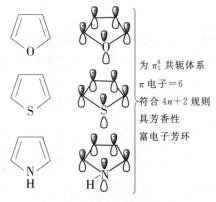

为 π_5^6 共轭体系
π 电子=6
符合 $4n+2$ 规则
具芳香性
富电子芳环

图 13-1　呋喃、噻吩、吡咯的共轭体系

2.呋喃、噻吩、吡咯的性质

呋喃、噻吩、吡咯分别存在于木焦油、煤焦油和骨焦油中,它们都是无色的液体。由于共轭效应的存在,杂原子上的电子云密度降低,不易与水形成氢键,所以呋喃、噻吩、吡咯在水中溶解度较小。但是它们的水溶性仍有差别,吡咯环氮原子上的氢可与水形成氢键,呋喃环上的氧与水也能形成氢键,而噻吩环上的硫原子不能与水形成氢键,因此,3个杂环的水溶性顺序为:吡咯＞呋喃＞噻吩。

（1）亲电取代反应　五元杂环有芳香性,但其芳香性不如苯环。从结构上分析,五元杂环为 Π_5^6 共轭体系,因环上的 π 电子云密度比苯环大,且分布不匀,所以它们比苯更容易发生亲电取代反应。亲电取代反应的活性顺序为:吡咯＞呋喃＞噻吩＞苯,取代基主要进入 α 位。吡咯、呋喃、噻吩的亲电取代反应,对试剂及反应条件有严格的选择和控制。

①卤代反应　呋喃在低温、试剂浓度很低的条件下就能与氯、溴迅速发生反应,不需要催化剂。吡咯在反应中易形成多卤化物。

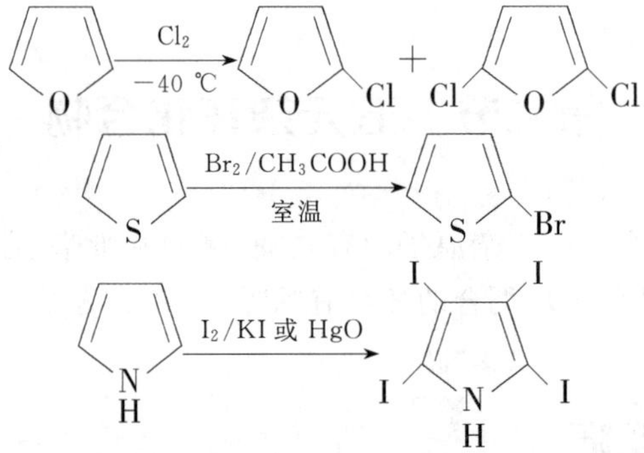

②硝化反应　由于呋喃较活泼,遇酸易开环,因此呋喃的硝化反应不能用混酸硝化,一般用缓和的硝化剂（如硝酸乙酰酯）在低温条件下进行硝化。

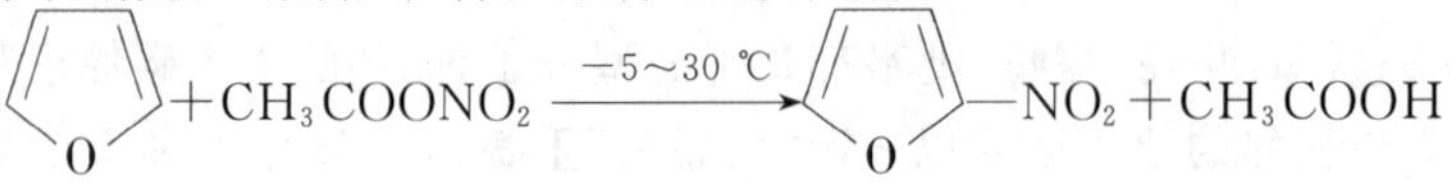

硝酸乙酰酯　　　　　　　　　α-硝基呋喃

③磺化反应　呋喃、吡咯要用特殊的磺化试剂（如吡啶与三氧化硫形成的盐——N-磺酸吡啶）进行磺化,不能用浓硫酸磺化。噻吩比较稳定,可直接用浓硫酸磺化。

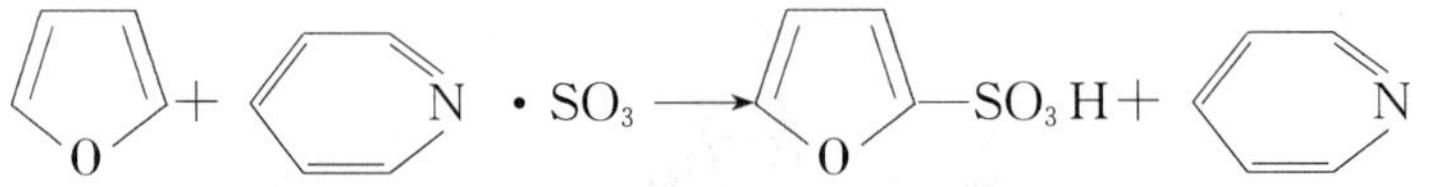

吡啶三氧化硫　　　　α-呋喃磺酸

（2）加氢反应　五元杂环在催化剂的作用下,可以发生加氢反应。

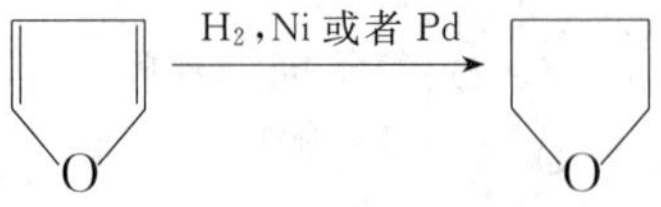

四氢呋喃（THF）

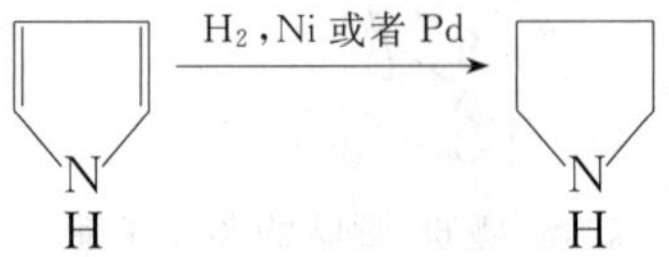

四氢吡咯

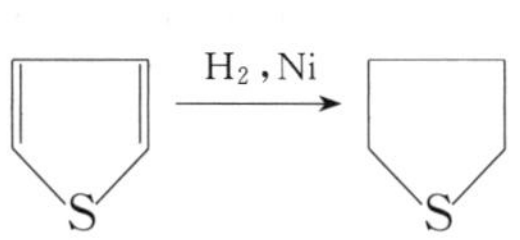

$$H_2,Ni$$ 不能用 Pd 催化，
因噻吩能使 Pd 中毒

（3）其他反应

①吡咯的弱酸性和弱碱性　吡咯具有弱酸性，其酸性介于乙醇和苯酚之间。

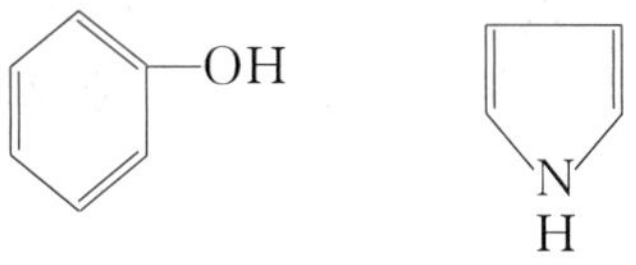

$$K_a=1.3\times10^{-10} \quad K_a=1\times10^{-15} \quad K_a=1\times10^{-18}$$

吡咯能与固体氢氧化钾加热生成钾盐，能与格氏试剂作用放出 RH 而生成吡咯卤化镁。

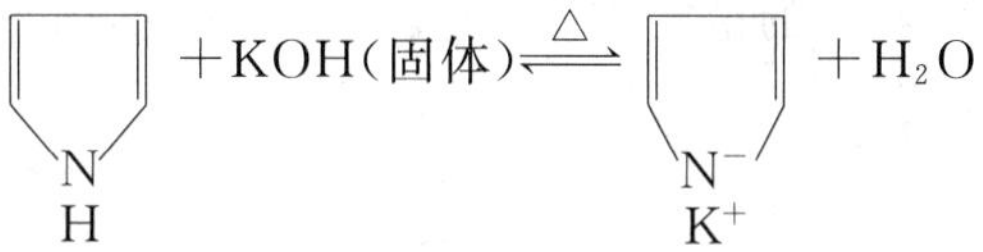

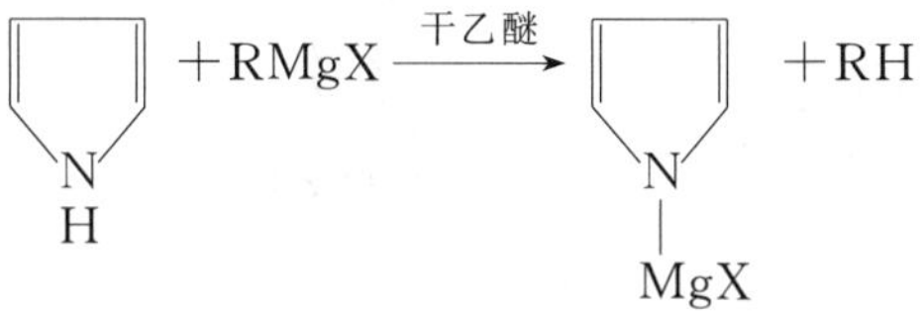

吡咯钾盐和吡咯卤化镁都可用来合成吡咯衍生物。

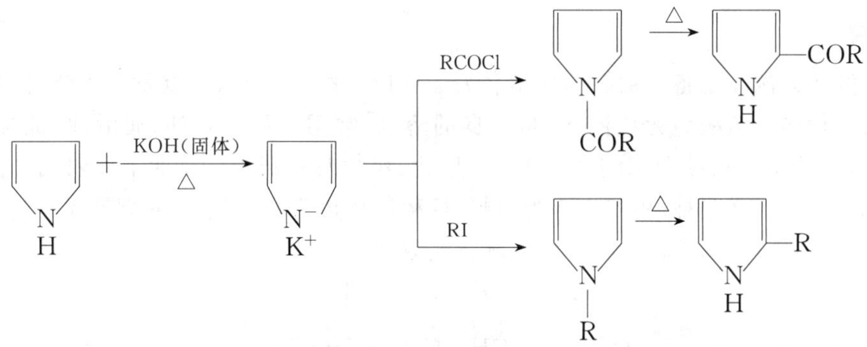

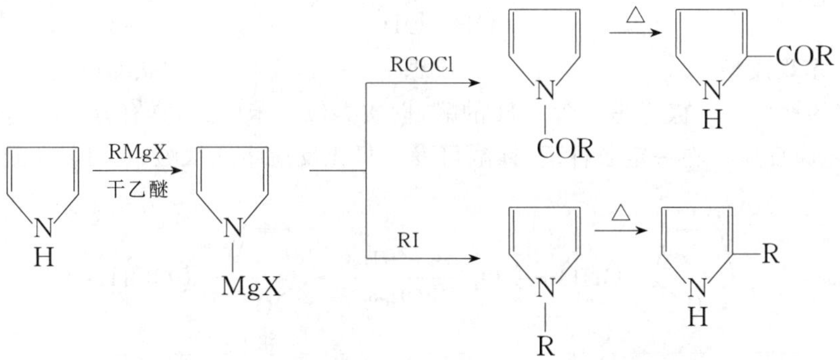

吡咯虽然是一个仲胺,但碱性很弱。因为 N 原子上的未共用电子对参与了环的共轭体系,减弱了与 H^+ 的结合力。

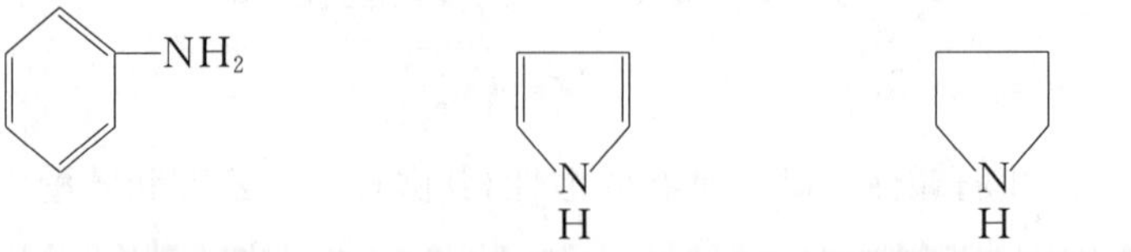

$$K_b = 3.8 \times 10^{-10} \qquad K_b = 2.5 \times 10^{-14} \qquad K_b = 2 \times 10^{-4}$$

②吡咯的重氮盐偶联反应　除上述取代反应和加成反应外,吡咯的性质与苯酚很相似,如可以发生重氮盐偶联反应。

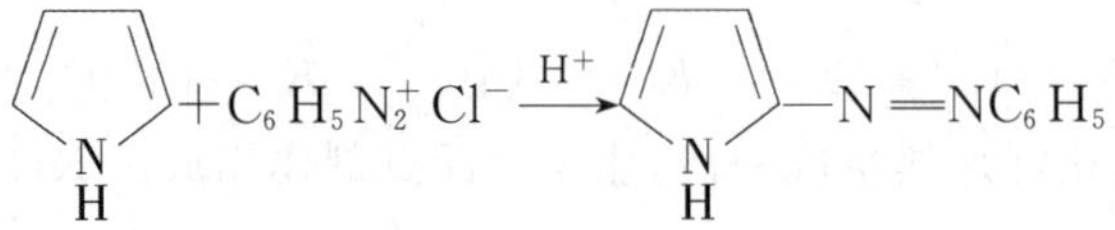

③呋喃的双烯加成　呋喃环的稳定性较低,其芳香性最差,因此呋喃具有明显的共轭双烯性质,可以发生双烯加成反应。

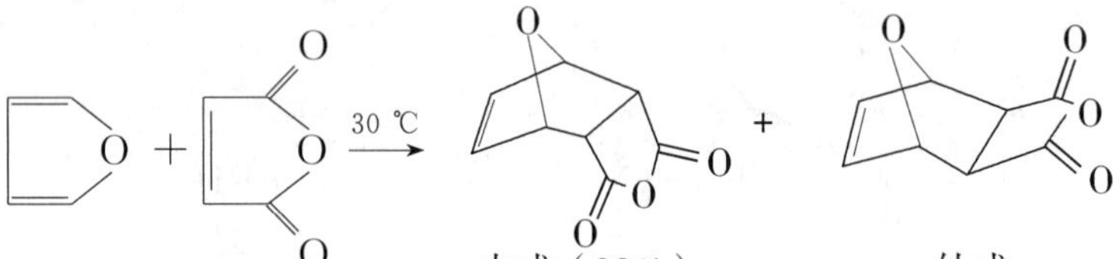

内式（90%）　　　　　　　　外式

二、重要的五元杂环衍生物

1.糠醛

(1)糠醛的来源及制备　糠醛的化学名为 α-呋喃甲醛,是呋喃的重要衍生物,因最初来源于米糠,故而得名。糠醛为无色液体,是优良的溶剂,常用于精炼石油、润滑油,提炼油脂等。糠醛也是重要的化工原料,可用于合成树脂、尼龙、药物及农药等。工业上以农副产品如甘蔗渣、玉米芯、花生壳、高粱秆、棉籽壳等为原料,用稀酸加热蒸煮,使这些农副产品中的多聚戊糖发生水解反应生成戊糖,戊糖进一步脱水环化制取糠醛。

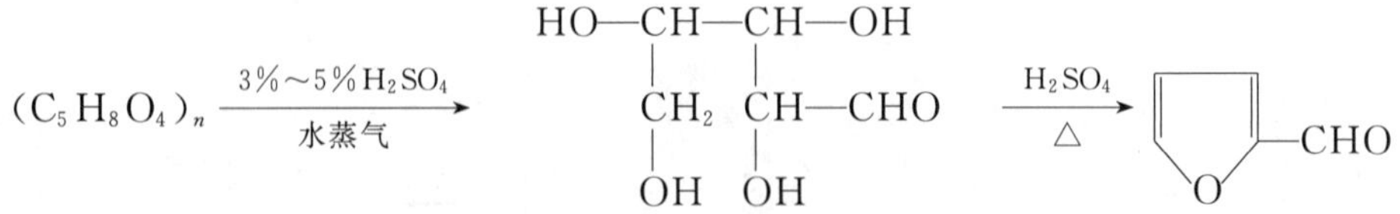

多聚戊糖　　　　　　　　　戊糖　　　　　　　　　呋喃甲醛

(2)糠醛的性质　　糠醛是不含 α-H 的醛,性质类似于苯甲醛,具有芳香醛的特征。

①氧化还原反应　在一定条件下,糠醛可发生氧化反应生成糠酸;也可发生还原反应生成糠醇。

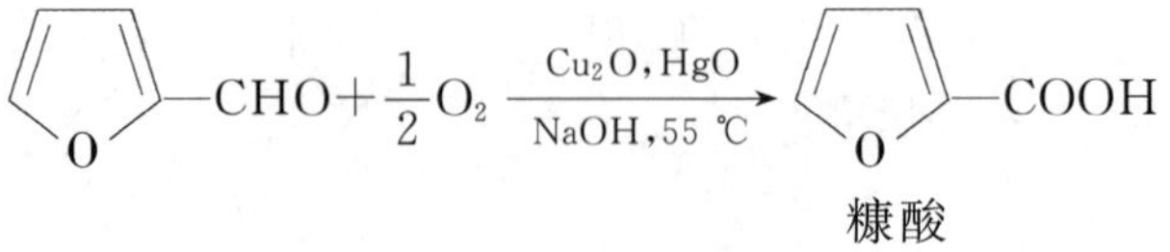

糠酸

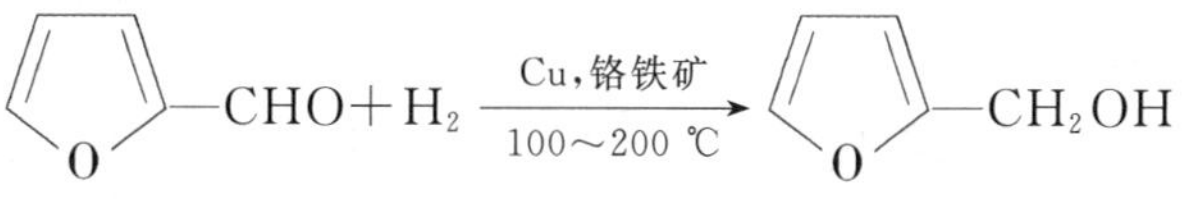

$$\text{糠醛-CHO} + H_2 \xrightarrow[100\sim200\ ℃]{\text{Cu,铬铁矿}} \text{糠醇-CH}_2\text{OH}$$

糠醇

②坎尼扎罗反应　在浓碱作用下,糠醛发生歧化反应生成羧酸盐和醇。

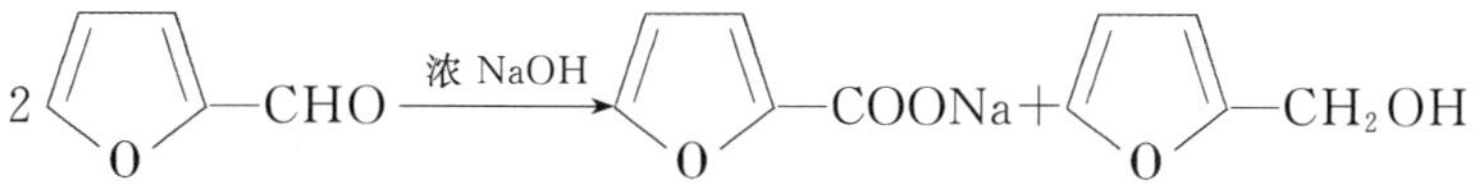

$$2\ \text{-CHO} \xrightarrow{\text{浓 NaOH}} \text{-COONa} + \text{-CH}_2\text{OH}$$

③羟醛缩合反应。

$$\text{-CHO} + CH_2\text{CHO} \xrightarrow[\triangle]{-H_2O} \text{-CH=CHCHO}$$

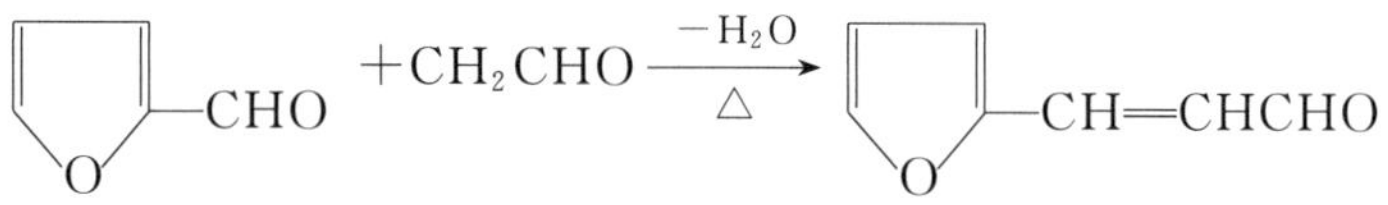

④环上的取代反应　糠醛的呋喃环上可发生取代反应。在 5 位引入硝基后,具有明显的抑菌作用。呋喃类药物主要是 5-硝基-2-呋喃甲醛的衍生物,如治疗细菌性痢疾感染的呋喃唑酮、治疗泌尿系统感染的呋喃妥因。

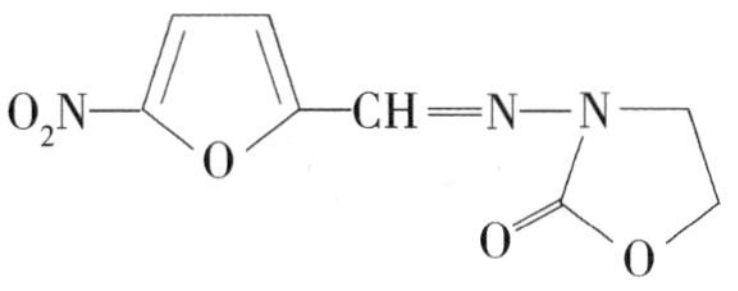

呋喃唑酮 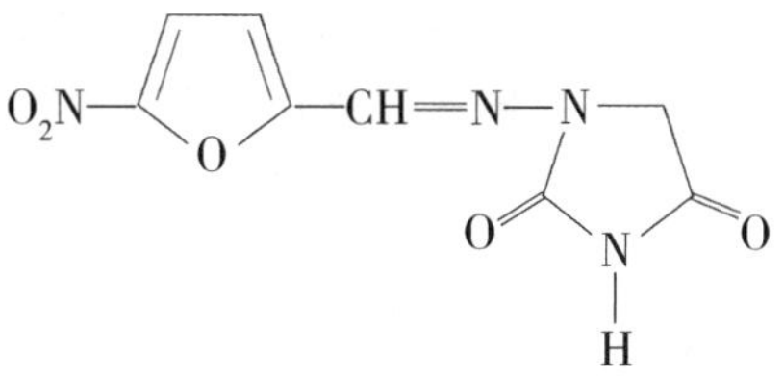　　　　　　　　　呋喃妥因

2. 吡咯、噻吩的重要衍生物

吡咯是许多重要生物分子(血红素、叶绿素、某些氨基酸、生物碱等)的基本结构单元。在自然界,吡咯的衍生物很多,且大多具有特殊的生理活性。卟吩胆色素原是重要的单吡咯衍生物,它在生物体内通过特定酶的作用可转变成叶绿素和维生素 B_{12} 等重要物质。

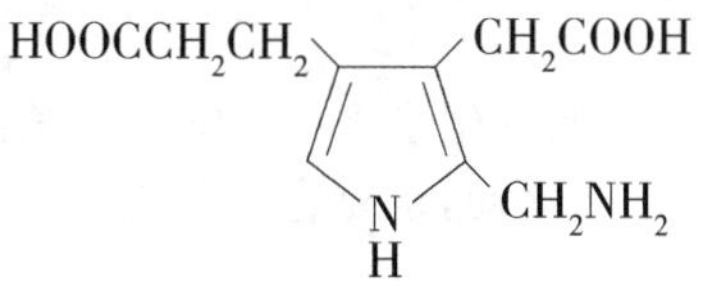

卟吩胆色素原

3. 噻唑及其衍生物

噻唑是由 1 个硫原子和 1 个氮原子组成的五元杂环,无色或淡黄色液体,有吡啶臭味,能与水互溶,有弱碱性,是较稳定的化合物。一些重要的天然药物和合成药物含有噻唑结构,如青霉素、维生素 B_1 等。

青霉素是人类最早使用的抗生素,抗菌活性好、毒性小,半合成青霉素是临床使用广泛的一类抗生素,它们的结构相似,均具有合在一起的四氢噻唑环和 β-内酰胺环。

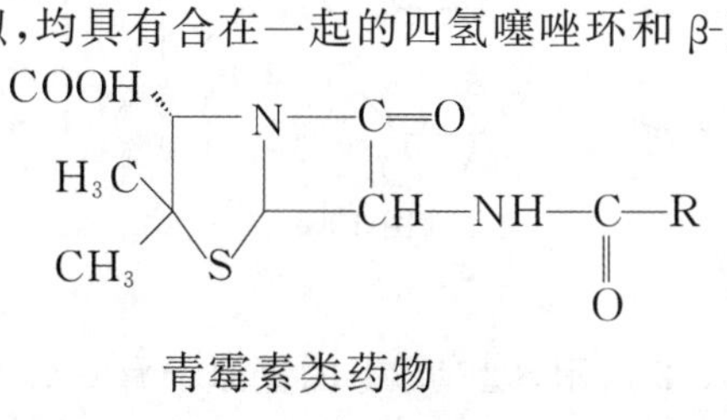

青霉素类药物

R 为不同的取代基,就是不同的青霉素类抗生素。活性较高的青霉素 G 具有强酸性($pK_a \approx 2.7$),在游离状态下不稳定,故常将它们制成钠盐、钾盐或有机碱盐用于临床。

维生素 B_1 广泛存在于米糠、麦麸、瘦肉、绿叶、花生、豆类、酵母等物质中,是维持糖类正常代谢的必需物质。体内缺乏维生素 B_1 时,可引起多发神经炎、脚气病及食欲不振等。

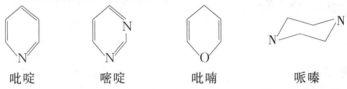

维生素 B_1

第三节　六元杂环化合物

六元杂环化合物是含有杂原子的六元环状化合物,常见的有吡啶、嘧啶、吡喃和哌嗪等。六元杂环化合物中最重要的是吡啶及其衍生物。

吡啶　　　　嘧啶　　　　吡喃　　　　哌嗪

一、吡啶及其衍生物

吡啶主要存在于煤焦油和骨焦油中,为无色或淡黄色、有特殊臭味的液体,可与水、乙醇、乙醚等互溶。

吡啶衍生物广泛存在于自然界,如维生素 B_6、辅酶Ⅰ及辅酶Ⅱ等的结构中均含有吡啶环。吡啶是良好的有机溶剂和有机合成催化剂,也是重要的有机合成原料(如合成药物)。

1.吡啶的结构

吡啶的分子式为 C_6H_5N,从形式上看与苯十分相似,可以看作苯分子中的一个—CH 基团被 N 原子取代的产物。根据杂化轨道理论,吡啶分子中的 5 个碳原子和 1 个氮原子都是经过 sp^2 杂化而成键的,像苯分子一样,分子中所有原子都处在同一平面上。分子中的 5 个碳原子和氮原子彼此以 sp^2 杂化轨道形成 σ 键,同时,这 6 个原子的 p 轨道相互平行形成一个闭合的大 π 键(图 13-2)。

$$\text{C-sp}^2 \quad \text{N-sp}^2 \quad \text{成环原子} \quad \text{共平面} \Bigg\} \Pi_6^6 \text{ 体系}$$

图 13-2

2.吡啶的性质

(1)碱性与成盐　　如图 13-2 所示,吡啶环上的氮原子有一对未共用电子未参与共轭,因此吡啶易接受亲电试剂而成盐,具有碱性。吡啶的碱性比苯胺强,但比氨和脂肪胺弱得多。

$$CH_3NH_2 \qquad\qquad NH_3$$

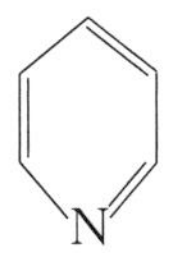

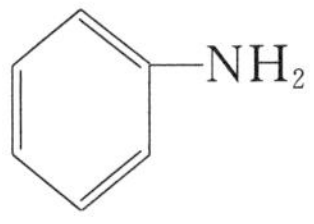

$$pK_b=3.38 \qquad pK_b=4.76 \qquad pK_b=8.80 \qquad pK_b=9.42$$

吡啶易与无机酸作用成盐,例如:

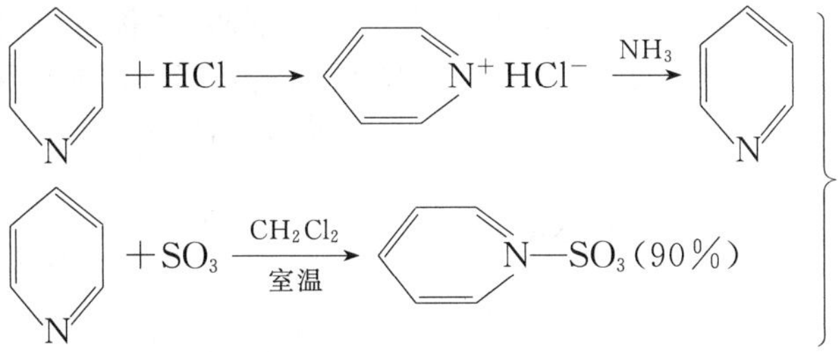

上述反应常用于反应中吸收生成的气态酸。吡啶三氧化硫络合物是常用的缓和磺化剂。

(2)亲电取代反应　吡啶环上氮原子为吸电子基,故吡啶环属于缺电子的芳杂环,和硝基苯相似。其亲电取代反应很不活泼,反应条件要求很高,亲电取代反应主要在 β 位上。

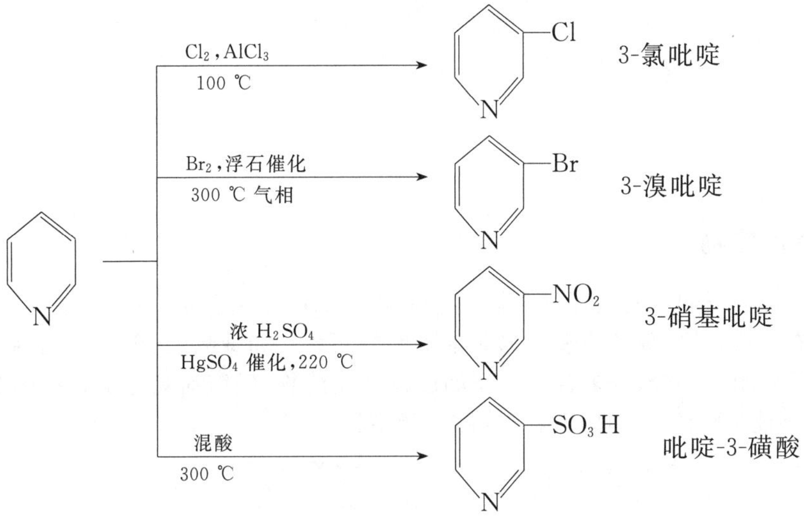

$Cl_2,AlCl_3$　100 ℃ → 3-氯吡啶

$Br_2,$浮石催化　300 ℃ 气相 → 3-溴吡啶

浓 H_2SO_4　$HgSO_4$ 催化,220 ℃ → 3-硝基吡啶

混酸　300 ℃ → 吡啶-3-磺酸

(3)氧化还原反应

①氧化反应　吡啶环比苯难氧化,一般不被酸性高锰酸钾、酸性重铬酸钾氧化,若环的侧链上连有烃基,则通常是侧链烃基被氧化成羧酸。

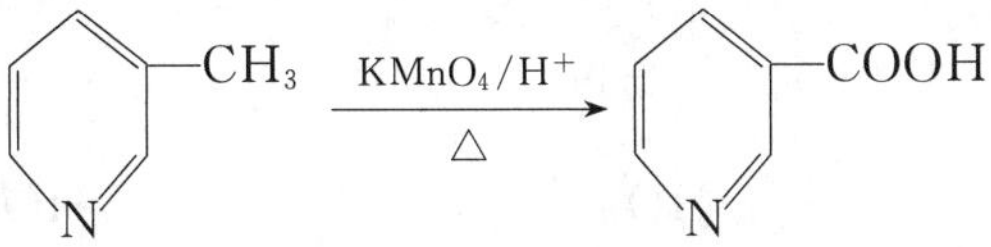

CH_3 —— $\dfrac{KMnO_4/H^+}{\triangle}$ → COOH

β-吡啶甲酸(烟酸)

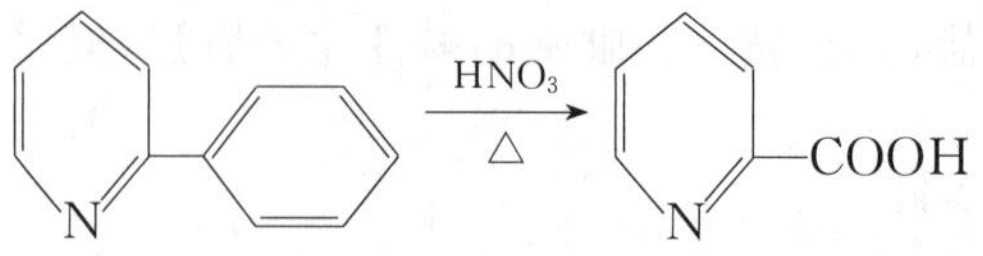

α-吡啶甲酸

烟酸又称维生素 PP，是维生素 B 族之一，为白色或微黄色晶体，味苦，存在于花生、米糠和酵母等物质中。烟酸临床上主要用于治疗癞皮病和血管硬化等症。

异烟酸为无色晶体，是合成一线抗结核病药——异烟肼（俗称雷米封）的中间体。异烟肼也为白色晶体，其结构与烟酸相似，对烟酸有拮抗作用，若长期服用异烟肼，应适当补充烟酸。

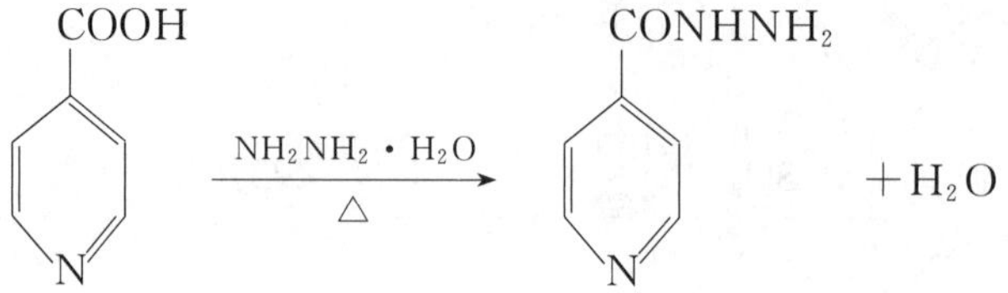

异烟酸　　　　　　　　　　　异烟肼

②还原反应　吡啶比苯更容易被还原，常压下用钠加乙醇或催化加氢均可使吡啶还原为六氢吡啶（胡椒啶）。

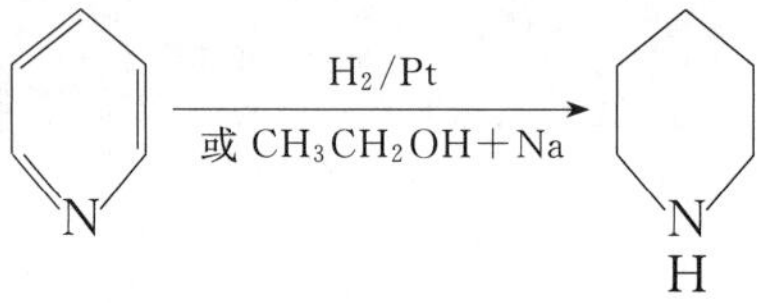

二、嘧啶及其衍生物

嘧啶是含有两个氮原子的六元杂环化合物。它是无色固体，易溶于水，具有弱碱性。嘧啶衍生物在自然界分布很广，是生理及药理上都非常重要的环系。如脲嘧啶、胞嘧啶、胸腺嘧啶是遗传物质核酸的重要组成部分，许多合成药物如巴比妥类药物、磺胺嘧啶等都含有嘧啶环。磺胺嘧啶（SD）是一种能治疗流行性脑膜炎的磺胺类药物。

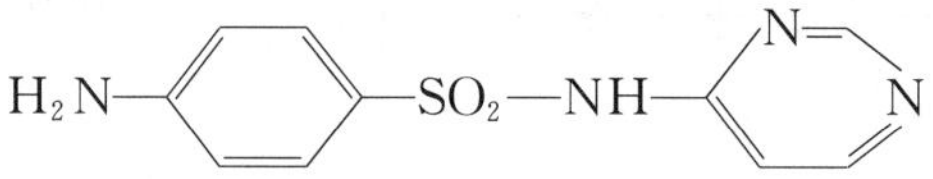

磺胺嘧啶

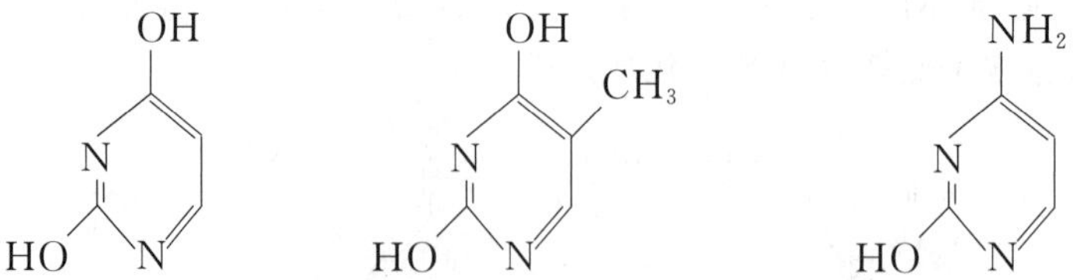

尿嘧啶（U）　　　　胸腺嘧啶（T）　　　　胞嘧啶（G）

第四节 稠杂环化合物

稠杂环化合物是指苯环与杂环稠合或杂环与杂环稠合而成的化合物。常见的稠杂环化合物有吲哚、喹啉和嘌呤等。

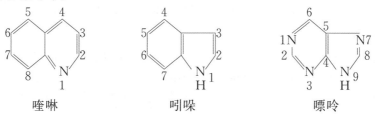

喹啉　　　　　　　吲哚　　　　　　　嘌呤

一、吲哚及其衍生物

吲哚为白色片状结晶,可溶于热水、乙醇、乙醚和苯等溶剂。纯吲哚的极稀溶液具有微弱的茉莉香味,可用于配制茉莉香型香精,是许多香料的组分,又是重要的合成原料,可以合成植物生长素 β-吲哚乙酸和色氨酸等。

吲哚的衍生物广泛存在于动植物体内,是一类重要的具有生理活性和药理活性的物质,如β-吲哚乙酸、色氨酸、靛蓝以及褪黑素等。

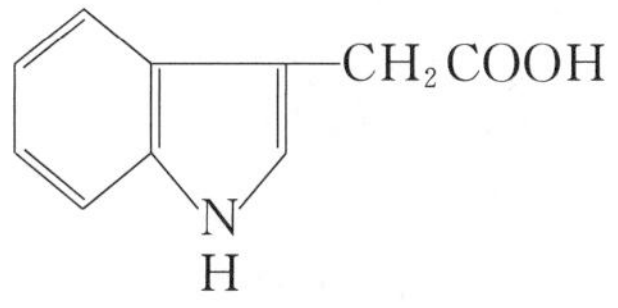

β-吲哚乙酸 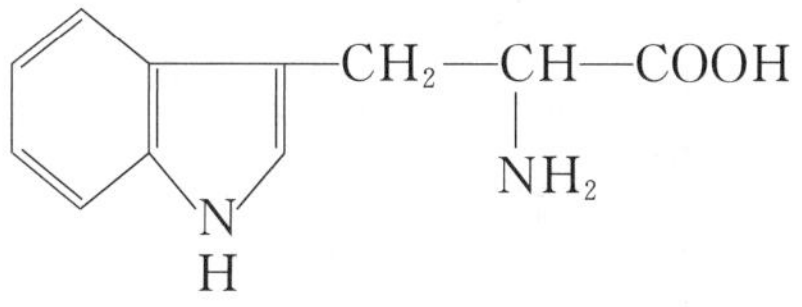　　　　　　　　色氨酸

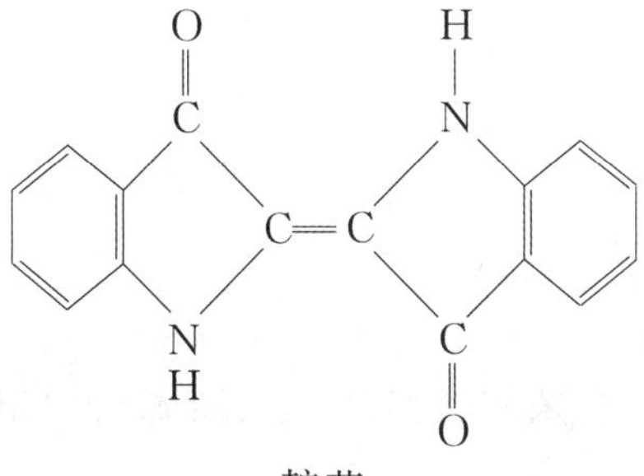

靛蓝 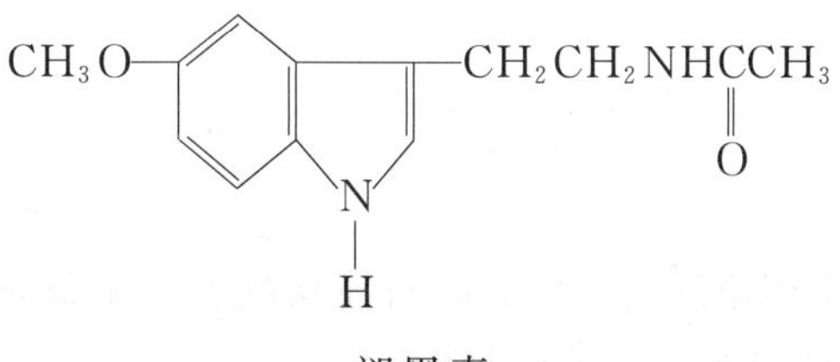　　　　　　　　褪黑素

β-吲哚乙酸(俗称茁长素)存在于动植物体中,是一种植物生长激素,能促使植物插枝生根,并能促进果实成熟和形成无籽果实,在农业上具有广泛应用。

色氨酸是人体必需的 8 种氨基酸之一,主要用于制药业,也可用作饲料添加剂,以提高动物蛋白的质量。

靛蓝为深蓝色固体,无臭。它色泽鲜艳,是我国古代最重要的蓝色染料,现在常用作牛仔布染料,靛蓝类色素是人类所知最古老的色素之一。此外,靛蓝还可用作清热解毒剂,治疗腮腺炎。

褪黑素又称松果体素,为白色或微黄色粉末,是人脑和动物脑中的松果体分泌的一种激素。当这种激素在体内含量下降时,表现为睡眠不佳,适当补充褪黑素可起到改善睡眠的作用。

二、喹啉及其衍生物

喹啉主要存在于煤焦油中,为无色油状液体,放置时逐渐变成黄色,有恶臭味,难溶于水。喹啉能与大多数有机溶剂混溶,是一种高沸点溶剂。

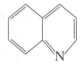

1.喹啉的性质

(1)取代反应 喹啉是由苯环和吡啶环稠合而成的稠杂环化合物,又称苯并吡啶。由于吡啶环的电子云密度低于与之稠合的苯环,所以喹啉的亲电取代反应发生在电子云密度较大的苯环上,取代基主要进入 5 位或 8 位,而亲核取代则主要发生在吡啶环的 2 位或 4 位。

(2)氧化还原反应 喹啉能与高锰酸钾发生氧化反应,苯环破裂,生成 2,3-吡啶二甲酸。该酸进一步加热脱羧可制得烟酸。

喹啉在催化条件下可与氢气发生还原反应,反应首先发生在吡啶环上,生成 1,2,3,4-四氢喹啉。1,2,3,4-四氢喹啉还可进一步还原成十氢喹啉。

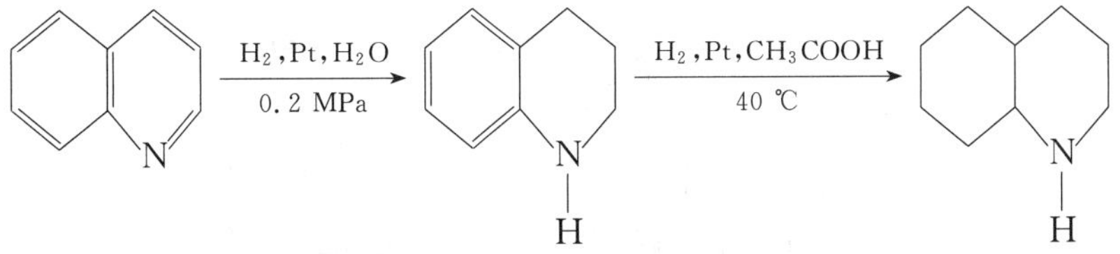

四氢喹啉   十氢喹啉

2. 喹啉的合成

合成喹啉及其衍生物的主要反应之一是斯克劳普反应,即用苯胺(或其他芳胺)与甘油、浓硫酸及氧化剂(如硝基苯)共热,生成喹啉。

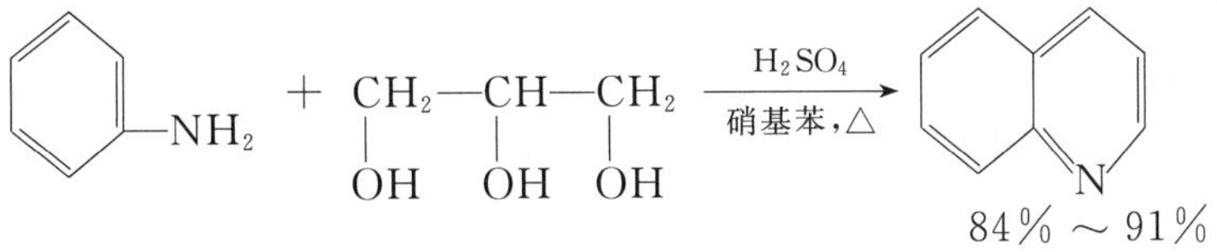

$$84\% \sim 91\%$$

3. 喹啉的衍生物

自然界存在很多喹啉的衍生物,如奎宁(金鸡纳碱)、氯喹、罂粟碱、吗啡等。

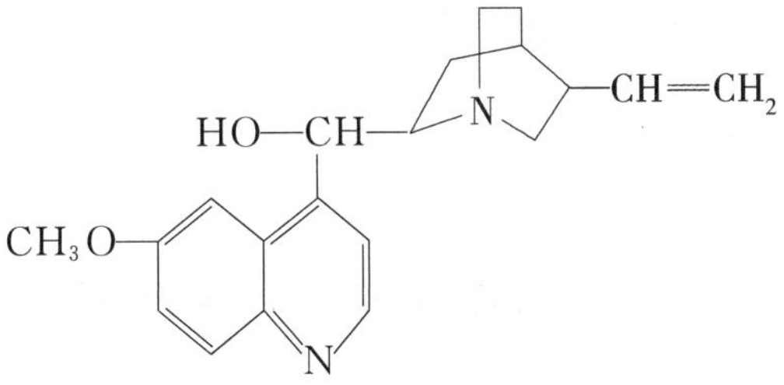

奎宁

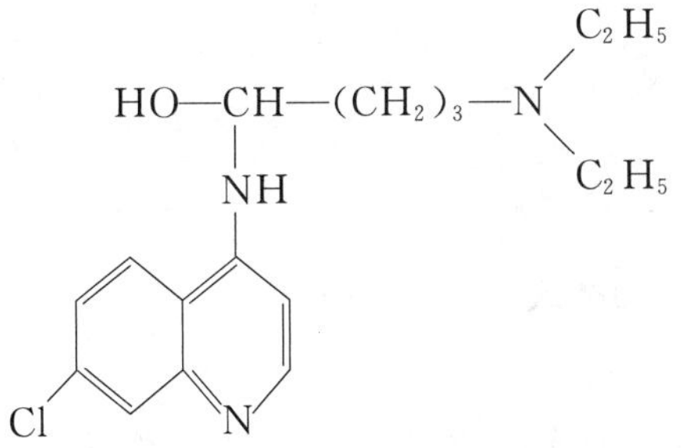

氯喹(合成抗疟药) 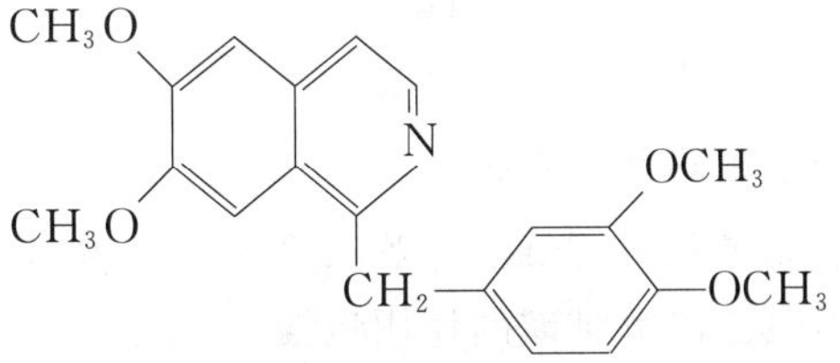   罂粟碱

三、嘌呤及其衍生物

嘌呤是重要的稠杂环化合物,由 1 个嘧啶环和 1 个咪唑环稠合而成。嘌呤存在互变异构现象,有 $9H$-嘌呤式和 $7H$-嘌呤式两种。

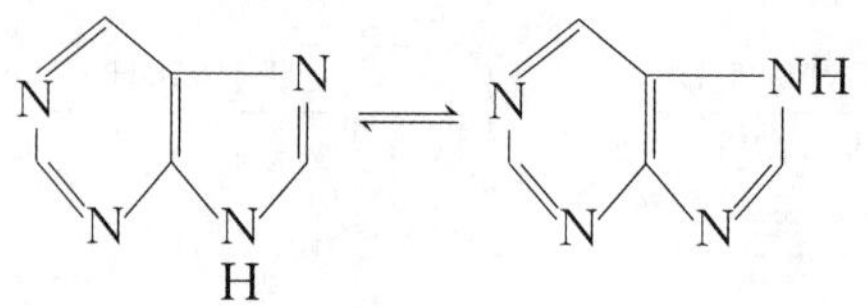

（Ⅰ）9H-嘌呤　　　（Ⅱ）7H-嘌呤

嘌呤为无色晶体,易溶于水,也溶于醇。嘌呤既有弱酸性也有弱碱性,所以嘌呤能与酸、碱成盐。

纯嘌呤在自然界中并不存在,但嘌呤的衍生物如腺嘌呤、鸟嘌呤等广泛存在于动植物体内。

1.腺嘌呤和鸟嘌呤

腺嘌呤和鸟嘌呤是核蛋白中的两种重要核酸碱基。

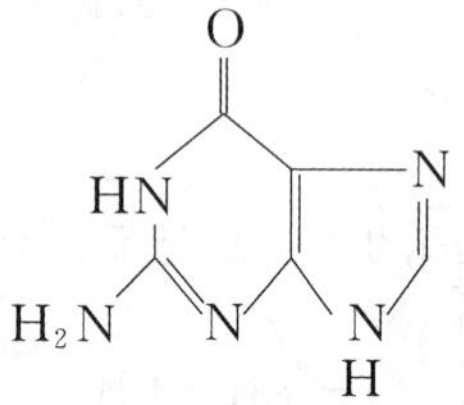

腺嘌呤(A)　　　鸟嘌呤(G)

2.黄嘌呤

黄嘌呤是 2,6-二羟基嘌呤,存在于茶叶及动植物组织中。它具有弱酸性和弱碱性,存在酮式-烯醇式互变异构。

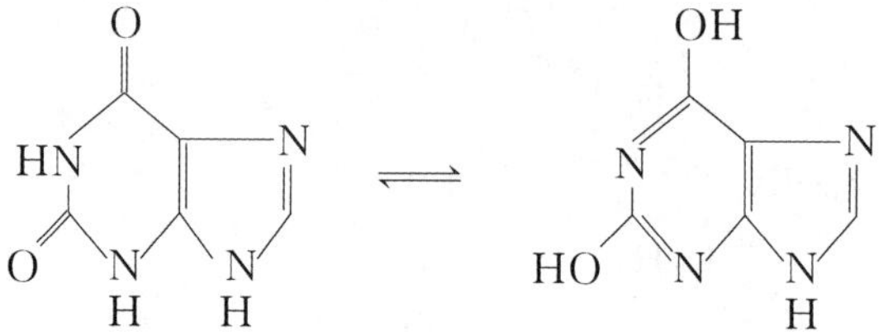

酮式　　　　　　　　烯醇式

3.咖啡碱、茶碱和可可碱

咖啡碱、茶碱和可可碱都是黄嘌呤的衍生物,分别存在于茶叶、咖啡和可可中,它们有兴奋中枢的作用,其中以咖啡碱的作用最强。

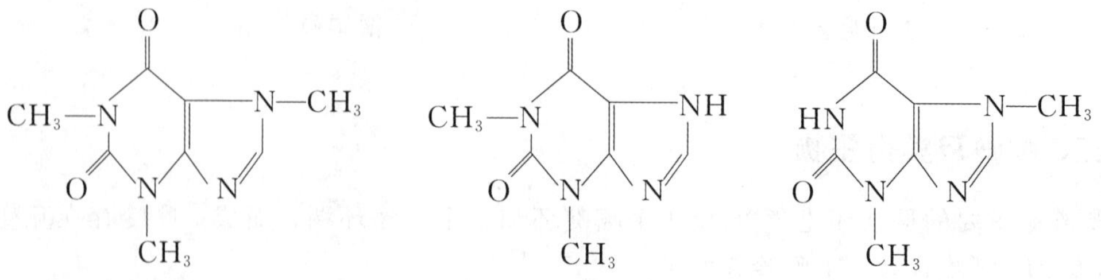

咖啡碱　　　　　　　茶碱　　　　　　　可可碱

第五节　生物碱

一、生物碱概述

生物碱是一类存在于生物体内,具有明显生物活性的含氮有机合物,呈碱性。由于是从生物(主要是植物)体内取得,所以称为生物碱。它们多是含氮杂环衍生物,但也有少数是非杂环的生物碱。

生物碱结构较复杂,在植物中分布很广,一种植物中往往含有多种生物碱,如罂粟中就含有 20 多种生物碱。这些生物碱类化合物往往是许多药用植物,包括许多中药的有效成分,如阿片中的镇痛成分吗啡;萝芙木中具有降压作用的利血平;麻黄的抗哮喘成分麻黄碱;颠茄的解痉成分阿托品;延胡索中具有活血、利气、止痛功能的紫堇碱;黄连中具有抗菌消炎作用的黄连素(小檗碱)。

由于生物碱结构比较复杂,大都根据其来源命名,如麻黄碱。此外也可采用国际通用名的音译,如烟碱又称为尼古丁。

生物碱的分类方法较多,按植物来源可分为茄科生物碱、石蒜生物碱、长春花生物碱等;按化学结构可分为有机胺类、萜类、四氢吡咯类、莨菪烷类、吲哚类、喹啉类、异喹啉类等。最常用的分类方法是按化学结构进行分类。

二、重要的生物碱

1. 麻黄碱、秋水仙碱和益母草碱

麻黄碱、秋水仙碱和益母草碱都属于有机胺类(苯丙氨酸/酪氨酸)生物碱。

麻黄碱和伪麻黄碱都属于芳烃仲胺类生物碱,都是拟肾上腺素药,都能作用于肾上腺素的受体而发挥作用,其作用强度较肾上腺素弱,但口服有效。麻黄碱为无色晶体,易溶于水、氯仿、酒精和乙醚等有机溶剂,有兴奋交感神经、增高血压、扩张气管的作用,可用于治疗支气管哮喘等。盐酸伪麻黄碱常作为复方感冒药的成分之一,用于缓解感冒时的鼻塞症状。

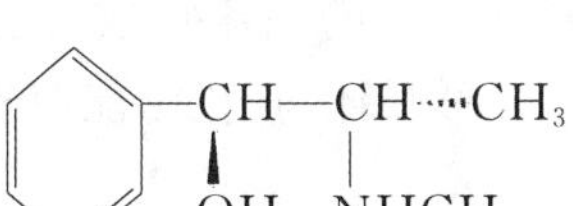

麻黄碱 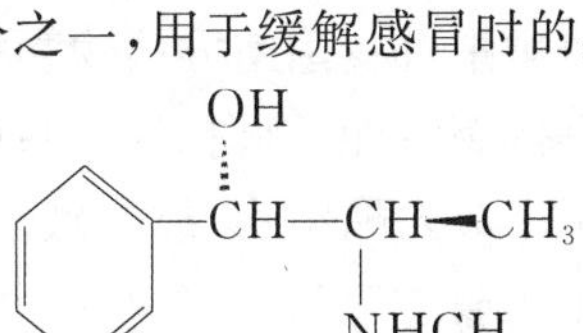　　　　　　　伪麻黄碱

秋水仙碱是环庚三烯酮的衍生物,分子中有 2 个骈合七元碳环,侧链上有酰胺结构。秋水仙碱是灰黄色针状结晶,可溶于水或酒精。临床上用以治疗急性痛风。益母草碱是益母草的有效成分,对子宫有兴奋作用,能收缩子宫。

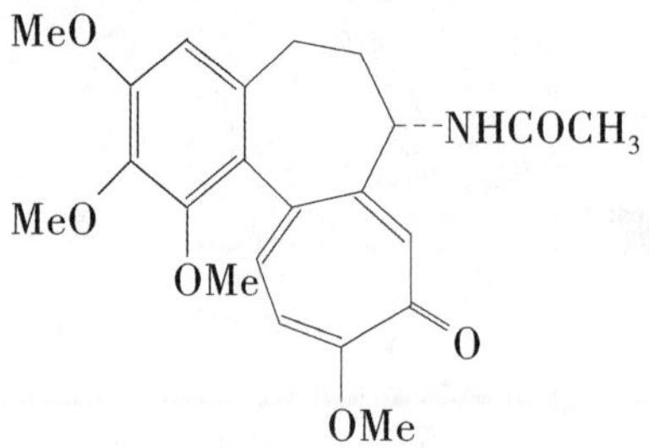

秋水仙碱 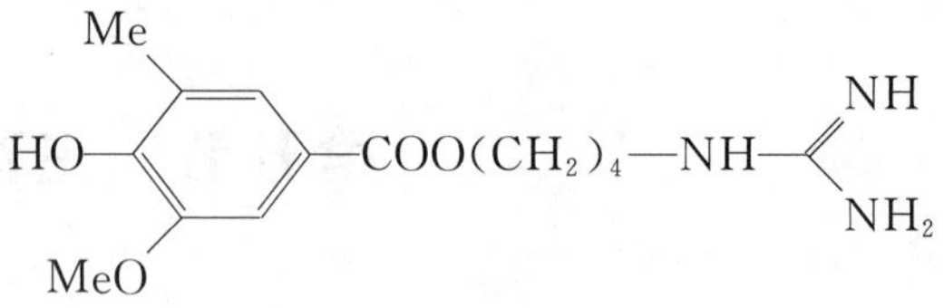   益母草碱

2. 烟碱

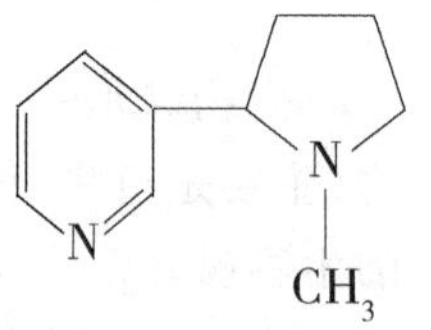

烟碱又称尼古丁,是存在于烟草中的生物碱,为无色油状液体,既溶于水又溶于有机溶剂。

烟碱有剧毒,有兴奋中枢神经的作用,能增高血压,量大时可抑制中枢神经,使心脏停搏而死。烟碱可用作农业杀虫剂,能杀死蚜虫等。

烟碱

3. 莨菪烷衍生物

莨菪烷是由吡咯啶和哌啶骈合而成的杂环。

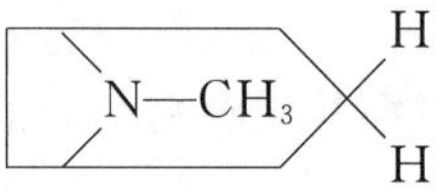

莨菪烷

颠茄生物碱又称茄科生物碱,是从茄科植物颠茄、莨菪等中分离出来的一类生物碱。如:莨菪碱和阿托品有解痉镇痛、解除有机磷农药中毒和散大瞳孔等作用。

东莨菪碱与莨菪碱的生物活性相似,常用作防晕药和镇静药物(如苯巴比妥东莨菪碱)。山莨菪碱和樟柳碱具有明显的抗胆碱作用。

莨菪碱是由莨菪醇与莨菪酸缩合而生成的酯。

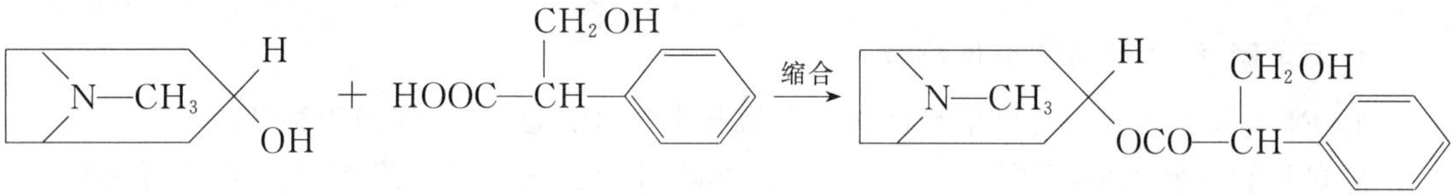

莨菪醇   莨菪酸   莨菪碱

4. 喹啉衍生物

喹啉衍生物喜树碱来自我国南方植物喜树,其木部、根皮和种子中都含有生物碱,以喜树碱为主。喜树碱具有抗癌活性,对白血病和直肠癌有一定的临床疗效,但其毒性很大,安全范围较小。喜树碱分子中具内酯结构,故在碱性条件下可开环,转化为能溶于水的盐。

5. 原小檗碱型生物碱

此类生物碱可看作是由苯甲基四氢异喹啉衍变而来的。如小檗碱和药根碱属此类生物碱,存在于黄连、黄柏及三颗针等植物中。

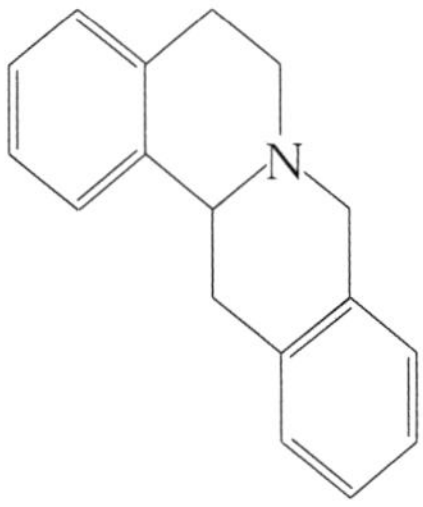

原小檗碱 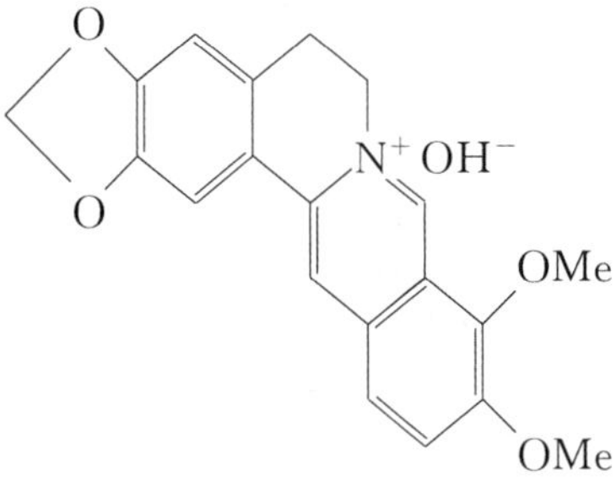 小檗碱（黄连素） 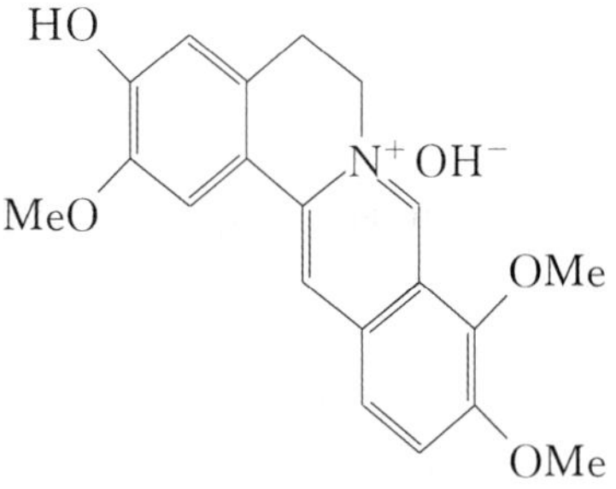 药根碱

四氢黄连碱和延胡索乙素也属于此类生物碱,二者存在于罂粟科紫堇属植物延胡索的干燥块茎中。延胡索乙素具有显著的镇痛作用,临床上用以代替吗啡治疗内脏疾病的锐痛。

6.吗啡烷型生物碱

此类生物碱属于苯甲基异喹啉的衍生物,同时又是多氢菲的部分饱和衍生物。如吗啡是鸦片的主要成分,具有镇静止痛的作用;存在于青藤中的青藤碱也属于此类生物碱,具有显著的镇痛消炎作用。

7.吲哚衍生物

麦角新碱是一种水溶性生物碱,临床上用于产后促使子宫收缩,减少充血而促其复原。毒扁豆碱是来自豆科植物毒扁豆种子的一种生物碱,又称依色林,是一种副交感神经兴奋药,用于治疗青光眼。玫瑰树碱是从玫瑰树属植物中获得的,具有类似喜树碱的抗癌作用,且毒性较低。

8.咪唑衍生物

此类生物碱种类不多,较重要的有毛果芸香碱。毛果芸香碱又称匹鲁卡品,来源于毛果芸香及其他同属植物的叶片,临床上主要用于治疗青光眼。

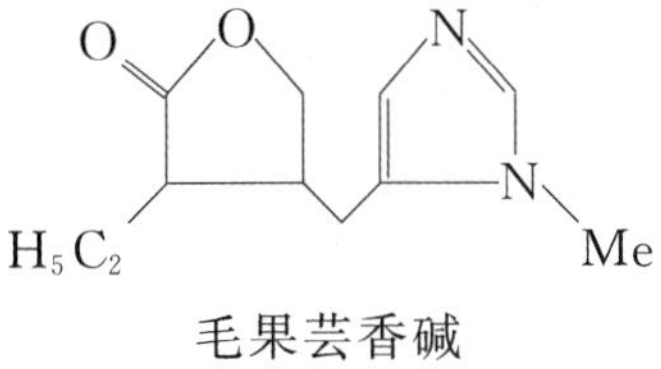

毛果芸香碱 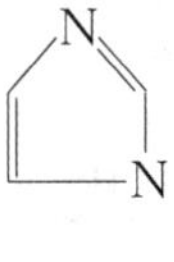 咪唑

习 题

1.用系统命名法命名下列化合物或写出结构式。

(1) 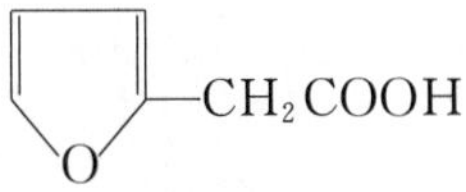 ⟨furan⟩—CH₂COOH

(2) 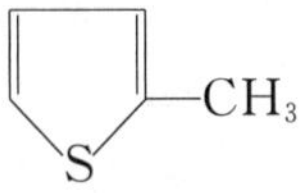 ⟨thiophene⟩—CH₃

（3）

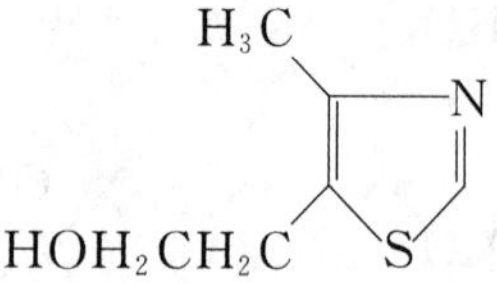

（4）

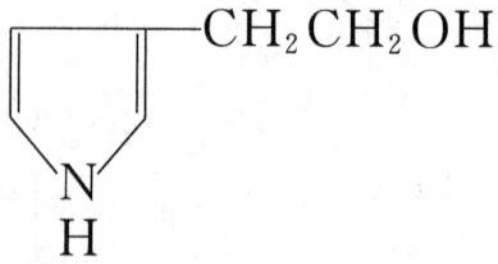

（5）

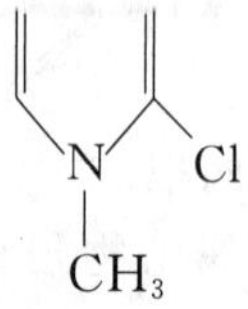

（6）

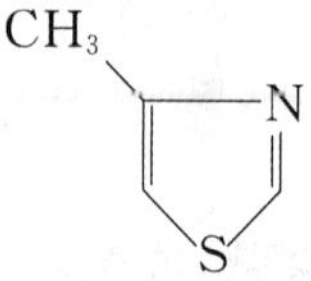

（7）

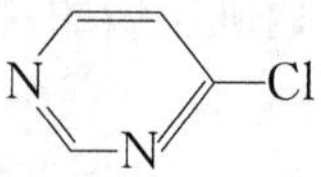

（8）咪唑

（9）糠醛

（10）喹啉

2. 写出下列反应的主要产物。

（1）

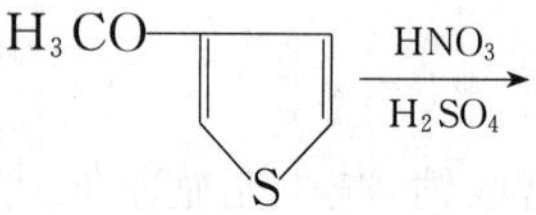

（2）

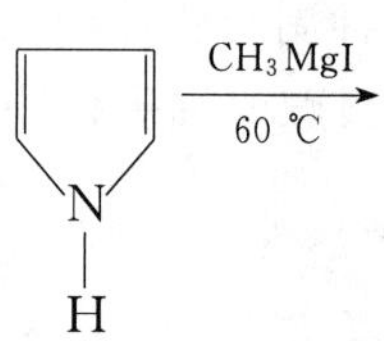

（3）

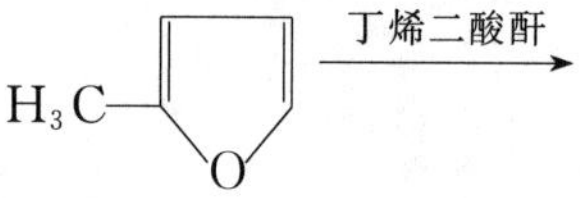

（4）

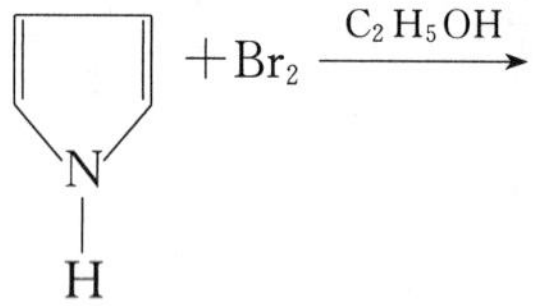

（5）

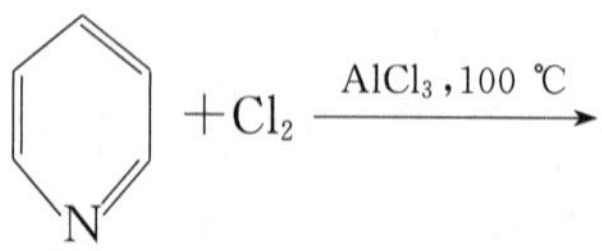

（6）

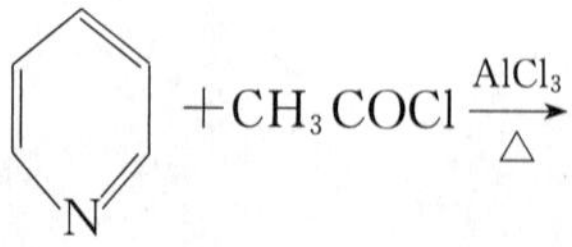

第十四章　旋光异构

📖【知识要求】

➤熟悉：构型的表示和标记方法；手性、对映体、非对映体、外消旋体、内消旋体等概念。

➤了解：对映异构与分子结构的关系以及物质产生旋光性的原因；含一个手性碳原子化合物的对映异构现象。

📖【能力要求】

能理解药物旋光性（如左、右旋体等）与药物性能的关系。

有机化合物结构复杂、种类繁多、数量巨大，一个重要原因是有机化合物中普遍存在同分异构现象。有机物中，各种同分异构现象可归纳为：

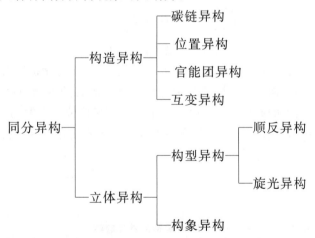

构造异构是指分子中由于原子或基团相互连接的方式和次序不同而产生的同分异构，可分为碳链异构、官能团异构等。

互变异构为一种特殊的官能团异构，如酮式和烯醇式为互变异构。

立体异构是指分子构造相同，但立体结构（即分子中的原子或基团在三维空间的相互位置关系）不同而产生的异构。在有机化学中，从三维空间研究这些立体异构体的结构与性质之间的关系的科学称为立体化学。立体异构包括构象异构和构型异构，构象异构体之间很容易通过围绕1个或1个以上的σ单键旋转而相互转化，而构型异构体则不能通过σ单键的旋转相互转化。根据产生构型异构的原因不同，构型异构又可进一步分为顺反异构和旋光异构。顺反异构是由于取代基在双键或环状结构中的排列不同而产生的异构现象,某些烯烃和环烷烃就存在顺反异构现象。旋光异构包括对映异构和非对映异构。本章将着重讨论旋光异构的有关内容。

第一节　物质的旋光性

一、偏振光与比旋光度

光波是一种电磁波,其振动方向与传播方向互相垂直。普通光的光波在所有与其传播方向垂直的平面上振动。若使普通光通过一个起偏振器(如尼科尔棱镜,其作用类似栅栏),则只有与起偏振器晶轴平行振动的光才能通过,因此通过起偏振器之后的光只在一个平面上振动。这种只在一个平面上振动的光称为偏振光,如图 14-1 所示。

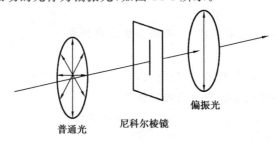

普通光　　　尼科尔棱镜　　　偏振光

图 14-1　普通光与偏振光

当偏振光通过水、乙醇等物质时,其振动方向不发生改变,也就是说水、乙醇等物质对偏振光的振动方向没有影响。而当偏振光通过葡萄糖、乳酸、酒石酸等物质(液态或溶液)时,其振动方向就会发生一定角度的旋转,如图 14-2 所示。这种能使偏振光振动平面发生旋转的性质称为旋光性或光学活性,具有旋光性的物质称为旋光性物质或光学活性物质。

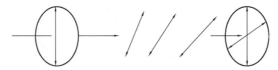

图 14-2　偏振光发生旋转

旋光性物质使平面偏振光振动平面旋转的角度称为旋光度,通常用"α"表示。不同的旋光性物质使平面偏振光振动平面旋转的大小和方向不同。从面对偏振光的传播方向观察,能使偏振光的振动平面向顺时针方向旋转的物质称为右旋体,通常用(+)表示;能使偏振光的振动平面向逆时针方向旋转的物质称为左旋体,用(−)表示。

旋光方向和旋光度的大小可用旋光仪测定。就某一化合物来说,实验测得的旋光度不是固定的,因为旋光度的大小与方向除了与分子的结构有关外,还与盛液管的长度、被测样品的浓度、温度、溶剂和测定波长等因素有关。因此,为了比较不同物质的旋光性,通常用比旋光度 $[\alpha]$ 来表示。比旋光度是指在一定温度和波长下,规定被测样品的浓度为 1 g/mL、盛液管的长度为 1 dm 时测得的旋光度。

比旋光度和熔点、沸点一样，是物质的一种物理性质，在一定条件下，比旋光度是一个常数。在表示物质的比旋光度时，需注明测定温度、光源波长、旋光方向和测定时所用的溶剂(以水为溶剂时也可以不注明)。例如：在 20 ℃时用钠光灯(用 D 表示)作光源，测得葡萄糖的水溶液是右旋的，比旋光度是 52.5°，则表示为：$[\alpha]_D^{20} = +52.5°$(水)；在同样条件下，测得 5%酒石酸的乙醇溶液的比旋光度为+3.79°，则表示为：$[\alpha]_D^{20} = +3.79°$(乙醇，5%)。

二、对映异构体

1. 手性分子

实物在镜子中的图像称为镜像，实物和镜像具有对映关系。有的实物与其镜像能够完全重合，如圆球与其镜像；有的实物与其镜像却不能，如果将我们的左手和右手看成是实物与镜像，它们彼此就不能完全重合(图 14-3)。这种左、右手互为实物和镜像，并且相互又不能完全重合的性质称为手性。

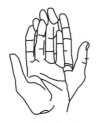
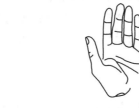
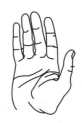

(a)左、右手不能重合　　　　　　(b)左、右手互为镜像

图 14-3　左、右手关系及重叠情况

左、右手的这种关系同样存在于化学的微观粒子中，如图 14-4 中的两个乳酸分子模型，这两种排列方式看起来很相似，但它们彼此是不完全重合的，互为实物和镜像关系。这种互为实物与镜像关系，但又不能完全重合的异构体，称为对映异构体，简称对映体，又称旋光异构或光学异构体，这种现象称为对映异构现象。

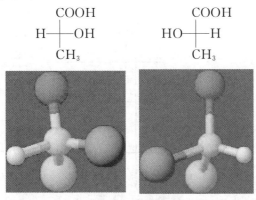

图 14-4　乳酸的对映体球棍模型

这一对对映异构体具有的相互对映而不能完全重合的性质与我们左、右手具有的性质一样,因此这种性质也被称为手性。具有手性的分子称为手性分子,手性分子都具有旋光性。相反,如果实物分子与其镜像能够完全重合,则它们代表的是同一种化合物,不具有手性,这样的分子称为非手性分子。

研究发现,具有手性的分子大都具有一个共同的结构特点,即分子中都存在一个连有 4 个互不相同的原子或基团的碳原子。这种碳原子称为不对称碳原子或手性碳原子,常用 C^* 表示。手性碳原子是手性原子中的一种,此外还有手性磷原子、手性硫原子等。例如,2-丁醇中的 2-位碳原子就是手性碳,该碳原子连接了—H、—CH_2CH_3、—OH、—CH_3 这 4 个不同的原子或基团(如图 14-5 所示)。

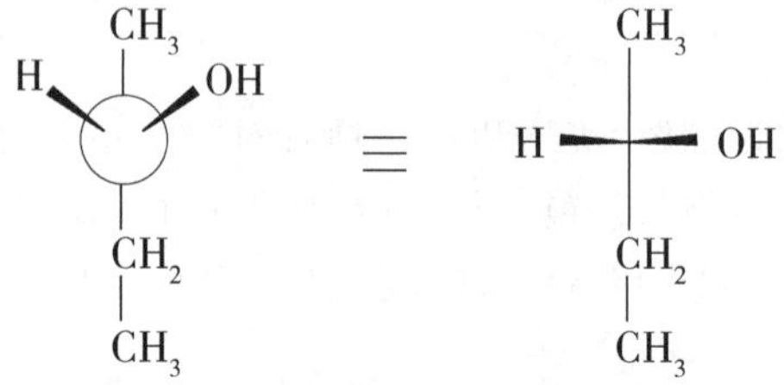

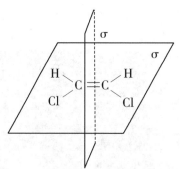

图 14-5　手性原子

需要注意的是,手性原子是引起化合物产生手性的最普遍的原因,但既不能认为含有手性原子的分子一定是手性分子,也不能认为手性分子一定含有手性原子。手性的充分必要条件是分子与其镜像不能完全重合。

2.手性与对称因素的关系

分子与其镜像不能完全重合是手性分子的特征。但要判断分子是否有手性,并非一定要看它与镜像能否重合。更为简单的方法是观察分子本身是否具有某种对称因素,常见的对称因素有对称面和对称中心等。存在对称面或对称中心的分子具有对称性,是非手性分子;反之,无对称面或对称中心的分子则是手性分子。

(1)对称面　假如有一个"平面",它能将分子分割成互为实物与镜像的两部分,该平面就是分子的对称平面,通常用"σ"表示,也可以称为镜面。如顺-1,2-二氯乙烯具有两个对称面,一个是 6 个原子所在的平面,另一个是通过双键中心并垂直于分子平面的平面,如图 14-6所示。

图 14-6　顺-1,2-二氯乙烯的对称面

(2)对称中心　设想分子中有一点,通过此点作任意直线,在直线距该点等距的两端有相同的原子或基团,则这一点就是分子的对称中心。具有对称中心的化合物和它的镜像能完全

重合，所以这个分子不是手性分子，也没有对映体和旋光性。

3.外消旋体

对映体中一个是左旋物质，称为左旋体；另一个是右旋物质，称为右旋体。若将左旋体和右旋体等量混合，其旋光性就会消失。由等量的左旋体和右旋体组成的无旋光性的混合物叫作外消旋体，用"（±）"表示。外消旋体不仅没有旋光性，而且其他的物理性质也与对映体有差别。如用化学方法合成的乳酸都是外消旋体，其熔点为 18 ℃，而左旋乳酸和右旋乳酸的熔点为 53 ℃。

外消旋体的化学性质与对映体基本相同，但在生物体内，左、右旋体保持并发挥各自的功效。值得注意的是，有些左、右旋体的作用是相反的，一对对映体中，一个是治疗疾病的药物，另一个则可能是导致疾病的物质。所以，如何拆分外消旋体以及制备单一的对映体是药物合成中重要的研究课题。

第二节 对映异构的表示方法

一、构型的表示方法

在书写和命名对映异构体时，需用适当的方法加以区别。对映体中的手性碳原子具有四面体结构，它们的构型一般可采用立体结构式和费歇尔投影式表示。

1.立体结构式

立体结构式又称楔形式或透视式，是将手性碳原子置于纸平面，与手性碳原子相连的 4 个键中两个键处于纸平面上，用细实线表示；另外两个键一个用楔形实线表示伸向纸平面前方，一个用虚线表示伸向纸平面后方。例如，乳酸的一对对映体可表示为：

2.费歇尔投影式

立体结构式空间关系清楚，立体感强，但是该方法使用起来相当不便，所以，一般用比较简单的费歇尔投影式来表示。费歇尔投影式又称十字交叉投影式，是按一定规则把立体模型投影到平面上所得到的。书写费歇尔投影式的方法如下：

①以手性碳原子为投影中心，划十字线（"＋"），十字线的交叉点代表手性碳原子；

②把含有手性碳原子的主链放在竖线上，且把命名时编号最小的碳原子放在上端，其他两个基团放在横线上；

③竖线的两个基团表示伸向纸面后方，横线的两个基团表示伸向纸面前方。

例如，乳酸的一对对映体用费歇尔投影式表示为：

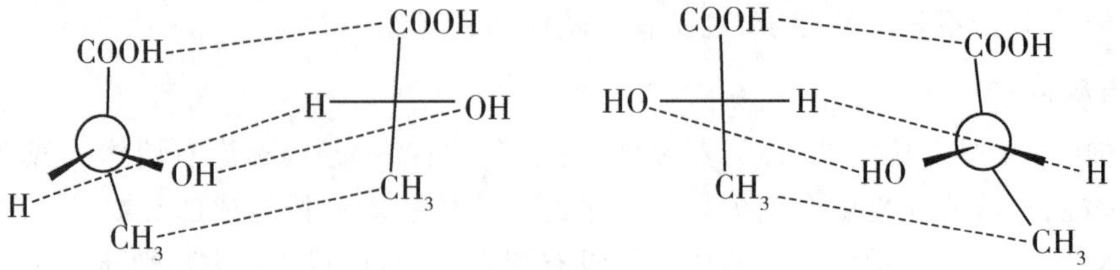

二、构型的标记法

标记对映异构体的方法有两种：D、L 标记法和 R、S 标记法。

1.D、L 标记法

D、L 标记法（相对构型标记法）是以甘油醛的构型为标准进行标记的。1951 年以前,还没有试验方法可以测定分子基团的空间排布情况,为了避免混淆,就以甘油醛的两种构型为标准作了人为的规定。在右旋甘油醛的费歇尔投影式中,—OH 在手性碳原子的右边,—H 在左边,这种构型被定为 D 构型,因此右旋甘油记为 D-（＋）-甘油醛。它的对映体左旋甘油醛的费歇尔投影式则是—OH 在手性碳原子的左边,—H 在右边,这种构型被定为 L 构型,因此左旋甘油醛记为 L-（－）-甘油醛。

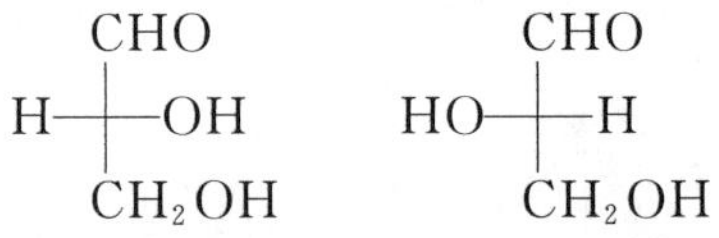

D-（＋）-甘油醛　　L-（－）-甘油醛

这种与人为规定的标准物质相联系而得出的构型称为相对构型,在人为规定甘油醛构型的基础上,其他旋光异构体的构型可通过化学转变与甘油醛联系起来。凡是能通过化学反应与 D-（＋）-甘油醛相关联的化合物,即在反应过程中不涉及手性碳原子构型的变化都属于 D 构型,反之与 L-（－）-甘油醛相关的为 L 构型。例如：

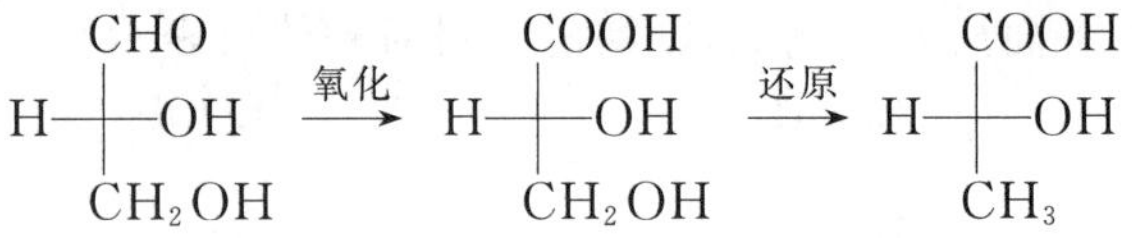

D-（＋）-甘油醛　D-（－）-甘油酸　D-（－）-乳酸

注意：D 和 L 只表示构型,不表示旋光方向,而（＋）和（－）表示旋光方向,D、L 构型是人为规定的,旋光方向只能测定。

D、L 标记法虽然简单,但由于有些化合物不容易与甘油醛相联系,或采用不同方式联系时得到的构型不相同,因此该标记法有其局限性。但由于习惯的原因,此种标记法在糖类化合物和氨基酸等具有重要生理意义的物质的命名中仍普遍使用。例如,在生物体中普遍存在的 α-氨基酸主要是 L 构型,而从天然产物中得到的单糖多为 D 构型。

2.R、S 标记法

1970 年,IUPAC 提出以 R/S 体系来命名手性化合物。其原则是：

①根据次序规则,将连在手性碳上的 4 个原子或基团(a、b、c、d)按优先次序规则(优先次序规则见烯烃的 Z/E 命名法)排列,假设优先次序为 a＞b＞c＞d。

②将次序最低的原子或基团(d)置于距观测者最远处,并令基团 d、手性碳原子、眼睛三者成一直线,手性碳原子靠近观测者,然后按优先次序观察其他 3 个原子或基团的位置关系。

③若 a→b→c 依顺时针方向排列,则此手性碳的构型为 R 构型(R 来自拉丁文 Rectus 的词头,意为"右");若以逆时针方向排列,则为 S 构型(S 来自拉丁文 Sinister 的词头,意为"左"),如图 14-7 所示。

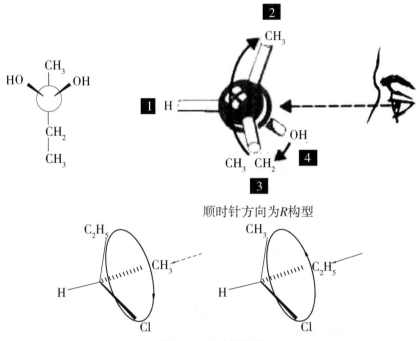

顺时针方向为R构型

图 14-7　R、S 标记法

注意:R、S 仅仅只表示构型,不代表旋光方向。

当采用费歇尔投影式表示分子结构并进行构型表示时,可以按优先次序以低的原子或基团处于投影式的竖线上,若其他 3 个原子或基团顺时针排列,则该化合物是 R 构型,如果逆时针方向排列,则是 S 构型。例如:

$$OHC \overset{H}{\underset{OH}{—\!\!\!\!+\!\!\!\!—}} CH_2OH \qquad CH_3CH_2 \overset{OH}{\underset{H}{—\!\!\!\!+\!\!\!\!—}} CH_3$$

(R)-甘油醛　　　　　(S)-2-丁醇

三、含两个手性碳原子的化合物

1.含两个不同手性碳原子的化合物

一般来说,分子中手性碳原子数越多,其旋光异构体的数目就越多。如分子中含有两个不相同的手性碳原子时,与它们相连的原子或基团可有 4 种不同的空间排列,因此,存在 4 个旋光异构体,彼此构成两对对映异构体。

例如,2-羟基-3-氯丁二酸分子中有两个不相同的手性碳原子,一个手性碳原子连接—H、—OH、—COOH 和—CHClCOOH;而另一个手性碳原子则与—H、—Cl、—COOH 和

—CHOHCOOH相连,2-羟基-3-氯丁二酸及 4 个旋光异构体的费歇尔投影式为:

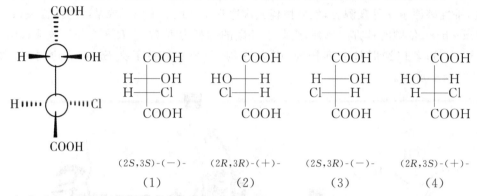

(2S,3S)-(—)-　　(2R,3R)-(+)-　　(2S,3R)-(—)-　　(2R,3S)-(+)-

(1)　　　　　　(2)　　　　　　(3)　　　　　　(4)

麻黄碱分子中也有两个不相同的手性碳原子,所以也有四个光学异构体。

(—)-麻黄碱　　　(+)-麻黄碱　　　(—)-伪麻黄碱　　　(+)-伪麻黄碱

(5)　　　　　　(6)　　　　　　(7)　　　　　　(8)

麻黄碱和伪麻黄碱各含一对对映体,即上式中的(5)和(6)、(7)和(8),麻黄碱与伪麻黄碱之间则为非对映体。非对映体的旋光性不同,其物理性质和化学性质也有差异。

2.含两个相同手性碳原子的化合物

分子中含有两个相同手性碳原子的化合物,如酒石酸分子中两个手性碳原子上都连有—OH、—H、—COOH 和—CH(OH)COOH。

(2S,3S)　　　(2R,3R)　　　　　(2R,3S)

(1)　　　　　(2)　　　　(3)　　　　(4)

酒石酸分子有两个手性碳原子,却只有 3 个旋光异构体,原因是:化合物(1)和(2)互为对映体,(3)和(4)代表同一化合物,即(3)不离开纸面旋转180°就是(4)。虽然(3)和(4)中存在两个手性碳原子,一为 S 构型,一为 R 构型,但是它们引起的旋光度相同而方向相反,恰好在分子内抵消,因此不显旋光性。像这种含有手性碳原子而没有旋光性的物质称为内消旋体,用"i"或"meso"表示。内消旋酒石酸的物化性质与左旋酒石酸和右旋酒石酸的会有所不同,表14-1列出了它们熔点的差异。

表 14-1 酒石酸的物理性质

构 型	熔点/℃	比旋光度(水)
(2R,3R)-(＋)-酒石酸	170	＋12°
(2S,3S)-(＋)-酒石酸	170	−12°
(2R,3S)-i-酒石酸	146	0
(±)-酒石酸	206	0

内消旋体和外消旋体都不具有旋光性,但它们的本质不同。前者是一个纯的非手性分子,不能拆分;而后者是两种互为对映体的手性分子的等量混合物,可以用特殊的方法分离。

习 题

1.选择题。

(1)化合物具有手性的主要判断依据是:分子中不具有( )。

A. 对称轴 　　　B. 对称面 　　　C. 对称中心 　　　D. 对称面和对称中心

(2)下列化合物中,有旋光性的是( )。

A. 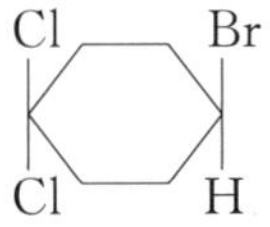 [Cl Br / Cl H 环己烷]　　B. 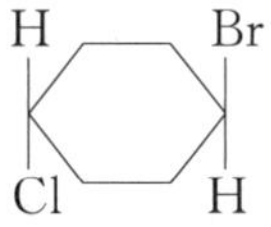 [H Br / Cl H 环己烷]　　C. 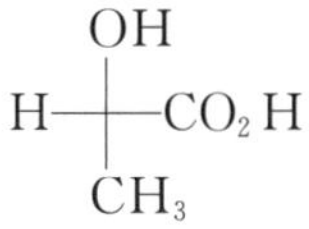 $H-\overset{OH}{\underset{CH_3}{|}}-CO_2H$　　D. 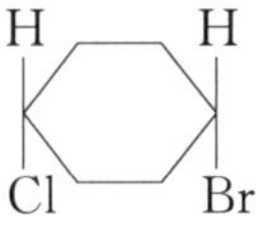 [H H / Cl Br 环己烷]

(3)下列化合物中,具有手性的是( )。

A. 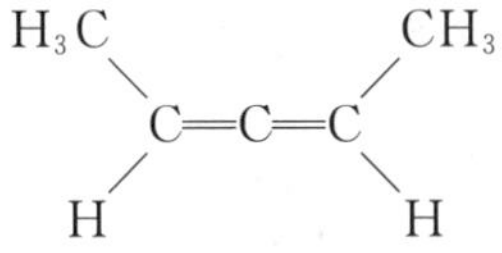 H_3C—C=C=C—CH_3 (H, H)　　B. 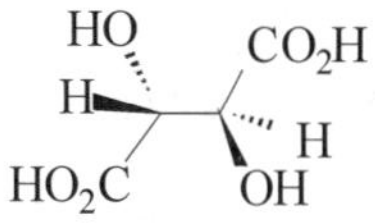 [HO H / HO_2C OH]

C. 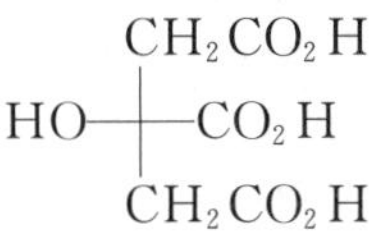 $HO-\overset{CH_2CO_2H}{\underset{CH_2CO_2H}{|}}-CO_2H$　　D. 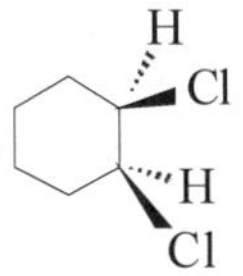 [环己烷 H Cl / H Cl]

(4) 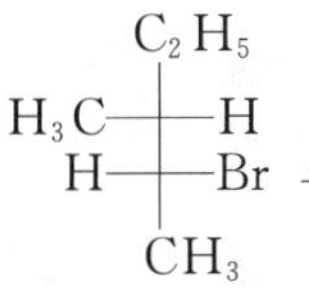 $H_3C-\overset{C_2H_5}{\underset{CH_3}{|}}-Br$　与　$Br-\overset{CH_3}{\underset{C_2H_5}{|}}-CH_3$　为( )。

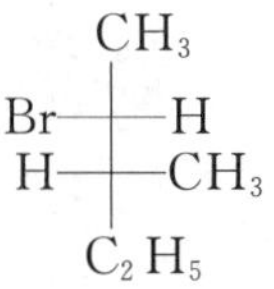

A. 对映异构体 　　B. 位置异构体 　　C. 碳链异构体 　　D. 同一化合物

(5) 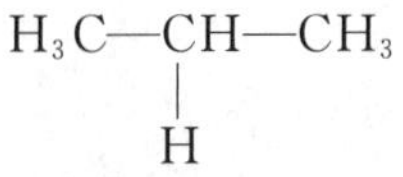 $H_3C-\overset{}{\underset{H}{CH}}-CH_3$ 与 $H_3C-\overset{}{\underset{CH_3}{CH}}-H$ 是( )。

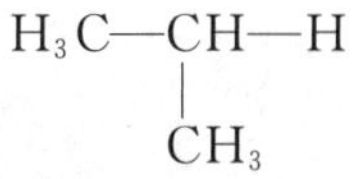

A. 对映异构体 　　B. 位置异构体 　　C. 碳链异构体 　　D. 同一化合物

2.解释下列名词术语并举例说明。

(1)对应异构体。

(2)手性碳原子。

(3)外消旋体。

(4)内消旋体。

3.用 R、S 标记法命名下列化合物。

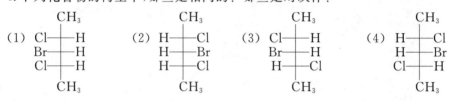

4.下列化合物的构型中,哪些是相同的? 哪些是对映体?

第十五章 糖 类

【知识要求】

➤掌握：单糖的结构与化学性质。

➤熟悉：双糖及多糖的结构与性质；蔗糖、乳糖、麦芽糖的分子组成及重要性质；熟悉多糖在体内的转化过程。

➤了解：麦芽糖、蔗糖、乳糖的结构；糖的变旋现象；糖的分类。

【能力要求】

能解释单糖和多糖的结构特点；能解释糖在体内的作用。

糖类化合物是自然界中广泛分布的一类有机化合物，一切生命体内都含有糖类物质，它是一切生命体维持正常生命活动所需能量的主要来源；是生物体组织细胞的重要成分；是人体内合成脂肪、蛋白质和核酸的重要原料。由于早年发现的葡萄糖、蔗糖等都具有 $C_m(H_2O)_n$ 结构，符合水分子中氢原子和氧原子的比例关系，因此曾经被称为碳水化合物。但后来发现，有些糖的分子式并不满足 $C_m(H_2O)_n$ 结构，如鼠李糖的分子式（$C_6H_{12}O_5$）。此外，一些物质虽然分子式符合通式 $C_m(H_2O)_n$（如甲醛 CH_2O、乙酸 $C_2H_4O_2$ 等），但从结构和性质上看，却又不属于糖类。因此，碳水化合物的名称是不够准确的。

从结构上看，糖类是多羟基醛（酮），或通过水解能生成多羟基醛（酮）的有机化合物及其衍生物。例如，葡萄糖是多羟基醛，果糖是多羟基酮，淀粉和纤维素可经水解产生葡萄糖，因此它们都属于糖类。

根据糖类水解的情况，可将糖分为 3 类，即单糖、低聚糖和多糖。

第一节 单 糖

不能发生水解反应的糖称为单糖，单糖是最简单的糖，是构成低聚糖和多糖的基本单元。

一、单糖的结构

根据所含羰基结构的不同，单糖可分为醛糖和酮糖两类，碳原子数相同的醛糖和酮糖互为同分异构体。例如葡萄糖和果糖(分子式都为 $C_6H_{12}O_6$)互为同分异构体。

自然界中的单糖以含 5 个(戊糖)或 6 个(己糖)碳原子最为普遍。命名时,按所含碳原子的数目及羰基结构称为某醛糖或某酮糖。例如:

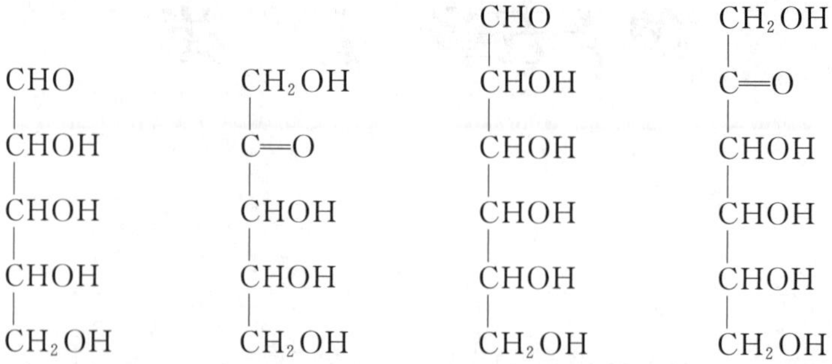

$$
\begin{array}{llll}
\text{CHO} & \text{CH}_2\text{OH} & \text{CHO} & \text{CH}_2\text{OH} \\
\text{CHOH} & \text{C}=\text{O} & \text{CHOH} & \text{C}=\text{O} \\
\text{CHOH} & \text{CHOH} & \text{CHOH} & \text{CHOH} \\
\text{CHOH} & \text{CHOH} & \text{CHOH} & \text{CHOH} \\
\text{CH}_2\text{OH} & \text{CH}_2\text{OH} & \text{CHOH} & \text{CHOH} \\
 & & \text{CH}_2\text{OH} & \text{CH}_2\text{OH} \\
\text{戊醛糖} & \text{戊酮糖} & \text{己醛糖} & \text{己酮糖}
\end{array}
$$

单糖分子中都含有手性碳原子,分子有旋光性。一对对映体有同一名称,非对映体有不同名称。例如,葡萄糖在费歇尔投影式中,C_2、C_4、C_6 位的羟基在同侧,而 C_3 位羟基在异侧,有如下两个互成对映关系的异构体:

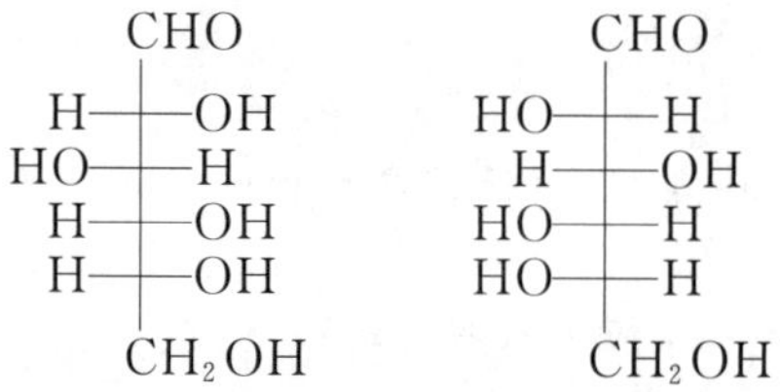

为了书写方便,在书写糖的费歇尔投影式时,手性碳原子上的氢可以省去。有时也采用更简化的形式,用"△"代表—CHO,"○"代表羟甲基(—CH_2OH)。如天然葡萄糖中离羰基最远的手性碳,即 5 号碳原子构型与 D-甘油醛相同,所以它属于 D-葡萄糖。

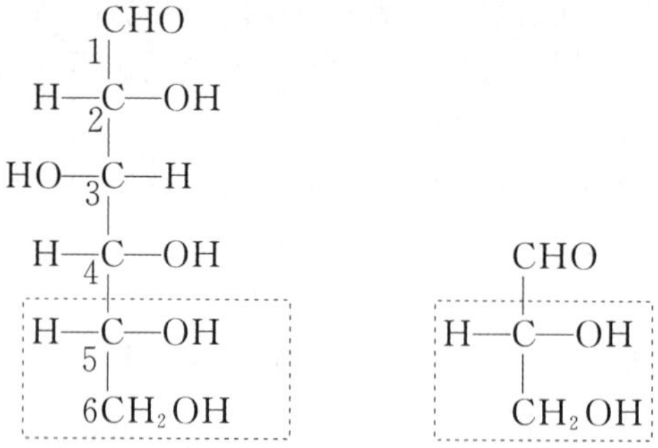

D-葡萄糖   D-甘油醛

D-葡萄糖的结构可用费歇尔投影式表示为:

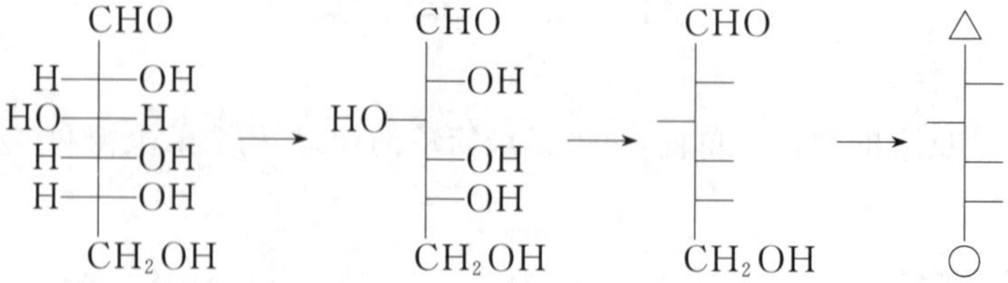

二、单糖的性质

单糖是有甜味的白色晶体,有吸湿性,易溶于水,但难溶于乙醚、丙酮、氯仿、苯等有机溶剂。单糖是多羟基醛或多羟基酮,因此它具有醇、醛、酮的某些性质。

1. 能发生氧化反应

单糖能被氧化剂氧化,其氧化过程比较复杂,氧化产物与试剂种类及溶液的酸碱性有关。

(1)与托伦试剂和斐林试剂的反应 葡萄糖是醛糖,能与托伦试剂反应,生成银镜;也能与斐林试剂反应,生成砖红色的氧化亚铜沉淀。

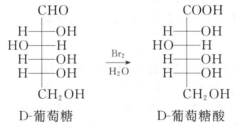

$$[Ag(NH_3)_2]^+ + R'-\underset{\underset{OH}{|}}{C}H-\underset{\overset{O}{\|}}{C}-R \longrightarrow \underset{银镜}{Ag\downarrow} + 糖酸(混合物)$$

$$Cu^{2+} + R'-\underset{\underset{OH}{|}}{C}H-\underset{\overset{O}{\|}}{C}-R \longrightarrow \underset{砖红色}{Cu_2O\downarrow} + 糖酸(混合物)$$

R＝H 或 CH₂OH
R′＝分子其余部分

凡是能被托伦试剂和斐林试剂氧化的糖称为还原糖,不能被氧化的糖称为非还原糖。果糖是酮糖,本身不具有还原性醛基,但在碱性溶液中能转变成醛糖而发生银镜反应,故果糖为还原糖。

(2)与溴水的反应 溴(或其他卤素)的水溶液可很快地与醛糖反应,选择性地将其醛基氧化成羧基,生成醛糖酸。例如,D-葡萄糖可以被溴水氧化成 D-葡萄糖酸。

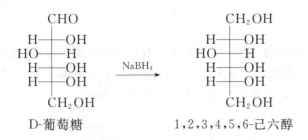

D-葡萄糖   D-葡萄糖酸

在这一反应过程中,溴水颜色褪去;而酮糖不能被溴水氧化,溴水颜色不发生变化,故用溴水可区别醛糖与酮糖。

2. 还原反应

单糖分子中的羰基经硼氢化钠还原或催化加氢都可把糖分子中的羰基还原成羟基,生成相应的糖醇。例如:葡萄糖可被还原成己六醇(又称葡萄糖醇或山梨糖醇)。

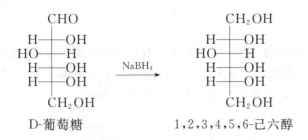

D-葡萄糖   1,2,3,4,5,6-己六醇

3.成脎反应

单糖的羰基可与某些含氮试剂发生加成反应,如单糖与苯肼作用时,单糖的羰基与苯肼反应首先生成苯腙。但在过量苯腙存在下,α-碳原子上的羟基被苯肼氧化成羰基,苯肼则被还原为氨及苯胺,新的羰基再继续与苯肼反应,生成的产物称为糖脎。糖脎为黄色晶体。

以葡萄糖为例,其成脎反应过程如下:

$$
\begin{array}{c}
\text{CHO} \\
\text{H——OH} \\
\text{HO——H} \\
\text{H——OH} \\
\text{H——OH} \\
\text{CH}_2\text{OH}
\end{array}
\xrightarrow{\text{C}_6\text{H}_5\text{NHNH}_2}
\begin{array}{c}
\text{CHNNHC}_6\text{H}_5 \\
\text{H——OH} \\
\text{HO——H} \\
\text{H——OH} \\
\text{H——OH} \\
\text{CH}_2\text{OH}
\end{array}
\xrightarrow{\text{C}_6\text{H}_5\text{NHNH}_2}
\begin{array}{c}
\text{CHNNHC}_6\text{H}_5 \\
\text{C=NNHC}_6\text{H}_5 \\
\text{HO——H} \\
\text{H——OH} \\
\text{H——OH} \\
\text{CH}_2\text{OH}
\end{array}
$$

D-葡萄糖　　　　　　　　　　D-葡萄糖苯腙　　　　　　　　　D-葡萄糖脎

由糖生成糖脎引入了两个苯肼基,相对分子质量增大,水溶性大为降低,因此在糖溶液中加入苯肼并加热即可析出糖脎。脎的形成可作为糖的定性反应和衍生物的制备。

三、重要的单糖

1.葡萄糖

葡萄糖是自然界中分布最广的己醛糖,广泛存在于蜂蜜、甜水果和植物的种子、茎、叶、根、花及果实中,尤其在成熟的葡萄中含量较高,因而得名。人和其他动物体内都含有游离的葡萄糖,医学上将血液中的葡萄糖称为血糖,正常人空腹血糖浓度为 $3.9\sim5.6$ mmol/L。

天然葡萄糖是 D 构型右旋糖,故常以右旋糖代表葡萄糖。

2.半乳糖

半乳糖与葡萄糖是 C-4 位的差向异构体,半乳糖常以 D-半乳糖苷的形式存在于大脑和神经组织中,还以多糖的形式存在于许多植物如黄豆、豌豆的种子中。半乳糖也是哺乳动物乳汁中乳糖的组成成分。人体中的半乳糖是食物中乳糖的水解产物,乳糖进入肠道后即被水解成半乳糖和葡萄糖经肠黏膜吸收,吸收后在肝细胞内经酶作用,最终生成葡萄糖进入代谢。

半乳糖在食品工业中可用作营养增甜剂;在医学上用作多普勒超声造影剂。

3.果糖

果糖是最甜的单糖,蜂蜜很甜即是含果糖之故。天然果糖是左旋的,故也称左旋糖。果糖可作食物、营养剂和防腐剂,在人体内可迅速转化为葡萄糖,因此,过多食用果糖可导致体内胆固醇升高。

4.核糖

天然的核糖为结晶固体,是一种重要的戊糖,其结构为 D 构型,故称 D-核糖。D-核糖的C-2位上的氧被脱掉后称为 D-2-脱氧核糖。D-核糖和 D-2-脱氧核糖是核酸的重要组成成分,在细胞中起遗传作用。D-核糖与 D-2-脱氧核糖的结构为:

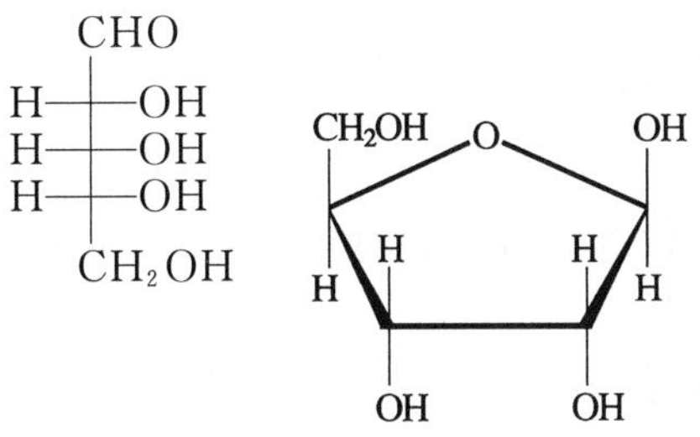

D-核糖 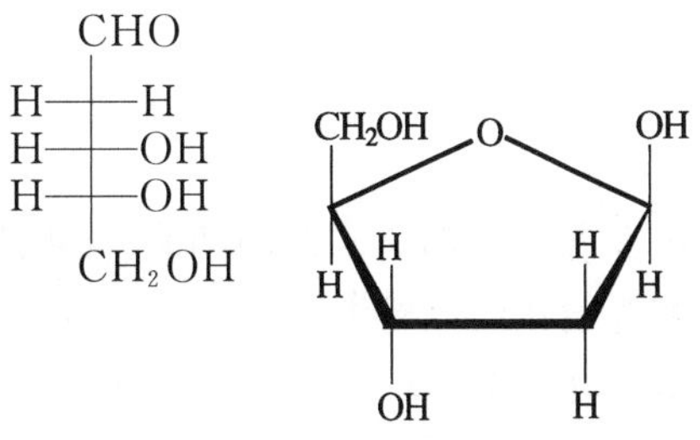　　　　　　　　　　　　　　　D-2-脱氧核糖

第二节　低聚糖

水解后能生成 2~10 个单糖分子的糖称为低聚糖。低聚糖也叫寡糖,根据水解后生成单糖的数目,可分为二糖(也称双糖)、三糖、四糖等。常见的低聚糖有二糖和环糊精等。

一、二糖

二糖是重要的低聚糖之一,蔗糖、麦芽糖和乳糖都是重要的二糖,互为同分异构体,分子式均为 $C_{12}H_{22}O_{11}$。

1.蔗糖

蔗糖是日常生活中不可缺少的食用糖,在医药上用作矫味剂,常制成糖浆服用,也可用作防腐剂。蔗糖在自然界广泛分布,具有旋光性,天然蔗糖是右旋糖。蔗糖不能还原托伦试剂和斐林试剂,也不能与苯肼作用生成糖脎。蔗糖没有还原性,是非还原性糖。

在无机酸或酶的催化下,蔗糖可发生水解,生成一分子葡萄糖和一分子果糖:

$$C_{12}H_{22}O_{11} + H_2O \xrightarrow{H^+ 或酶} C_6H_{12}O_6 + C_6H_{12}O_6$$
蔗糖　　　　　　　　　　　葡萄糖　　果糖

水解生成的混合糖称为转化糖,因其中含有一半的果糖,所以转化糖比原来的蔗糖更甜。

2.麦芽糖

麦芽糖具有旋光性,是右旋糖,有变旋现象;能生成脎和腙,能还原托伦试剂、斐林试剂等弱氧化剂,这说明分子中存在游离的半缩醛羟基,所以麦芽糖为还原性双糖。在酸性溶液中,麦芽糖可水解得到两分子 D-葡萄糖。

$$C_{12}H_{22}O_{11} + H_2O \xrightarrow{H^+ 或酶} 2C_6H_{12}O_6$$
麦芽糖　　　　　　　　　　　D-葡萄糖

麦芽糖主要用于食品工业中,饴糖的主要成分就是麦芽糖;也可作为微生物的培养基。

淀粉在稀酸中可部分水解成麦芽糖,淀粉发酵成乙醇的过程中也可得到麦芽糖。发酵所需的淀粉酶存在于发芽的大麦中,故名麦芽糖。唾液中含有淀粉酶,能使淀粉水解为麦芽糖,所以细嚼含淀粉食物后常有甜味感。

$$2(C_6H_{10}O_5)_n + nH_2O \xrightarrow[60\,℃]{淀粉酶} nC_{12}H_{22}O_{11}$$

3.乳糖

乳糖因存在于人和哺乳动物的乳汁中而得名(乳糖占人乳的 7%～8%,占牛乳的 4%～5%)。乳糖为白色结晶粉末,甜度约为蔗糖的 70%。

乳糖也是还原糖,有变旋现象;当用苦杏仁酶水解时,可得—分子 D 葡萄糖和—分子 D 半乳糖。

$$C_{12}H_{22}O_{11} + H_2O \xrightarrow{苦杏仁酶} \underset{\text{D-葡萄糖}}{C_6H_{12}O_6} + \underset{\text{D-半乳糖}}{C_6H_{12}O_6}$$
$$\underset{\text{乳糖}}{}$$

乳糖的主要功能是为人及其他哺乳动物供给热能。婴幼儿的脑细胞发育和整个神经系统的健全都需要大量的乳糖,因此乳糖是供儿童食用的最好糖类,它还能增进矿物质钙、磷、镁的吸收。

工业上以制取乳酪的副产物乳清为原料,经脱脂、蛋白质分离、浓缩等提取乳糖,乳糖主要用于制造婴儿食品、糖果、人造牛奶等,医药上常用作矫味剂。

二、环糊精

环糊精是淀粉经浸解杆菌淀粉酶作用后产生的环状低聚糖的总称。一般情况下,环糊精由 6～8 个葡萄糖单元结合成环,根据成环葡萄糖单元数分别称为 α-、β-、γ-环糊精。

一些有医疗功效的药用植物如芦荟凝胶中含有环糊精复合物,环糊精也是性能优良的药物辅料,常用于制备难溶性药物包合物,在增加药物的溶解度、提高药物的稳定性、提高药物的生物利用度、减少或消除药物的毒性、控制药物的释放等方面的应用日益增多。

第三节　多　糖

水解后能生成多分子单糖或其衍生物的糖称为多糖,多糖又称为高聚糖。多糖和低聚糖的区别仅在于构成分子的单糖数目不同。多糖是重要的天然高分子化合物,广泛存在于自然界中。多糖的性质与单糖和低聚糖有较大差别,一般为无定形固体,不溶于水,无甜味,没有还原性。淀粉、纤维素和糖原都是重要的多糖,分子式为 $(C_6H_{10}O_5)_n$。

一、淀粉

淀粉广布于自然界,是人类获取糖类的主要来源,多存在于植物的种子、茎和根中,大米、玉米、小麦及薯类的主要成分都是淀粉。淀粉是绿色植物光合作用的产物,在生命体体内通过淀粉酶及其他一系列酶的作用,经过复杂的过程,最后变为二氧化碳和水,释放出生命活动所需的能量。

1.淀粉的物理性质

淀粉是白色、无臭无味的粉状物质,其颗粒形状及大小因来源不同而异。天然淀粉可分为直链淀粉和支链淀粉两类,前者存在于淀粉的内层,后者存在于淀粉的外层,组成淀粉的皮质。直链淀粉难溶于冷水,在热水中有一定的溶解度;支链淀粉在热水中也不溶,但可膨胀成糊状。糯米中的支链淀粉含量较高,所以黏性较大。

淀粉不溶于一般的有机溶剂。

2.淀粉的化学性质

淀粉没有还原性,不能被托伦试剂和斐林试剂氧化。但淀粉中的羟基能发生成醚、成酯、氧化等反应。淀粉也能发生水解反应,最终生成葡萄糖。由于淀粉的特殊结构,淀粉可以和碘等发生络合反应。

(1)水解反应 在酸或酶的催化下,淀粉可逐步水解,最终生成 D-葡萄糖。

$$\underset{\text{淀粉}}{(C_6H_{10}O_5)_n} \xrightarrow[\text{淀粉酶}]{H_2O} \underset{\text{麦芽糖}}{C_{12}H_{22}O_{11}} \xrightarrow[\text{麦芽糖酶}]{H_2O} \underset{\text{D-葡萄糖}}{C_6H_{12}O_6}$$

(2)与碘络合 淀粉与碘能发生很灵敏的颜色反应,这一特性常用于鉴别碘的存在。淀粉与碘的作用机理一般被认为是碘分子嵌入淀粉的螺旋结构中,并借助范德华力与淀粉形成一种蓝色的络合物,如图15-1所示。络合物的颜色随淀粉的组成、聚合度的不同而异。直链淀粉与碘的络合物呈紫蓝色,而支链淀粉遇碘呈紫红色。

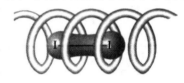

图 15-1 直链淀粉与碘形成络合物

淀粉通常无明显的药理作用,主要用作制取葡萄糖的原料。在药物制剂中,淀粉常作为润滑剂或填充剂。

二、纤维素

纤维素是自然界中分布最广、含量最多的一种多糖,是植物细胞壁的主要成分,棉花是含纤维素最多的物质,含量可达 98%,其次是亚麻和木材。

1.纤维素的物理性质

纤维素是线性多糖,没有分支的链状分子,通过大量邻近的羟基形成氢键,相互聚集,像绳索一样拧在一起。纤维素的分子量比淀粉的分子量大得多,在植物中存在的天然纤维素分子含有 1 000~15 000 个葡萄糖,分子量为 160 万~240 万。

纤维素为白色纤维状固体,无色、无臭,不溶于水和一般有机溶剂。其分子内含有大量的羟基,具有一定的吸湿性,韧性强,不具有还原性。

纤维素

2.纤维素的化学性质

(1)纤维素的水解反应　纤维素的水解比淀粉的水解困难得多,要在高温、高压下与无机酸共热才发生。纤维素水解可生成纤维四糖、纤维三糖和纤维二糖;完全水解可生成 D-葡萄糖。

$$(C_6H_{10}O_5)_n \xrightarrow{H_2O} (C_6H_{10}O_5)_4 \xrightarrow{H_2O} (C_6H_{10}O_5)_3 \xrightarrow{H_2O} C_{12}H_{22}O_{11} \xrightarrow{H_2O} C_6H_{12}O_6$$

　　纤维素　　　　纤维四糖　　　　纤维二糖　　　纤维二糖　　　葡萄糖

人和大多数高等动物体内不存在水解纤维素的酶,故纤维素在人体内不能被水解成葡萄糖。而食草动物如牛、羊、马等的消化道中的微生物能分泌水解纤维素的酶,因此纤维素可作为它们的食物。

(2)纤维素与碱作用　纤维素能溶于氢氧化铜的氨溶液、二硫化碳和氢氧化钠溶液中,形成黏稠状液体。纤维素的用途很广,除可制造人造丝、纸外,还可制成火棉胶、硝基漆等。

习　题

1.写出下列化合物的分子式。

(1)葡萄糖。

(2)果糖。

(3)蔗糖。

(4)麦芽糖。

2.写出葡萄糖与下列试剂作用的化学反应方程式。

(1)溴水。

(2)托伦试剂。

(3)菲林试剂。

3.用化学方法区别下列各组化合物。

(1)葡萄糖和果糖。

(2)蔗糖和麦芽糖。

(3)淀粉和纤维素。

4. 简述糖的分类和代表物质。

5. 简述单糖的化学性质。

6. 淀粉和纤维素都是多糖,可以水解生成葡萄糖,可为什么纤维素不能作为人体的营养物质?

第十六章　有机化学实验

第一节　有机化学实验的基本知识

一、实验室规则

为培养学生良好的科学素质和实验习惯,保证有机化学实验正常、有序、安全、有效地进行,保证教学效果,学生必须遵守以下规则:

(1)进入实验室之前,认真学习《实验室规则》,了解实验室的注意事项、有关规定、事故处理办法及急救常识。在实验室内必须穿好实验服,备齐实验记录本及与实验有关的其他用品。

(2)实验课前必须认真预习,写好预习报告,教师认真检查每个学生的预习情况,达到预习要求才可以开始实验。每次实验装置装配完毕后,需经实验指导教师检查,确认合格后方可开始操作。

(3)在实验过程中,仔细观察、积极思考,及时、认真地记录实验现象和实验数据,不得擅自离开实验台。实验结束后写出符合规范的实验报告,并经教师审阅、签字。

(4)遵守课堂纪律,不得旷课、迟到、早退。实验室内要保持安静,不得喧哗、打闹。

(5)不准在实验室内吃东西、吸烟等;不得穿背心、拖鞋进入实验室;不得出现不文明的行为。

(6)爱护仪器,节约药品,取完药品要盖好瓶盖,仪器损坏及时报损。实验中若发生异常情况,必须报告老师,并做出恰当处理。

(7)保持实验室整洁。自始至终应保持台面、地面、水池等的清洁,书包、衣物及与实验无关的物品应放在指定地点。

(8)公用仪器、药品试剂用完要放回原处。不得将实验所用仪器、药品随意带出实验室。

(9)废弃的有机溶剂、废液及废渣不得倒进水池,必须倒在指定的废液缸或废液桶中。

(10)实验结束后,应将玻璃仪器等清洗干净,整理实验台。值日生要做好清洁卫生,检查实验室安全,关好门、窗和水、电、煤气闸门等。

二、有机化学实验常用的玻璃仪器及装置

1.常见玻璃仪器

(1)普通玻璃仪器　如图 16-1 所示。

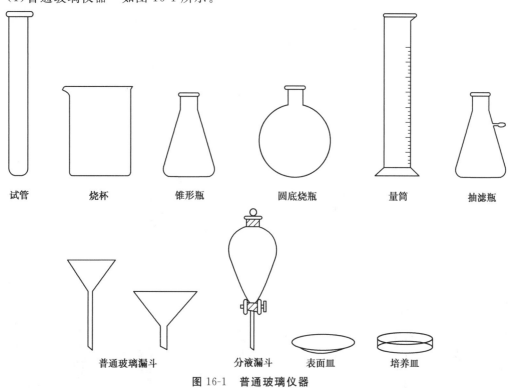

图 16-1　普通玻璃仪器

(2)标准磨口玻璃仪器　有机化学实验中除通常使用的普通玻璃仪器之外,还会使用大量带有标准磨口的玻璃仪器(有标准内磨口和标准外磨口两种),这类仪器具有标准化、通用化、系列化等特点。

磨口玻璃仪器在组合时,不需要软木塞或橡皮塞来连接,它们是借助相同号码的内外磨口互相连接,相同磨口型号的不同种仪器可任意组合,仪器组装方便,拆卸灵活,还能避免反应物和产物被塞子污染。

玻璃仪器的磨口都是圆锥体形的,有大端和小端之别。标准磨口采用国际通用的 1/10 锥度,即磨口每增加 10 个单位长度,小端直径就比大端直径缩小 1 个单位。由于玻璃仪器的容量和用途不同,所以标准磨口有不同的编号。常用的标准磨口编号有 10、14、19、24、29、34、40、50 等多种。有时也用两个数字表示标准磨口的规格,例如 10/30 表示磨口大端直径是10 mm,磨口长度为 30 mm,磨口号码写作 Φ10。

常用标准磨口玻璃仪器如图 16-2、图 16-3、图 16-4 所示。

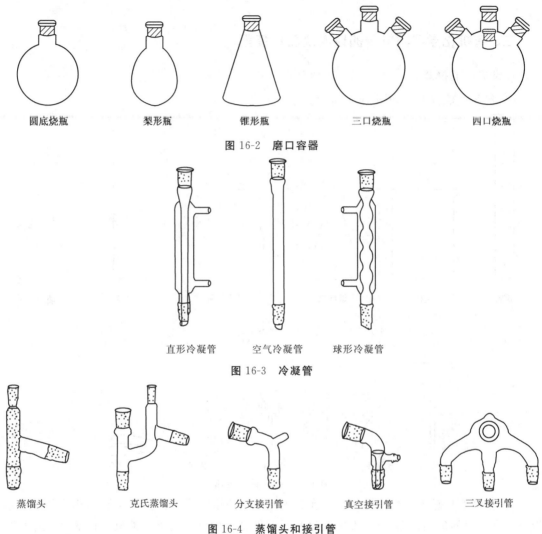

圆底烧瓶　　　梨形瓶　　　锥形瓶　　　三口烧瓶　　　四口烧瓶

图 16-2　磨口容器

直形冷凝管　　　空气冷凝管　　　球形冷凝管

图 16-3　冷凝管

蒸馏头　　　克氏蒸馏头　　　分支接引管　　　真空接引管　　　三叉接引管

图 16-4　蒸馏头和接引管

2.玻璃仪器使用注意事项

化学实验用的玻璃仪器一般是用钾玻璃制成的,使用时应注意以下几点。

(1)玻璃仪器应轻拿轻放,使用时要特别注意保护带有玻璃塞的仪器,防止塞子掉落而破碎。除试管等少数玻璃仪器外,一般的玻璃仪器如需较长时间放置,应在磨口和活塞之间夹一小纸条,以防粘连。如果发生粘连,可在磨口缝隙处滴加少量有机溶剂(甘油或机油),然后用电吹风加热,使之慢慢渗入,或者用水煮后用木块轻轻敲击塞子,使之打开。

(2)一般玻璃仪器在使用时,不必在磨口处涂抹凡士林等润滑剂,以免污染反应物和产物。但当反应中要使用强碱或要高温加热时,则应涂抹少许润滑剂,以避免因碱性腐蚀或高温作用而发生粘连,无法拆开。减压蒸馏时,磨口应用真空油脂润涂好,防止漏气。

(3)安装仪器时,磨口对接角度要适合,否则磨口会因倾斜应力的作用而破裂。同时,磨口必须清洁,不粘着固体杂物,否则磨口对接不紧密会导致漏气。硬的固体颗粒易损坏磨口,使用时需注意。

(4)厚壁玻璃仪器如吸滤瓶不能加热;用火焰加热玻璃仪器至少要垫上石棉网(试管除

外);平底仪器,如平底烧瓶、锥形瓶不耐压,不能用于减压系统;广口容器不能存放液体有机物。

(5)最常用的液体膨胀式温度计有酒精温度计和水银温度计两种。前者适用于测量 0~60 ℃的温度,后者可测量－30~300 ℃的温度,一般选用高出被测物可达到的最高温度 10~20 ℃的温度计比较合适。另外,不能将温度计当作玻璃棒使用。

(6)在进行有机化学实验时必须正确选用玻璃仪器。例如:

①长颈圆底烧瓶常用于水蒸气蒸馏实验;三口烧瓶适用于带机械搅拌的实验;而克氏蒸馏烧瓶则适用于减压蒸馏实验。

②直形冷凝管只适宜蒸馏沸点低于 140 ℃的物质,当蒸馏沸点高于 140 ℃的物质时,需使用空气冷凝管。至于球形冷凝管,由于其内管冷却面积较大,有较好的冷凝效果,所以适用于加热回流实验,但也不能冷却沸点高于 140 ℃的物质。

③分液漏斗常用于液体的萃取、洗涤和分离;滴液漏斗用于需将反应物逐滴加入反应器中的实验;布氏漏斗是瓷质的多孔板漏斗,在减压过滤时使用;小型多孔板漏斗用于减压过滤少量物质。

(7)用完玻璃仪器后应立即拆卸、洗净。若长期连接放置,可能会使磨口连接处粘连,不易拆开。

3.玻璃仪器的洗涤、干燥和保养

有机化学实验使用的玻璃仪器应当是清洁干燥的,以免由于仪器上的污物影响实验结果及产物的纯度。为及时处理实验残渣,应养成实验完毕立即洗净仪器的习惯。

洗涤仪器的方法很多,应根据实验要求、污物性质及污染程度选用。最简易的方法是用毛刷和去污粉擦洗,如在肥皂液里掺入一些去污粉,洗涤效果会更好(但要注意,切勿用去污粉擦洗磨口,以免损坏磨口),然后用清水冲洗,清洗完成后,将仪器倒置,器壁不挂水珠,即为洗净。

对于碱性或酸性残渣,可分别用酸或碱液处理后,再用水洗净。清洗后的溶液应倒入指定的回收瓶内,不准倒入水槽和水池中。对于碳化残留,要先用铬酸洗液清洗,再用水冲洗。但必须注意,不能用大量的化学试剂或有机溶剂清洗仪器,这样不仅浪费,而且危险。

干燥仪器最简单的方法是倒置晾干。对于严格无水实验,可将仪器放入烘箱中进一步烘干。但要注意,带活塞的仪器放入烘箱时,需取下塞子,以防磨口和塞子受热粘连。急待使用的仪器,可将水尽量沥干,然后用少量丙酮和乙醇摇洗,回收溶剂后,用吹风机吹干。

烘干玻璃仪器时需注意:仪器烘干后,应使用坩埚钳将其取出,放在石棉板上让其冷却,切不可使很热的仪器沾上冷水,以免炸裂。有些仪器不宜采用烘箱烘干法干燥,如吸滤瓶、计量器皿及冷凝管等。

第二节 有机化学实验基本操作

【实验一】 蒸 馏

一、实验目的

1.熟悉蒸馏法分离混合物的方法。
2.认识蒸馏和测定沸点的原理及应用。
3.学会正确组装蒸馏有关仪器,能进行蒸馏和沸点测定操作。

二、实验原理

液体物质在一定的温度下有一定的蒸气压,液体的蒸气压随着温度的升高而增大。当液体的蒸气压等于大气压(外界施于液面的总压力)时,有大量气泡从液体内部逸出而沸腾,这时的温度称为该物质的沸点。沸点与液体所受的外界压力有关,通常是指液体在大气压为101.325 kPa 时沸腾的温度。

将液体加热沸腾,使液体变为蒸气,蒸气在冷凝器内冷凝为液体,这一过程称为蒸馏。通过蒸馏,可以将易挥发的和不易挥发的物质分离,不同沸点的液体混合物(沸点相差大于 30 ℃的)也可彼此分离。蒸馏时的冷凝液(也称馏液)开始馏出和最后一滴馏出的温度就是这种液体的沸点范围(也称沸程)。纯净的液体有一定的沸点,而且沸程很短,一般为 0.5~1 ℃。不纯净的液体没有固定的沸点,沸程较大。所以通过蒸馏可以精制液体物质、测定液体的沸点,并判定它是否纯净。

三、实验装置

蒸馏的装置如图 16-5 所示。

四、主要仪器及试剂

1.仪器:圆底烧瓶、温度计、蒸馏头、冷凝器、接引管、锥形瓶、电炉、加热套、量筒、烧杯、毛细管、橡皮圈、铁架台。
2.试剂:沸石、氯仿、工业乙醇。

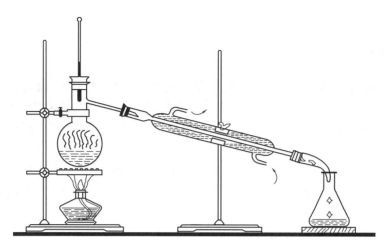

图 16-5　蒸馏装置图

五、实验步骤

1.实验准备

温度计水银球的上限应和蒸馏烧瓶支管的下限在同一水平线上。冷凝管下端进水口接橡皮管,与自来水龙头连接,上端出水口接橡皮管,导入水槽中。冷凝管出水口应向上以保证冷凝管的套管中充满冷水。

注意:安装顺序一般从热源开始,即首先在铁台上放置热源(酒精灯、热浴或电热套),然后确定蒸馏烧瓶的位置,用铁夹夹住。在另一铁台上用铁夹夹住冷凝管的中上部,调整铁台和铁夹的位置,使冷凝管的中心线与蒸馏烧瓶支管的中心线成一直线,然后再接上接引管和接收器。

2.实验操作

(1)按照蒸馏装置图,从下到上、从左到右连接仪器,并检查装置是否处于同一平面、是否装配严密、是否与大气相通。

(2)在 100 mL 蒸馏瓶中用长颈漏斗或沿着面对蒸馏烧瓶支管的瓶颈壁,小心倒入 40 mL 工业乙醇。

(3)向蒸馏烧瓶中加入 2~3 粒沸石。

(4)加热前,先向冷却管中缓缓通入冷水,再打开电热套(或用水浴锅)进行加热蒸馏。慢慢增大火力使之沸腾,再调节火力,使温度恒定,控制蒸馏速度为 1~2 滴/s,分别收集 77 ℃ 以下、77~79 ℃ 的馏分。当瓶内只剩下少量(0.5~1 mL)液体时,若维持原来的加热速度,温度计的读数会突然下降,则可停止蒸馏。

(5)称量 77~79 ℃ 的馏分,并计算回收率。

馏分质量:_____;回收率:_____。

(6)回收乙醇,拆卸装置(从右到左、从上到下),然后清理实验台。

六、注意事项

1.液体量不能少于烧瓶容量的1/3,也不能超过2/3。液体量过多,沸腾时液体可能冲出烧瓶;液体量太少,则烧瓶容量相对太大,当蒸馏结束,冷却后就会有较多未馏出的残液。

2.温度计水银球上线应与蒸馏烧瓶支管下线对齐;漏斗的下端必须伸到蒸馏烧瓶支管以下,避免液体从支管流出。

3.准备两个接收器,一个接收低馏分,另一个接收产品的馏分,可用锥形瓶或圆底烧瓶充当。蒸馏易燃液体时(如乙醚),应在接引管的支管处接一根橡皮管将尾气导至水槽或室外。

4.仪器安装顺序:一般是从下到上、从左(头)到右(尾)、先难后易、逐个装配,蒸馏装置严禁安装成封闭体系;拆仪器时则相反,从尾到头、从上到下。

5.蒸馏可将沸点不同的液体分开,但各组分沸点至少相差30 ℃以上。

6.液体的沸点高于140 ℃时用空气冷凝管。

7.进行简单蒸馏时,安装好装置以后,应先通冷凝水,再进行加热。

8.加热不能过快,被测液体不宜太少,以防液体全部汽化。

9.热源的选择:沸点在100 ℃以下的液体可用沸水浴或水蒸气浴;100 ℃以上者可用油浴(250 ℃以下)或沙浴(350 ℃以下);再高者可直接用火焰加热,但必须在蒸馏烧瓶下置一石棉网,否则会由于受热不均匀造成局部过热而引起产品分解或烧瓶破裂。

10.开始加热时,可以让温度上升稍快些,当液体接近沸腾时,调节温度缓慢上升。当蒸气达到温度计水银球部时,温度急剧上升,这时,调低温度,使水银球上液滴温度和蒸气温度达到平衡,然后再稍加大火焰进行蒸馏。注意控制火焰(或浴温),使温度计水银球部总保持有液珠,此时的温度为气、液达到平衡时的温度,温度计的读数即为馏出液的沸点。

七、思考题

1.蒸馏时加入沸石的作用是什么?如果蒸馏前忘记加沸石,能否立即将沸石加至将近沸腾的液体中? 当重新进行蒸馏时,用过的沸石能否继续使用?

2.向冷凝管通水是由下而上,反过来效果会怎样? 把橡皮管套进冷凝管侧管时,怎样才能防止其不折断侧管?

3.为什么蒸馏烧瓶所盛液体的量不能超过其容积的2/3,也不能少于1/3?

4.当有馏出液时,如果发现冷凝管未通冷水,能否立即通水? 为什么? 应该如何正确处理?

【实验二】　水蒸气蒸馏

一、实验目的

1.学习水蒸气蒸馏的基本原理及其应用。

2.初步掌握水蒸气蒸馏的装置及其操作方法。

二、实验原理

在不溶或难溶于水但具有一定挥发性的有机化合物中通入水蒸气,使有机化合物在低于100 ℃的温度下随水蒸气蒸馏出来,这种操作过程称为水蒸气蒸馏。它是分离、提纯有机化合物的重要方法之一,该法适用于具有挥发性、能随水蒸气蒸馏而不被破坏、在水中稳定且难溶或不溶于水的植物活性成分的提取。尤其适用于混有大量固体、树脂状或焦油状杂质的有机物。

当水与不溶于水的有机物混合时,整个体系的蒸气压力遵循道尔顿分压定律,即其液面上的蒸气压等于各组分单独存在时的蒸气压之和,可表示为:

$$P_{混合物} = P_{水} + P_{有机物}$$

当两者的饱和蒸气压之和等于外界大气压时,混合物开始沸腾,这时的温度为混合物的沸点,此沸点必定比混合物中任何一组分的沸点都低。因此,常压下应用水蒸气蒸馏,能在低于100 ℃的情况下,将高沸点组分与水一起蒸出来。蒸馏时,混合物沸点保持不变,直到有机物全部随水蒸出,温度才会上升至水的沸点。

三、实验装置

水蒸气导出管与蒸馏导管之间用一 T 形管连接,在 T 形管支管上连接一段短橡皮管,用螺旋夹夹紧。T 形管用来除去水蒸气中冷凝下来的水,在操作发生不正常的情况时,打开螺旋夹,可使水蒸气发生器与大气相通。被蒸馏液体的量不能超过蒸馏烧瓶容积的1/3。水蒸气导入管应正对烧瓶底中央,距瓶底 8~10 mm,以利于水蒸气和被蒸馏液体充分接触,并起搅拌作用,导出管连接在一直形冷凝管上。

图 16-6 是水蒸气蒸馏装置图。

四、主要仪器及试剂

1.仪器:圆底烧瓶(250 mL)、圆底烧瓶(150 mL)、三通管、克氏蒸馏头、直形冷凝管、接引管、锥形瓶。

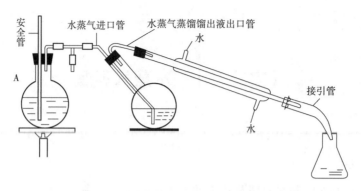

图 16-6　水蒸气蒸馏装置(标准磨口仪器)

2. 试剂：甲苯(50 mL)。

五、实验步骤

1. 检漏。根据图 16-6 所示,按顺序组装仪器,把 T 形管换成三通管,蒸馏头换成克氏蒸馏头,其支管插入一支量程为 100 ℃的水银温度计即可,应认真检查水蒸气蒸馏装置,必须严密不漏气。

2. 加料。在 250 mL 的圆底烧瓶中(水蒸气发生器)加入约 2/3 容器体积的水,并加入几粒沸石。取 50 mL 甲苯倒入 150 mL 的圆底烧瓶中,操作前再仔细检查一遍装置是否正确,各仪器之间的连接是否紧密,有没有漏气,若都无问题,则通冷凝水。

3. 加热。开始蒸馏时,应先打开 T 形管上的螺旋夹,直接加热水蒸气发生器,当有蒸气从 T 形管冲出时,旋紧螺旋夹,使水蒸气通入圆底烧瓶,开始蒸馏。水蒸气同时起加热、搅拌物料和带出有机物蒸气的作用。如果水蒸气在烧瓶中过多冷凝,特别是在室温较低时,可用小火加热圆底烧瓶。

4. 收集馏分。当冷凝管中出现浑浊液滴时,调节火焰,使馏出速度为 2～3 滴/s。当温度计读数、馏出液速度恒定后,改用 50 mL 量筒收集馏分。记录甲苯和水混合物的沸点、室温和大气压。当馏出液无明显油珠、澄清透明时,便可停止蒸馏。用软木塞塞住量筒,静置至完全分层,准确读取甲苯和水的体积。

5. 后处理。蒸馏完毕,应先取下 T 形管上的夹子,移走热源,待稍冷却后再关冷却水,以免发生倒吸现象。拆除仪器(顺序与组装时相反),洗净。

六、数据记录

1. 产品的性状：＿＿＿＿＿＿＿＿＿＿＿＿＿＿＿＿＿＿＿＿＿＿＿＿＿＿＿＿；

2. 蒸馏前的样品体积：＿＿＿＿＿＿＿＿＿＿＿＿＿＿＿＿＿＿＿＿＿＿＿＿；

3. 甲苯和水混合物的沸点：＿＿＿＿＿＿＿＿＿＿＿＿＿＿＿＿＿＿＿＿＿＿；

4. 蒸馏后的产品体积：＿＿＿＿＿＿＿＿＿＿＿＿＿＿＿＿＿＿＿＿＿＿＿＿；

5. 计算回收率：＿＿＿＿＿＿＿＿＿＿＿＿＿＿＿＿＿＿＿＿＿＿＿＿＿＿＿。

七、注意事项

1.进行水蒸气蒸馏时,先将溶液(混合液或混有少量水的固体)置于圆底烧瓶中,加热水蒸气发生器至接近沸腾后旋紧三通管上的螺旋夹,使水蒸气均匀进入圆底烧瓶。

2.需中断蒸馏或蒸馏完毕时,一定要先打开螺旋夹使通大气,然后才可以停止加热,否则圆底烧瓶中的液体会倒吸入水蒸气发生器中。

3.蒸馏时应随时注意安全管中水柱的高度,防止系统堵塞。一旦发现水柱不正常上升或烧瓶中液体有倒吸,就说明系统堵塞,此时应立刻打开三通管的螺旋夹,移去火焰,找出原因。待堵塞排除后,才能继续蒸馏。

八、思考题

1.什么情况下可以利用水蒸气蒸馏进行分离提纯?
2.水蒸气蒸馏利用的什么原理?
3.水蒸气蒸馏装置中安全管和三通管有什么作用?
4.进行水蒸气蒸馏时,安全管和水蒸气导管末端为什么要接近烧瓶底部?

【实验三】 乙醇的分馏

一、实验目的

1.掌握实验室常用的分馏装置,并能进行简单的分馏操作。
2.熟悉分馏的原理与意义。
3.了解分馏柱的种类和选用方法。

二、实验原理

分馏是利用分馏柱将多次汽化—冷凝过程在一次操作中完成的方法。因此,分馏实际上是多次蒸馏。它更适合分离提纯沸点相差不大的液体有机混合物。进行分馏的必要性:①蒸馏分离不彻底;②多次蒸馏烦琐、费时,浪费极大。

蒸馏和分馏的原理基本相同,实际上分馏便是多次蒸馏。分馏比蒸馏多装一根分馏柱(或分馏管)。当沸腾的混合物蒸气进入分馏柱后,沸点较高的组分易被空气冷凝成液体,冷凝液中含有较多的高沸点组分,未被冷凝的蒸气中含较多的低沸点组分;冷凝液流下,与上升的蒸气接触,两者进行热量交换,结果,上升的蒸气中所含的高沸点组分被流下的较冷的液体所冷凝,而低沸点组分仍呈蒸气上升。与此同时,在流下的冷凝液中,低沸点组分则被上升的较热的蒸气所汽化,而高沸点组分仍呈液态。液相与气相在分馏柱中如此反复地进行交换,低沸点组分不断上升,进入冷凝管中,冷凝为液体而馏出;高沸点组分则不断回流到加热的容器中,使沸点不同的组分彼此得到分离。

三、主要仪器及试剂

1.仪器:圆底烧瓶、分馏柱、蒸馏头、温度计套管、温度计、冷凝管(直形冷凝管或空气冷凝管)、接引管、接收器、长颈漏斗、量筒、烧杯、铁架台、电热套。

2.试剂:75%乙醇。

四、实验装置

本实验的装置如图 16-7 所示。

五、实验步骤

1.按简单分馏装置安装仪器,准备 3 个接收器,分别注明"1 号""2 号""3 号"。

2.在 100 mL 蒸馏瓶中用长颈漏斗或沿着面对蒸馏烧瓶支管的瓶颈壁,小心倒入 75%乙醇和水各 20 mL,并加入 1～2 粒沸石。

3.缓慢加热水浴至沸腾后,蒸气慢慢进入分馏柱中,此时应控制加热程度,使温度慢慢上升,以保持分馏柱中有一个均匀的温度梯度。当冷凝管中有馏出液流出时,迅速记录温度计所示的温度。控制加热速度,使馏出液以 1 滴/s 的速度流出。

4.将 80 ℃以前的馏分收集在 1 号瓶中。

5.移去水浴,擦干烧瓶外壁,置于电热套中小火加热,收集 80～95 ℃的馏分于 2 号瓶中。

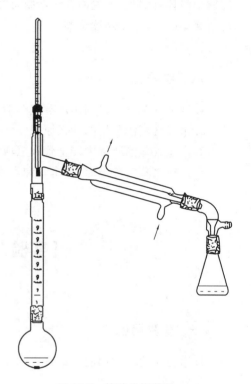

图 16-7　简单分馏装置

6.当蒸气达到 95 ℃时,停止蒸馏,移去热源,冷却几分钟,使分馏柱内的液体回流至烧瓶。卸下烧瓶,将残液倒入 3 号瓶。

7.量出并记录各馏分的体积。

8.以柱顶温度为纵坐标,馏出液体积为横坐标,将实验结果绘成温度-体积曲线,讨论分馏效率。

9.回收乙醇,拆卸装置(从右到左、从上到下),清理实验台。

六、数据记录

表 16-1 75％乙醇与水混合物的分馏数据记录表

馏出液体积/mL	第一滴	5	10	15	20	30
温度/℃						

用坐标纸以馏出液体积为横坐标,温度为纵坐标作图,讨论分馏效率。

七、思考题

1.分馏和蒸馏在原理及装置上有哪些异同？分馏操作时,影响分馏效率的因素有哪些？

2.若加热太快,馏出液每秒钟的流出滴数超过要求,用分馏法分离两种液体的能力会显著下降,为什么？

3.为了取得较好的分离效果,分馏柱必须保持回流液,为什么？

4.在分离两种沸点相近的液体时,为什么装有填料的分馏柱比不装填料的效率高？

5.在分馏时通常用水浴或油浴加热,与直接火加热相比,水浴或油浴加热有什么优点？

6.在什么情况下须用分馏法提纯液体物质？分馏的原理是什么？

7.简单分馏需要注意什么才能获得较好的分馏效果？

8.可以将分馏柱顶上温度计的水银柱插下去些吗？为什么？

【实验四】 萃 取

一、实验目的

1.了解萃取的原理和应用。

2.能使用分液漏斗进行萃取和洗涤分离液体有机物的操作。

3.熟悉萃取装置。

二、实验原理

萃取是利用系统中组分在溶剂中有不同的溶解度来分离混合物的单元操作。它是一种提取和纯化有机化合物的常用方法。

萃取通常分为液-液萃取和液-固萃取。

对液-液萃取而言,有两类萃取剂。一类萃取剂通常为有机溶剂,其萃取原理是:利用物质在两种互不相溶(或微溶)的溶剂中的溶解度(或分配系数)不同,使物质从一种溶剂转移到另一种溶剂中,从而达到将物质提取出来的目的。有机化合物在有机溶剂中的溶解度通常大于在水中的溶解度,因此,可用与水不相溶或微溶的有机溶剂从水溶液中将有机化合物提取出来。依照分配定律,用一定量的溶剂分多次萃取比一次萃取的效率高,一般萃取3次即可将绝大部分的物质提取出来。另一类萃取剂是反应型试剂,其萃取原理是利用它与被萃取的物质发生化学反应。这种萃取常用于从化合物中洗去少量杂质或分离混合物,方法与前面介绍的相同。例如稀酸、稀碱可以分别萃取或除去有机相中的碱性和酸性物质。在制备乙酸乙酯时,从反应器蒸出的乙酸乙酯中含有乙酸、乙醚和乙醇,用碳酸钠溶液洗去其中的乙酸,用氯化钙溶液洗去其中的乙醇,实际上就是萃取过程。

对于液-固萃取而言,萃取原理是:利用固体样品中被提取的物质和杂质在同一液体溶剂中溶解度的不同而达到分离和提取的目的。

从混合物中提取需要的物质时,选择萃取溶剂的基本原则是:萃取溶剂对被提取物有较大的溶解度,并且与原溶剂不相溶或微溶;两溶剂之间的相对密度差异较大(以利于分层);化学稳定性好,与原溶剂和被提取物都不反应;沸点较低,萃取后易用常压蒸馏回收。此外,也应考虑价廉、毒性小、不易着火等条件。

三、主要仪器

1.仪器:分液漏斗(125 mL)、烧杯(150 mL)、烧杯(250 mL)、锥形瓶(100 mL)、量筒、酒精灯、索氏提取器。

2.试剂:乙醚、无水硫酸镁。

四、实验步骤

1.液-液萃取。在苯胺制备实验中,水蒸气蒸馏所得的馏出液分离下层苯胺后,收集的水层里面还有一定量的苯胺,可以用乙醚进行萃取。

取125 mL分液漏斗,取出玻璃活塞,擦干,在中间小孔两侧沾上少许凡士林(注意勿堵塞中间小孔),把活塞放回原处,塞紧,并来回旋转几下,使凡士林分布均匀,以防止渗漏。将分液漏斗放在铁圈中(铁圈固定在铁架上),关好活塞,依次从上口倒入上述水溶液和乙醚,塞好并旋转玻璃塞,取下分液漏斗,按如图16-8所示的方法握住分液漏斗进行振摇。

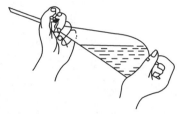

开始时稍慢,每振摇几次,就将漏斗向上倾斜,打开活塞,把分液漏斗中的乙醚蒸气放出,然后关闭活塞,再振摇,如此重复,2~3 min后将漏斗放回铁圈中静置。待分液漏斗中两液体层完全分开后,打开上面的塞子,小心旋开活塞,放出下面水层,到快放完时,把活塞关紧些,让水层逐滴流下,一旦分离完毕,立即关闭活塞(静置片刻再观察有无分离完全)。把乙醚层

图 16-8 分液漏斗振摇方法

从分液漏斗的上口倒出,密塞储存于小锥形瓶中,然后把水层倒回分液漏斗中,用新的20 mL乙醚按同法再次进行萃取,共3次。合并萃取液,往萃取液中加入无水硫酸镁(或无水硫酸钠)进行干燥,再蒸馏挥发乙醚,留下的即为苯胺(可用蒸馏法进

行精制）。

2.液-固萃取。实验室常用索氏提取器（又称脂肪提取器）进行液-固萃取，这是一种连续提取装置，如图16-9所示。

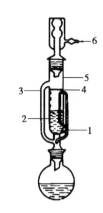

首先把固体物质粉碎研细，放在圆柱形滤纸筒中。滤纸筒的直径小于索氏提取器的内径，其下端用细线扎紧，其高度以介于索氏提取器外侧的虹吸管和蒸气上升管管口之间为宜。提取器下口与盛有萃取溶剂的圆底烧瓶连接，上口与回流冷凝管相连。向圆底烧瓶中投入几粒沸石，开始加热（如为易燃性溶剂，需用水浴加热），溶剂沸腾后，其蒸气通过提取器外侧直径较大的支管上升，被冷凝管冷凝为液体，回滴到盛有固体物质粉末的圆柱形滤纸筒内，可溶性物质便被萃取到热溶剂中。当溶液的液面超过直径较小的虹吸管顶端时，溶液会通过虹吸管自动虹吸流回圆底烧瓶。溶剂回流和虹吸作用重复循环，使固体中的成分被萃取出来而集中于烧瓶中，然后再经回收溶剂精制而获得纯的成分。

图 16-9 索氏提取器装置
1—虹吸管；2—样品；3—蒸气上升管；4—滤纸筒；5—抽提筒；6—冷水

五、注意事项

1.分液漏斗玻璃塞和活塞要用线或橡皮筋拴在漏斗体上，以免掉下打破或调错。

2.活塞要涂上凡士林（上面的玻璃塞可涂可不涂）。

3.放入液体总量不能超过漏斗容量的3/4。

4.不能用手拿分液漏斗的下端。

5.分液漏斗要放在铁圈上，打开上面的玻璃塞后，才能开启下面的活塞。

6.下层液体通过活塞放出，上层液体从上面的漏斗口倒出。

7.在萃取过程中（尤其是溶液呈碱性时）常常会产生乳化现象，静置难以分层，影响两相分离。解决的办法主要有：

（1）延长静置时间。

（2）加入少量电解质（如氯化钠）以盐析破坏溶剂（适用于水与有机溶剂）。

（3）加入少量稀硫酸（适用于碱性溶液与有机溶剂）。

（4）进行过滤（适用于存在少量轻质沉淀时）。

六、思考题

1.萃取的原理是什么？为什么萃取也是一种分离提纯有机物的方法？萃取适用于哪些情况？

2.萃取所用的溶剂应具备哪些条件？在用量和次数方面应注意什么？

3.怎样正确使用分液漏斗？怎样才能使两层液体分离干净？

4.索氏提取器的工作原理是什么？适用于萃取哪些物质？与分液漏斗萃取有何不同？

第三节 有机化合物的制备

【实验五】 环己烯的制备

一、实验目的

1.熟悉制备环己烯的反应原理,学习制备环己烯的方法。

2.掌握简单分馏的一般原理及基本操作技能。

3.复习分液漏斗的使用,液体的洗涤、干燥等基本操作。

二、实验原理

实验室小量制备环己烯常采用醇催化脱水法。整个反应是可逆的,为了促使反应完成,必须不断地将反应生成的低沸点烯烃蒸出来。由于高浓度的酸会导致烯烃的聚合、分子间的失水及碳化,故常伴有副产物生成。

主反应:

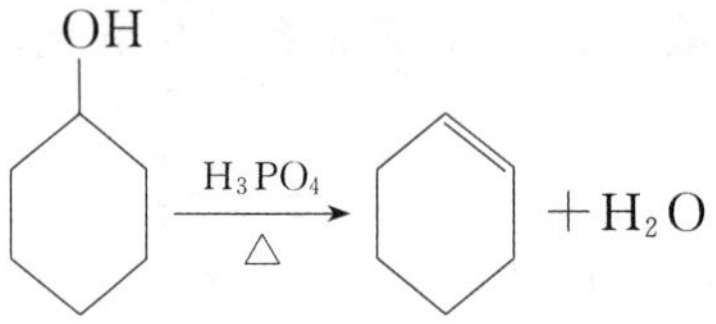

副反应:

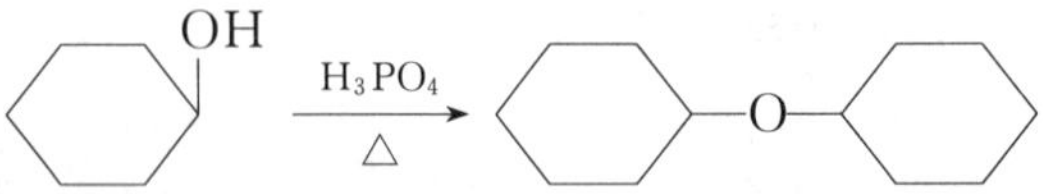

三、主要仪器及试剂

1.仪器:圆底烧瓶(50 mL)、分馏柱、直形冷凝管、蒸馏头、接引管、接收器、温度计、温度计套管、分液漏斗、电热套、量筒、天平。

2.试剂:环己醇:[10 mL(9.6 g 或 0.096 mol];85%磷酸(5 mL);氯化钠;5%碳酸钠溶液;无水氯化钙。

四、实验装置

本实验装置如图 16-5 所示。

五、实验步骤

1. 加料。在 50 mL 干燥的圆底烧瓶中加入 10 mL(9.6 g 或 0.096 mol)环己醇、5 mL 85%磷酸(也可用 1 mL 浓硫酸代替)和几粒沸石,并充分振摇使混合均匀。然后在烧瓶上装韦氏分馏柱作分馏装置,接上直形冷凝管,用小锥形瓶作接收器,置于冰水浴中冷却。

2. 反应。为使加热均匀,应使用空气浴。电热套小火加热混合物至沸腾,慢慢蒸出带水的浑浊液体,控制分馏柱顶部温度不超过 73 ℃,当无液体蒸出时加大火焰,继续蒸馏,控制分馏柱顶部温度不超过 85 ℃。当烧瓶中只剩下少量的残渣并出现阵阵白雾时,停止蒸馏。馏出液为环己烯和水的浑浊液。

3. 洗涤及干燥。向馏出液中加入 5 mL 饱和氯化钠溶液,然后加入 3～4 mL 5%碳酸钠溶液中和微量的酸。将此液体转移到 50 mL 的分液漏斗中,振摇后静置分层。将下层水溶液自漏斗下端放出;上层粗产物自漏斗上口倒入干燥的小锥形瓶中,并加入 1～2 g 无水氯化钙干燥。

4. 蒸馏。将干燥的粗产物倒入干燥的蒸馏瓶中,加入沸石后用水浴加热蒸馏。收集 80～85 ℃馏分于一已称重的干燥的 30 mL 锥形瓶中。若蒸出产物浑浊,则必须重新干燥后再蒸馏。

5. 称出产品质量,计算产率。

六、注意事项

1. 环己醇在常温下是黏稠的液体,因此用量筒量取时应注意转移中的损失。所以,取样时,最好先取环己醇,后取磷酸,环己醇与磷酸(硫酸)应充分混合,否则在加热过程中可能会局部碳化。

2. 最好用简易空气浴,使蒸馏时受热均匀。由于反应中环己烯与水形成共沸物(沸点 70.8 ℃,含水 10%);环己醇与环己烯形成共沸物(沸点 64.9 ℃,含环己醇 30.5%);环己醇与水形成共沸物(沸点 97.8 ℃,含水 80%),因此加热时温度不可过高,蒸馏速度不宜太快,以减少未作用的环己醇蒸出。

3. 水层应尽可能分离完全,否则将增加无水氯化钙的用量,使产物更多地被干燥剂吸附而损失。这里用无水氯化钙干燥较适合,因它还可除去少量环己醇。

4. 加热温度不宜过高,速度不宜过快,以减少未反应的环己醇蒸出。文献要求柱顶温度控制在 73 ℃左右,以防环己醇被蒸出,但反应速度太慢。本实验为了加快蒸出的速度,可将温度控制在 85 ℃以下。

5. 在蒸馏已干燥的产物时,蒸馏所用仪器都应充分干燥。否则前馏分中环己烯与水形成恒沸物 70.8 ℃蒸出,而其中环己烯含量为 90%。

七、思考题

1.脱水剂为什么选择磷酸而不选择硫酸？

2.在粗制的环己烯中,加入食盐使水层饱和的目的是什么？

3.为了使粗产物更充分地干燥,是否可以过多地加入无水氯化钙？

【实验六】 正丁醚的制备

一、实验目的

1.掌握醇脱水制醚的反应原理和制备单醚的方法。

2.学习分水器的使用方法和实验操作。

3.学会回流蒸馏的基本操作和技能。

二、实验原理

主反应：

$$2CH_3CH_2CH_2CH_2OH \underset{}{\overset{H_2SO_4,134\sim135\ ℃}{\rightleftharpoons}} CH_3CH_2CH_2CH_2OCH_2CH_2CH_2CH_3 + H_2O$$

副反应：

$$CH_3CH_2CH_2CH_2OH \underset{>135\ ℃}{\overset{H_2SO_4}{\rightleftharpoons}} C_4H_8 + H_2O$$

三、实验装置

本实验的装置如图 16-10 所示。

四、主要仪器及试剂

1.仪器:电热套、铁架台、十字夹、万能夹、分水器、温度计及接头、冷凝器、玻璃塞、蒸馏头、接引管、三口连接管、锥形瓶、量筒、分液漏斗、烧瓶。

2.试剂:正丁醇、浓硫酸、无水氯化钙、50%硫酸溶液。

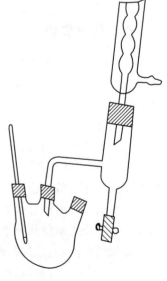

图 16-10 回流蒸馏装置

五、实验步骤

1. 按图 16-10 组装好回流蒸馏装置,在 100 mL 三颈烧瓶中加入 12.5 g(15.5 mL)正丁醇和约 4 g(2.2 mL)浓硫酸,摇动使混合均匀,并加入几粒沸石。

2. 在三颈烧瓶的一瓶口装上温度计,另一瓶口装上分水器,分水器上端接回流冷凝管。

3. 在分水器中加入 2 mL 水,然后将烧瓶放在电热套中用小火加热,回流。

4. 继续加热至瓶内温度升高到 134～135 ℃(约需 20 min)。待分水器全部被水充满时,反应已基本完成。

5. 冷却反应物,将它连同分水器里的水一起倒入内盛 25 mL 水的分液漏斗中,充分振摇,静置,分出粗产物正丁醚。

6. 将粗产物用两份 8 mL 50% 硫酸洗涤两次,再用 10 mL 水洗涤一次,然后用无水氯化钙干燥。

7. 干燥后的产物倒入蒸馏烧瓶中,蒸馏收集 139～142 ℃的馏分。

纯正丁醚为无色液体,沸点为 142 ℃,相对密度(d_4^{20})为 0.769,折光率(n_D^{20})为 1.399 2。

六、思考题

1. 写出实验各洗涤步骤中各层的成分。

2. 反应结束后为什么要将混合物倒入 25 mL 水中?其后各洗涤步骤的目的是什么?

3. 正丁醚的制备过程中为什么要使用分水器?它有什么作用?

【实验七】　乙酸乙酯的制备

一、实验目的

1. 掌握蒸馏、分液漏斗的使用等操作。

2. 熟悉酯化反应的原理及应用,熟悉滴液漏斗的使用方法。

3. 学习酯的制备方法。

4. 学会制备乙酸乙酯的操作。

二、实验原理

在一定温度并有少量浓硫酸催化下,羧酸和醇发生酯化反应生成酯。但酯化反应是可逆反应,生成的酯又可以水解为羧酸和醇,硫酸能使反应较快达到平衡。为了提高酯的产率,可以采取下列措施:

(1)增加反应物酸或醇的用量；

(2)加浓硫酸把生成的水除去；

(3)反应时不断移去生成的酯。

在本实验中，乙醇比乙酸便宜，所以乙醇是过量的。生成的乙酸乙酯随即被蒸馏而出，以促进可逆反应向生成酯的方向进行。

主反应：

$$CH_3COOH + CH_3CH_2OH \underset{\triangle}{\overset{浓\ H_2SO_4}{\rightleftharpoons}} CH_3COOCH_2CH_3 + H_2O$$

副反应：

$$CH_3CH_2OH \xrightarrow[170\ ℃]{浓\ H_2SO_4} CH_2 = CH_2 + H_2O$$

$$2CH_3CH_2OH \xrightarrow[140\ ℃]{浓\ H_2SO_4} (CH_3CH_2)_2O + H_2O$$

三、实验装置

本实验的装置如图 16-11 所示。

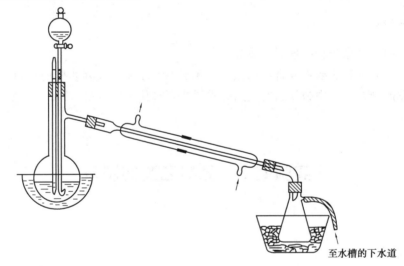

图 16-11　蒸馏装置

四、主要仪器及试剂

1.仪器：圆底烧瓶、冷凝管、蒸馏头、接引管、分液漏斗、加热套、铁架台、锥形瓶。

2.试剂：无水乙醇、冰醋酸、浓硫酸、饱和碳酸钠溶液、饱和食盐水、饱和氯化钙溶液、无水硫酸镁。

五、实验步骤

1. 在 100 mL 蒸馏烧瓶上配置一个双孔塞子(也可用三口烧瓶代替蒸馏烧瓶)。一孔插入一支温度计,温度计的水银球要伸到距瓶底约 2 mm 处。另一孔插入一根末端有钩形弯头的玻璃管,弯头也要伸到距瓶底约 2 mm 处。玻璃管的上端通过一段橡皮管与分液漏斗连接。蒸馏烧瓶的侧管连接冷凝管与接引管,接引管伸入外面用冰水冷却的锥形瓶中。

2. 在蒸馏烧瓶中加入 3 mL 乙醇,在不断振荡和冷却下,小心滴入 3 mL 浓硫酸,混合均匀,并加入 2 粒沸石。在分液漏斗中加入 20 mL 乙醇和 14.3 mL 冰醋酸的混合液。然后用小火加热蒸馏,当混合物的温度达到 120 ℃左右时,开始滴加乙醇和冰醋酸混合液,调节加料速度使其和蒸出乙酸乙酯的速度大致相等,同时保持反应混合物的温度在 120～125 ℃。加完全部混合液约需 90 min,滴加完毕后再继续加热 10 min,直到不再有液体馏出为止。

3. 反应完成后,首先拆下接收产物的锥形瓶,塞上塞子;再按要求拆除制备装置。然后在不断振荡下向接收产物的锥形瓶中慢慢加入饱和碳酸钠溶液,直到上层液体的 pH 值为 7～8 为止(用 pH 试纸检验)。将混合液倒入分液漏斗中,分出水层后,用等体积的饱和食盐水洗涤;放出下层食盐溶液,再用等体积的饱和氯化钙溶液洗涤酯层两次,弃去水层;将粗乙酸乙酯倒入干燥的 50 mL 的锥形瓶中,加入 3～5 g 无水硫酸镁干燥,干燥时间约 30 min,加塞放置,期间要间歇振荡,直至液体澄清。

4. 将乙酸乙酯通过长颈漏斗小心地过滤至 60 mL 的蒸馏烧瓶中,加入沸石,用水浴加热蒸馏。用已知质量的洁净锥形瓶收集 73～78 ℃的馏分,称量。

六、数据记录

原料	产物	产率

计算:产率 $=\dfrac{V_{产品}}{V_{理论}}\times100\%$ 或 产率 $=\dfrac{W_{产品}}{W_{理论}}\times100\%$

七、注意事项

1. 加浓硫酸时要缓慢加入,且边加边振荡。

2. 洗涤时注意放气,有机层用饱和食盐水洗涤后,尽量将水相分干净。

3. 用饱和氯化钙溶液洗涤之前,一定要先用饱和食盐水洗,否则会产生沉淀,给分液带来困难。

4. 酯化反应的温度必须严格控制在 110～120 ℃,温度低反应不完全,温度高会增加副产物(如乙醚)而降低酯的纯度和产量。

5. 温度计的水银球部分应距离烧瓶底约 2 cm,使其能正确指示温度。分液漏斗的末端应插入反应物液面以下约 2 cm(如漏斗的末端不够长,可用胶管或橡皮管接上一段玻璃管),若在液面之上,滴入的乙醇受热蒸发,不能参与反应,影响产量,若插入太深,因压力关系有可能使反应物难以滴入。

6.要控制从分液漏斗滴入反应物的速度,使其与馏液蒸出的速度大体一致。如滴加太快会使醋酸和乙醇来不及反应而被蒸出,或使反应物温度迅速下降,两者都将影响酯的产量。

八、思考题

1.蒸出的粗乙酸乙酯中主要有哪些杂质? 如何除去?

2.能否用氢氧化钠溶液代替饱和碳酸钠溶液来洗涤? 为什么?

3.酯化反应有什么特点? 本实验采取了哪些措施使反应尽量向正反应方向进行?

4.在酯化反应中用作催化剂的硫酸,一般只取醇质量的 3%,本实验为什么多用了大约一倍?

5.醋酸是否可以过量使用? 为什么?

【实验八】 乙酰水杨酸的制备

一、实验目的

1.掌握利用酚类的酰化反应制备乙酰水杨酸的原理和方法。

2.学会重结晶、减压过滤、洗涤、干燥、熔点测定等基本实验操作。

3.理解乙酰化反应的原理及应用。

二、实验原理

乙酰水杨酸即阿司匹林,水杨酸分子中的羟基可与乙酰氯、醋酸酐(甚至冰醋酸)进行乙酰化反应,生成乙酰水杨酸。反应速度以酰氯最快,醋酸酐次之,冰醋酸最慢。本实验选用经济合理而反应较快的醋酸酐为乙酰化试剂。

主反应:

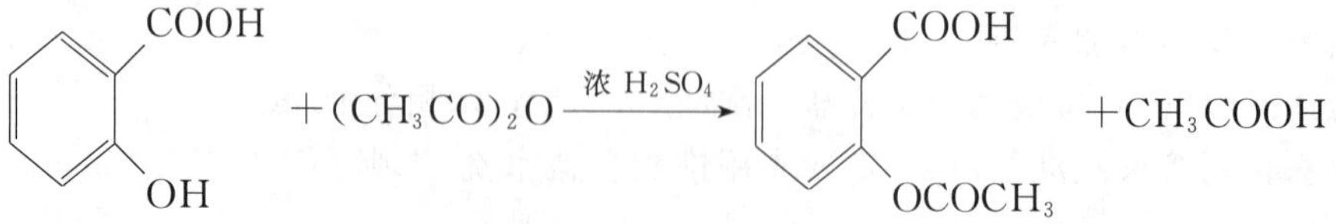

副反应:

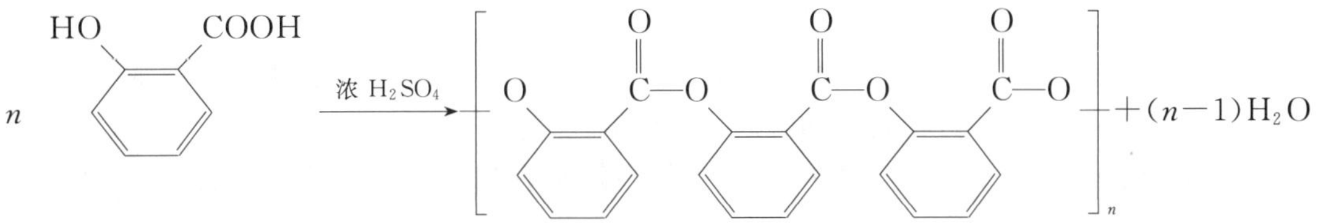

三、主要仪器及试剂

1.仪器:水浴锅、抽滤瓶、循环水真空泵、锥形瓶、玻璃棒、烧瓶、量筒、胶头滴管、吸量管、天平、磁力加热搅拌器、温度计。

2.试剂:水杨酸、醋酸酐、1‰三氯化铁溶液、浓硫酸、碎冰、饱和碳酸钠溶液、浓盐酸。

四、实验步骤

1.乙酰水杨酸的制备。在 150 mL 干燥的锥形瓶中加入 2 g 水杨酸、5 mL 乙酸酐、5 滴浓硫酸,盖上胶塞,小心旋转锥形瓶使水杨酸全部溶解后,在水浴中加热 5～10 min,控制水浴温度在 80～90 ℃。取出锥形瓶冷却,然后在不断搅拌下快速加入 50 mL 冷水,立即进入冰水浴冷却。若无晶体或出现油状物,可用玻璃棒摩擦锥形瓶内壁(注意必须在冰水浴中进行)。待晶体完全析出后用布氏漏斗抽滤,用少量冰水分两次洗涤锥形瓶后,再洗涤晶体,抽干。

2.乙酰水杨酸的纯化。将粗产品转移到 150 mL 的烧杯中,在搅拌下慢慢加入 25 mL 饱和碳酸钠溶液,加完后继续搅拌几分钟,直到无二氧化碳气体产生为止。抽滤,用 5～10 mL 水冲洗漏斗,副产物聚合物被滤出,合并滤液,倒入预先盛有 4～5 mL 浓盐酸和 10 mL 水的烧杯中,搅拌均匀,即有乙酰水杨酸沉淀析出。用冰水冷却,使沉淀完全。减压过滤,用冷水洗涤两次,抽干。将晶体置于表面皿上,蒸气浴干燥,得乙酰水杨酸产品。

3.称重、计算产率。

五、数据记录

原料	产物	产率

计算:产率$=\dfrac{V_{产品}}{V_{理论}}\times100\%$ 或 产率$=\dfrac{W_{产品}}{W_{理论}}\times100\%$

六、注意事项

1.乙酰水杨酸容易水解,应避免加热干燥,必要时宜在 80 ℃以下烘干。产品密封保存于干燥处。

2.若产品遇三氯化铁试液显紫色,表示产品中混有杂质水杨酸,后者可能因储存不当或制备时精制不够完善而存在,可用重结晶方法进一步纯化。

3.锥形瓶和水杨酸应当干燥,乙酸酐应是新蒸馏出的收集品(即 139~140 ℃的馏分)。

4.反应温度不宜过高,否则将增加副产物的生成。

5.重结晶时,其溶液不宜加热过久,也不宜用高沸点溶剂,否则乙酰水杨酸将部分分解。

七、思考题

1.本实验为什么不能在回流下长时间反应?

2.反应后加水的目的是什么?

3.第一步的结晶粗产品中可能含有哪些杂质?

4.反应时加硫酸的目的是什么?

5.怎样鉴别阿司匹林有无水杨酸杂质?

6.写出阿司匹林与氢氧化钠溶液共热的反应式。

【实验九】 从茶叶中提取咖啡因

一、实验目的

1.掌握从茶叶中提取咖啡因的原理和方法。

2.学习索氏提取器连续抽提的方法。

3.熟悉升华操作的方法及作用。

二、实验原理

茶叶含有生物碱——含量 3%~5% 的咖啡因、含量较少的茶碱和可可豆碱。此外,茶叶中还含有 11%~12% 的丹宁酸(又称鞣酸),以及叶绿素、纤维素、蛋白质等。

咖啡因是白色针状晶体,无臭、味苦,易溶于水、乙醇、丙酮、氯仿,微溶于石油醚,难溶于乙醚和苯,100 ℃时失去结晶水,并开始升华,178 ℃时升华很快。无水咖啡因的熔点为 238 ℃。

本实验用适当的溶剂(95%乙醇)从茶叶中提取咖啡因,并在索氏提取器中连续抽提,然后浓缩、焙炒得到粗制咖啡因,最后通过升华提纯得到纯净的咖啡因。

三、实验装置

索氏提取器如图 16-9 所示,常压升华装置如图 16-12 所示。

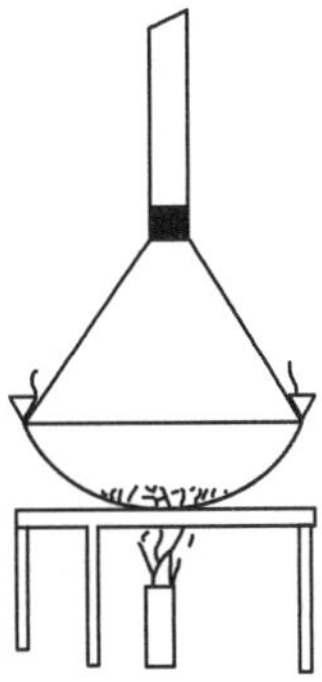

图 16-12　常压升华装置图

四、主要仪器及试剂

1. 仪器：索氏提取器、圆底烧瓶、滤纸、石棉网、沙浴锅、小刀；
2. 试剂：95％乙醇（120 mL）、氧化钙（3 g）、茶叶（10 g）。

五、实验步骤

1. 按图 16-9 装配索氏提取器。称取 10 g 茶叶（或茶叶末），放入索氏提取器的滤纸套筒中，然后在 250 mL 圆底烧瓶中加入 120 mL 95％乙醇和 2～3 粒沸石，水浴加热。连续抽提 2.5～3 h 后，待冷凝液刚刚虹吸下去时，立即停止加热。然后将装置改装成蒸馏装置，回收抽提液中的大部分乙醇（约 100 mL），将残液趁热倒入蒸发皿中，拌入 3 g 研细的氧化钙，在水蒸气浴上蒸干。将蒸发皿移至煤气灯上，隔着石棉网焙炒片刻（务必使水分全部除去），冷却后，擦去沾在蒸发皿边上的粉末，以免升华时污染产物。

2. 按图 16-12 组装实验装置，用沙浴小心加热升华。将沙浴温度控制在 220～230 ℃（温度太高会使产物碳化）。当滤纸上出现白色针状结晶时，适当控制火焰以降低升华速度；当沙浴温度达到 230 ℃（或发现有棕色烟雾）时，立即停止加热，冷至 100 ℃ 左右，小心揭开漏斗和滤纸，仔细地把附在纸上及器皿周围的咖啡因晶体用小刀刮下。如果残渣仍为绿色，可再次升华，直至残渣变为棕色为止。合并两次所得的咖啡因，称量，测熔点。

产量：70～100 mg；实测的熔点范围：236～237 ℃。

六、注意事项

1. 滤纸套筒要紧贴器壁，其高度以介于虹吸管和蒸气上升管管口之间为宜；滤纸套筒上部折成凹形，以保证回流液均匀浸透被萃取物。必须注意，滤纸包茶叶末时要严防漏出而堵塞虹吸管。

2. 水蒸气浴加热后，务必使水分全部除去，如留有少量水分，会在升华开始时产生一些烟雾污染器皿。

3. 在萃取回流充分的情况下，纯化产物的升华操作是本实验成败的关键。在升华过程中必须始终小火。严格控制加热温度，如温度太高，会使产品发黄，被升华物很快烤焦；温度太低，咖啡因会左蒸发皿内壁上结出，与残渣混在一起。为节省实验时间，沙浴可预先加热至接近 100 ℃。

七、思考题

1. 蒸发皿中加氧化钙起什么作用？
2. 用什么方法可以测定提取的咖啡因的纯度？

【实验十】 从黄连中提取黄连素

一、实验目的

1. 掌握从中草药中提取生物碱的原理和方法。
2. 熟悉索氏提取器连续抽提的方法。
3. 了解中药成分的提取方法。

二、实验原理

黄连素是中药黄连等的主要有效成分,抗菌能力很强,在临床上有广泛应用。

黄连素是黄色针状晶体,微溶于水和乙醇,较易溶于热水和热乙醇,几乎不溶于乙醚。黄连素的盐酸盐难溶于冷水,但易溶于热水。本实验就是利用这些性质来提取黄连素的。

三、主要仪器及试剂

1. 仪器:索氏提取器、圆底烧瓶、水泵、漏斗。
2. 试剂:95％乙醇、黄连、丙酮、石灰乳、1％醋酸。

四、实验步骤

1. 按图 16-9 装配索氏提取器。称取 10 g 由中药黄连切成的细小碎片,磨细后放入索氏提取器的滤纸套筒中,然后在下方的 250 mL 圆底烧瓶中加入 100 mL 95％乙醇和 2～3 粒沸石,水浴加热,连续提取 1～2 h,待冷凝液刚刚虹吸下去时,立即停止加热。

2. 在水泵减压下蒸出乙醇(回收),直至得到棕红色糖浆状物质。再加入 1％醋酸 20 mL,加热溶解,抽滤除去不溶物。

3. 于滤液中逐滴加入浓盐酸,至溶液浑浊为止(约 8 mL);冰水浴冷却,即有黄色针状的黄连素盐酸盐析出,抽滤,结晶用冰水洗涤两次,再用丙酮洗涤一次,干燥,烘干后称量。

五、注意事项

1. 得到纯净的黄连素晶体比较困难。向黄连素盐酸盐中加热水至刚好溶解,煮沸,用石灰乳调节至 pH 值为 8.5～9.8,稍冷后滤去杂质,滤液继续冷却到室温以下,即有针状体的黄连素析出,抽滤,将晶体在 50～60 ℃下干燥。

2. 丙酮具有挥发性,注意要在通风设备中使用。

六、思考题

1. 为何用石灰乳而不是强碱氢氧化钠来调节溶液的酸碱度？
2. 黄连素是哪种生物碱类的化合物？

第四节　有机化合物的性质实验

【实验十一】　醇和酚的性质

一、实验目的

1. 熟悉醇和酚的主要化学性质以及它们性质上的异同。
2. 学会醇和酚的鉴别方法。

二、主要仪器和试剂

1. 仪器：试管、试管架、酒精灯、镊子、小刀、量筒、烧杯、滴管、表面皿。
2. 试剂：乙醇、无水乙醇、正丁醇、仲丁醇、叔丁醇、乙二醇、甘油、苯酚、乙醚、金属钠、酚酞试液、蓝色石蕊试纸、稀硫酸、浓硫酸、浓盐酸、0.17 mol/L 重铬酸钾溶液、卢卡斯试剂、0.2 mol/L 苯酚溶液、0.2 mol/L 邻苯二酚溶液、0.2 mol/L 苯甲醇溶液、2.5 mol/L 氢氧化钠溶液、0.3 mol/L 硫酸铜溶液、饱和碳酸氢钠溶液、饱和氨水、0.06 mol/L 三氯化铁溶液、0.03 mol/L 高锰酸钾溶液。

三、实验步骤

(一)醇的性质

1. 醇与金属钠的反应。取 3 支干燥的试管，编号，分别加入 1 mL 蒸馏水、无水乙醇和正丁醇，再各放入一粒绿豆大小的洁净金属钠，观察反应速度的差异。待金属钠完全溶解后，将金属钠与乙醇反应后的溶液倒在表面皿上，使剩余的乙醇挥发，如有必要可水浴加热表面皿。乙醇挥发后残留在表面皿上的固体为乙醇钠。滴加数滴水于乙醇钠上使其溶解，然后再滴入 1 滴酚酞试液，记录并解释发生的现象。

2. 醇的氧化反应。取 4 支干燥的试管，编号，1—3 号试管中分别加入正丁醇、仲丁醇、叔丁醇各 10 滴,4 号试管中加入 10 滴蒸馏水作为对照。然后各加入 1 mL 稀硫酸、10 滴 0.17 mol/L重铬酸钾溶液,振荡,记录并解释发生的现象。

3.醇与卢卡斯试剂的反应。取 3 支干燥的试管,分别加入正丁醇、仲丁醇、叔丁醇各 10 滴,在 50~60 ℃水浴中预热片刻。然后同时向 3 支试管中加入卢卡斯试剂各 1 mL,用软木塞塞住试管,振荡,静置,观察发生的现象,记录混合液体变浑浊和出现分层所需要的时间。

4.甘油与氢氧化铜的反应。取干燥试管 2 支,各加入 1 mL 2.5 mol/L 氢氧化钠溶液和 10 滴 0.3 mol/L 硫酸铜溶液,摇匀。然后往一支试管中加入 5 滴 10%的乙二醇,振荡;往另一支试管中加入 5 滴 10%的甘油,振荡,观察并记录发生的变化。

(二)酚的性质

1.酚的溶解性和弱酸性。称取 0.3 g 苯酚放入试管中,加入 3 mL 水,振荡试管后观察是否溶解。用玻璃棒蘸一滴溶液,以蓝色石蕊试纸检验溶液的酸碱性。加热试管观察苯酚发生的变化。将溶液分装在两支试管中,冷却后两试管均出现浑浊。向其中一支试管加入几滴 5%氢氧化钠溶液,观察现象。再加入 10%盐酸,观察有何变化。在另一支试管中加入 5%碳酸氢钠溶液,观察浑浊液是否溶解。

2.酚与溴水的反应。在试管中加入 1 mL 饱和溴水,再滴入 2 滴 0.2 mol/L 的苯酚溶液,振荡,观察并记录发生的现象。

3.酚与三氯化铁的显色反应。取小试管 3 支,分别加入 0.2 mol/L 苯酚溶液、0.2 mol/L 邻苯二酚溶液、0.2 mol/L 苯甲醇溶液各 5 滴,再各滴入 1 滴 0.06 mol/L 三氯化铁溶液,振荡,观察并记录发生的现象。

4.酚的氧化反应。在试管中加入 1 mL 0.2 mol/L 的苯酚溶液,再加入 10 滴 2.5 mol/L 氢氧化钠溶液,最后加入 5~6 滴 0.03 mol/L 高锰酸钾溶液,观察并记录发生的现象。

四、注意事项

1.在酚与三氯化铁的显色反应中,三氯化铁不宜多加,否则三氯化铁的颜色将会掩盖反应产生的颜色,尤其是在酚含量较低时。

2.酚有腐蚀性,在使用需注意安全。

五、思考题

1.为什么卢卡斯试剂可以鉴别伯醇、仲醇、叔醇? 应用此方法时有什么条件限制?

2.为什么苯酚能溶于氢氧化钠溶液而不能溶于碳酸氢钠溶液?

3.醇和酚都有羟基,为什么有不同的化学性质?

4.为什么苯酚比苯更容易发生溴代反应?

【实验十二】　醛和酮的性质

一、实验目的

1.熟悉醛和酮的主要化学性质以及它们性质上的异同。

2.学会醛和酮的鉴别方法。

二、主要仪器及试剂

1.仪器:试管、烧杯、温度计、石棉网、酒精灯。

2.试剂:正丁醛、苯甲醛、丙酮、苯乙酮、甲醛、乙醛、无水乙醇、正丁醇、2,4-二硝基苯肼、95％乙醇、40％乙醛水溶液、浓硫酸、氢氧化钠、氨水、亚硫酸氢钠、硝酸银、斐林试剂 A 液(硫酸铜溶液)、斐林试剂 B 液(酒石酸钾钠的氢氧化钠溶液)、碘化钾、碘。

三、实验步骤

(一)亲核加成反应

1.与饱和亚硫酸氢钠溶液加成。取 4 支干燥的试管,各加入 2 mL 新配制的饱和亚硫酸氢钠溶液,然后分别滴加 8～10 滴正丁醛、苯甲醛、丙酮、苯乙酮,用力振荡,使混合均匀,将试管置于冰水浴中冷却,观察有无沉淀析出,记录沉淀析出所需的时间。

2.与 2,4-二硝基苯肼的加成反应。取 4 支试管,各加入 2 mL 2,4-二硝基苯肼试剂,再分别滴加 2～3 滴正丁醛、苯甲醛、丙酮,用力振荡,使混合均匀,观察有无沉淀析出。如无,静置数分钟后观察;再无,可微热 1 分钟后振荡,冷却后再观察。

3.α-氢原子的反应——碘仿反应。取 5 支试管,各加入 1 mL 碘—碘化钾溶液,并分别加入 5 滴 40％乙醛水溶液、丙酮、乙醇、苯乙酮。然后一边滴加 10％氢氧化钠溶液,一边振荡试管,直到碘的颜色接近消失,反应液呈微黄色为止。观察有无黄色沉淀。如无沉淀,可在 60 ℃水浴中温热 2～3 min,冷却后观察。比较各试管所得结果。

(二)与弱氧化剂反应

1.银镜反应。在洁净的试管中加入 4 mL 2％硝酸银溶液和 2 滴 5％氢氧化钠溶液,然后一边滴加 2％氨水,一边振摇试管,直到生成的棕色氧化银沉淀刚好溶解为止,此即托伦试剂。

将此溶液平均分置于 4 支干净试管中,分别加入 3～4 滴甲醛、乙醛、丙酮、苯甲醛,振荡均匀,静置后观察。如无变化,可在 40～50 ℃水浴中温热,有银镜生成,则表明化合物分子中有醛基。

2.与斐林试剂反应。将斐林试剂 A 液和斐林试剂 B 液各 4 mL 加入大试管中,混合均匀,然后平均分装到 4 支小试管中,分别加入 10 滴甲醛、乙醛、丙酮和苯甲醛。振荡均匀,置于沸水浴中,加热 3~5 min,观察颜色变化及有无红色沉淀析出。

四、注意事项

1. 进行碘仿反应时应注意,碘试剂样品不能过多,否则生成的碘仿可能会溶于醛酮中。另外,滴加氢氧化钠溶液时也不能过量,加到溶液呈淡黄色(有微量的碘存在)即可。

2. 进行银镜反应时应将试管洗涤干净,加入碱液时不要过量,否则会影响实验效果。实验完毕,立即用稀硝酸洗涤银镜。

3. 饱和亚硫酸氢钠溶液必须使用新配置的。

五、思考题

1. 哪些试剂可用于醛和酮的鉴别?

2. 进行银镜反应时,应注意什么问题?

【实验十三】 糖的性质

一、实验目的

1. 熟悉糖的主要性质。

2. 学会区别不同类型的糖的性质差异。

二、主要仪器及试剂

1. 仪器:试管、试管夹、水浴锅、酒精灯、白瓷点滴板、滴管、玻璃棒。

2. 试剂:浓盐酸、浓硝酸、浓硫酸、冰醋酸、氢氧化钠、硝酸银、硫酸铜、酒石酸甲酸、葡萄糖溶液、果糖溶液、蔗糖溶液、麦芽糖溶液、淀粉溶液、碘试剂、活性炭。

三、实验步骤

(一)糖的还原性

1. 与斐林试剂的反应。取 4 支洁净试管,各加入 0.5 mL 斐林试剂 A 液和斐林试剂 B 液,混合均匀后置于水浴上加热,分别加入 5% 的葡萄糖、果糖、蔗糖、麦芽糖溶液各 5~6 滴,振荡,加热,注意观察溶液的颜色变化和有无沉淀析出。

2. 与托伦试剂的反应。取 4 支洁净试管,各加入 1 mL 托伦试剂,再分别加入 0.5 mL 5%

的葡萄糖、果糖、蔗糖、麦芽糖溶液，混合均匀后置于 60～80 ℃ 的热水浴中温热，观察有无银镜生成。

（二）淀粉的性质

1.碘-淀粉实验。取一支试管，加入 2 mL 水和 5 滴 2％淀粉溶液，然后加入 1 滴 0.1％碘液，观察现象。将试管放入沸水浴中加热，有何变化？冷却后又发生什么变化？

2.淀粉水解。取一支试管，加入 1 mL 2％淀粉溶液，再加 3 滴浓盐酸，在沸水浴中或水蒸气浴中加热至 100 ℃，保持 10 min，冷却后，逐滴加入 10％氢氧化钠溶液，中和至红色石蕊试纸刚变蓝，然后做斐林实验，并与未经水解的 2％淀粉溶液进行的斐林实验作比较。

（三）纤维素的性质

1.纤维素水解。取一支试管，加入 2 mL 65％的硫酸，再加入少许脱脂棉，用玻璃棒搅拌至脱脂棉全溶，形成无色黏稠液。取 1 mL 倒入盛有 5 mL 水的另一试管中，观察有何现象。将剩余的黏稠液置于热水浴中加热至亮黄色，然后取出试管，冷却后倒入盛有 5 mL 水的另一试管中，观察结果。将上述两支原盛有 5 mL 水的试管中的试液分别用 30％氢氧化钠溶液中和至红色石蕊试纸刚变蓝，分别做斐林实验，观察结果。

2.纤维素硝酸酯。取一支大试管，加入 2 mL 浓硝酸，边摇动边慢慢滴加 4 mL 浓硫酸，用玻璃棒将一小团脱脂棉（约 0.2 g）浸入热混酸中，将试管置于 60～70 ℃ 水浴中加热，同时不断搅拌。5 min 后，用玻璃棒取出脱脂棉，放在烧杯中，用水充分洗涤，以除去酸性。将水尽量挤出，并用滤纸吸干，最后将脱脂棉疏松地放在表面皿上，在沸水浴上干燥，即得浅黄色纤维素硝酸酯。

用镊子夹取少许干燥的纤维素硝酸酯，用火点燃，观察其燃烧情况并与脱脂棉的燃烧情况作比较。

四、注意事项

1.淀粉与碘作用主要是靠范德华力和吸附作用形成一种络合物，显蓝色，加热时蓝色消失，冷却后又复显色，是一个可逆过程。

2.由于纤维素的游离羟基与硫酸形成酸式硫酸酯，故纤维素溶于硫酸。纤维素经硫酸部分水解的产物也溶于浓硫酸，但不溶于水且无还原性，因此当用水稀释酸溶液时即有沉淀析出。当在酸中加热后，纤维素水解生成二糖和单糖而溶于水并具还原性。

3.实验刚生成的纤维素二硝酸酯没有爆炸性，但如果延长反应时间，温度又较高，则纤维素二硝酸酯可生成纤维素三硝酸酯，具有爆炸性。因此，该实验要控制水浴温度和反应时间。

五、思考题

1.何谓还原性糖？用什么方法来鉴别还原性糖和非还原性糖？

2.碘在实验中主要起什么作用？

参考文献

[1] 宋海南.有机化学[M].北京:科学出版社,2013.

[2] 初玉霞.有机化学[M].3 版.北京:化学工业出版社,2012.

[3] 孙洪涛.有机化学[M].北京:化学工业出版社,2012.

[4] 荣国斌.大学有机化学基础:上册[M].2 版.上海:华东理工大学出版社,2006.

[5] 邢其毅,裴伟伟,徐瑞秋,等.基础有机化学:上册[M].4 版.北京:北京大学出版社,2016.

[6] 邢其毅,裴伟伟,徐瑞秋,等.基础有机化学:下册[M].4 版.北京:北京大学出版社,2016.

[7] 李贵深,李宗澧.有机化学[M].2 版.北京:中国农业出版社,2008.

[8] 陆涛.有机化学[M].北京:人民卫生出版社,2016.

[9] 秦川,荣国斌.大学基础有机化学习题精析[M].北京:化学工业出版社,2016.

[10] 高职高专化学教材编写组.有机化学实验[M].北京:高等教育出版社,2008.

[11] 郭建民.有机化学[M].北京:科学出版社,2015.